MARLIES HOLITZKA, Jahrgang 1953, ist Trainerin der INLPA*
und arbeitet seit 1994 als Coach in eigener Praxis und als
Trainerin im Bereich Kommunikation und Persönlichkeits-
entwicklung. In den vergangenen vier Jahren leitete sie Semi-
nare für Familien- und Organisations-Aufstellungen und er-
faßte ihre Erfahrungen als Autorin mehrerer Bücher zu diesen
aber auch anderen Themen, wobei letztere z.T. unter ihrem
Geburtsnamen Marie-Louise Bergoint erschienen sind.
ELISABETH REMMERT, Jahrgang 1955, studierte Wirtschafts-
wissenschaften und Politik und ist freiberuflich als Marke-
ting- und Kommunikationsberaterin sowie Consultant für Sy-
stemdynamik tätig.

Sehr eindrucksvoll und mit vielen Fallbeispielen erklären die
Autorinnen, warum Beziehungen nicht funktionieren können,
wenn man sich zu sehr in den Systemen gefangen fühlt. Das
Buch soll dem Leser die Möglichkeit geben, selbst zu erkennen,
was er zu seinem Glück beitragen kann. Es beschreibt ausführlich die Praxis des Familienstellens, stellt unter anderem
auch außergewöhnliche Lösungsansätze vor und zeigt die verschiedenen Problematiken sehr anschaulich auf.

*(International NLP Trainers Association; NLP = Neuro-linguistisches Pro-
grammieren, Therapieform)

Marlies Holitzka & Elisabeth Remmert

Systemische Paar-Aufstellungen

Damit Beziehungen gelingen

Ein Praxisbuch
nach Bert Hellinger und anderen

Schirner Taschenbuch

Dieser Titel erschien zuletzt 2001 im Hauptprogramm
des Schirner Verlages

ISBN 978-3-89767-452-3
2. Auflage 2009

Umschlag & Illustration: Klaus Holitzka
Satz : Elke Truckses
Herstellung: Reyhani Druck & Verlag, Darmstadt

www.schirner.com

Inhaltsverzeichnis

Von der Liebe

Und winkt dir die Liebe, so folge ihr,
sind ihre Wege auch schwer und steil.
Und wenn ihre Flügel dich umhüllen, gib dich ihr hin,
auch wenn das unterm Gefieder verborgene Schwert
dich verwunden kann.
Und wenn sie zu dir spricht, glaube an sie,
auch wenn ihre Stimme deine Träume zerschmettern kann wie
der Nordwind den Garten verwüstet.
Denn so wie die Liebe dich krönt, kreuzigt sie dich.
So wie sie dich wachsen läßt, beschneidet sie dich.
So wie sie emporsteigt zu deinen Höhen und die zartesten
Zweige liebkost, die in der Sonne zittern,
steigt sie hinab zu deinen Wurzeln und erschüttert sie in ihrer
Erdgebundenheit.
Wie Korngaben sammelt sie dich um sich.
Sie drischt dich, um dich nackt zu machen.
Sie siebt dich, um dich von deiner Spreu zu befreien.
Sie mahlt dich, bis du weiß bist.
Sie knetet dich, bis du geschmeidig bist;
und dann weiht sie dich ihrem heiligen Feuer, damit du
heiliges Brot wirst für Gottes heiliges Mahl.
All dies wird die Liebe mit dir machen, damit du die Geheim-
nisse deines Herzens kennenlernst und in diesem Wissen ein
Teil vom Herzen des Lebens wirst.
Aber wenn du in deiner Angst nur die Ruhe
und die Lust der Liebe suchst,
dann ist es besser für dich, deine Nacktheit zu bedecken
und vom Dreschboden der Liebe zu gehen
in die Welt ohne Jahreszeiten, wo du lachen wirst, aber nicht
dein ganzes Lachen, und weinen, aber nicht all deine Tränen.
Liebe gibt nichts als sich selbst und nimmt nichts als von sich
selbst.
Liebe besitzt nicht, noch läßt sie sich besitzen;
denn die Liebe genügt der Liebe.

Auszug aus: Khalil Gibran, Der Prophet, (mit freundlicher Genehmigung des Walter-Verlags)

Paarbeziehung – Liebesabenteuer oder Beziehungsdrama?

Die größte Sehnsucht von uns Menschen ist es, zu lieben und geliebt zu werden. In jeder Sekunde lassen sich Millionen von Männern und Frauen von der Liebe verzaubern, in der Hoffnung, das Glück möge niemals zu Ende gehen. Doch nur für wenige erfüllt sich dieser Traum. Auf der Suche nach einer erfüllenden Partnerschaft scheint die Menschheit nicht sonderlich erfolgreich zu sein – allein in Deutschland trennt sich alle 90 Sekunden ein Paar. Was mit Liebe und Leidenschaft, mit großen Hoffnungen und vielen guten Absichten begann, endet nicht selten in Wut, Enttäuschung und Haß. Wer sich auf die Liebe einläßt, muß sich auf einiges gefaßt machen, denn zwischen überschäumendem Glück und abgrund tiefer Verzweiflung ist fast alles möglich. Da verwandelt sich der einstige Traumprinz vor den Augen seiner entsetzten Partnerin in einen langweiligen Frosch, und die Traumfrau wird zum gnadenlosen Biest. Mißverständnisse und ungelöste Konflikte wachsen zu unüberwindlichen Barrieren an, einstmals lebendige, leidenschaftliche Beziehungen erstarren in Sprachlosigkeit und kühler Distanz, und statt liebevoller Zuwendung machen sich Gleichgültigkeit, Vorwürfe oder Beleidigungen breit. In vielen sogenannten Liebesbeziehungen ist das Klima nachhaltig vergiftet, es wird gestritten, gewütet, beschuldigt, gelogen und betrogen, und so endet der Traum vom großen Glück ungewollt in einem Desaster.

Die romantische Vorstellung, allein die Kraft der Liebe reiche für eine gute, dauerhafte Partnerschaft aus, erfüllt sich meistens leider nicht. Und wer hofft, mit Liebe und Vernunft ließen sich seine Schwierigkeiten lösen, sieht sich fast immer getäuscht. Erstaunlich viele Probleme, die wir mit und in Beziehungen haben, widerstehen hartnäckig allen bewußten Veränderungen. Und was wir auch versuchen, seien es klärende Gespräche, ein anderes Verhalten oder eine gelassenere Haltung, es bringt uns nicht einen Schritt weiter. Denn ob wir es schaffen oder nicht, die unseligen Muster zu durchbrechen, an denen alle unsere Beziehungen scheitern; ob wir den Partner auf Distanz halten, obwohl wir uns verzweifelt nach seiner Nähe sehnen; ob wir die gereizte Stimmung aus unserer Partnerschaft vertreiben können oder nicht, liegt selten am persönlichen Vermögen oder Unvermögen, sondern viel häufiger an den Kräften des Systems.

Überall da, wo Menschen mit Menschen in Beziehung treten, bilden sie ein System – die Familie aus der wir kommen, oder die selbstgegründete Familie, der Freundeskreis oder die Firma, in der wir arbeiten. Solche Systeme haben aber eine seltsame Eigenschaft: Sie funktionieren nicht so, wie wir wollen, sondern *wir* funktionieren, wie *sie* wollen. Sie folgen ihren eigenen Regeln, und die können wir, ebensowenig wie die Schwerkraft, außer Kraft setzen oder beherrschen, wir können uns ihnen nur anpassen. Das gilt in unseren Liebesbeziehungen ebenso wie in allen anderen Systemen, zu denen wir gehören. Systeme nehmen uns für ihre eigenen Ziele in die Pflicht. Sie fördern und beglücken uns, aber sie fordern uns auch und beschränken unser selbstbestimmtes Handeln und Wollen.

Das erste und für unsere Entwicklung wichtigste System ist die Familie, in die wir hineingeboren werden. Daß sie unser künftiges Leben entscheidend prägt, ist an sich nichts Neues, wie weit aber dieser Einfluß geht, ist uns selten bewußt. Denn die Macht unseres Familiensystems verstrickt uns regelrecht in die Schicksale unserer Familienangehörigen; sie bringt uns dazu, Gefühle zu haben, die nicht unsere eigenen sind, fremde Schicksale nachzuahmen, oder aus Liebe und Treue zu einem Familienmitglied auf eine glückliche Partnerschaft zu verzichten. So nimmt die Macht unseres Familiensystems Einfluß darauf, ob und wie sehr wir einen anderen Menschen lieben können, wie weit wir uns ihm öffnen, und wie wir uns ihm gegenüber verhalten. Und solange uns das nicht bewußt ist, haben wir wenig Alternativen.

Mit der Methode der systemischen Aufstellungen können scheinbar unlösbare Probleme und Konflikte in und mit Paarbeziehungen auf ihre systemischen Ursachen zurückgeführt und gelöst werden. Denn Aufstellungen machen die Gesetze, nach denen Systeme funktionieren, sichtbar, geben die Möglichkeit, die innere Struktur der Beziehungen zu betrachten, und zeigen, wo der Ursprung eines Problems tatsächlich liegt. Dadurch werden überraschende aber nachhaltige Lösungen und Veränderungen möglich.

Zugegeben, die Wirkungsweise von Aufstellungen klingt reichlich verrückt. Da kommt jemand mit einem Problem zu einem Aufstellungsseminar, stellt scheinbar willkürlich wildfremde Menschen als Stellvertreter für die zu seinem System gehörigen Personen in den Raum – die unerklärliche Gefühle und Einsichten zu seinem Problem entwickeln – spricht vielleicht ein paar Sätze oder vollzieht eine symbolische Handlung und geht dann wieder nach Hause, um in den folgenden Tagen und Wochen festzustellen, daß sich sein Problem gelöst hat.

Diese Beschreibung stellt das Geschehen natürlich sehr verkürzt dar, aber im Kern trifft sie genau das, was in Aufstellungen immer wieder passiert. Und wie verrückt auch immer es klingt, es funktioniert.

Die systemische Betrachtung von Paarproblemen verhilft zu einer völlig neuen, aber nachvollziehbaren und überraschend überzeugenden Sicht auf Beziehungsprobleme. Und eine bessere Kenntnis und Auseinandersetzung mit den Gesetzmäßigkeiten von Systemen eröffnet der Liebe ungeahnte Chancen.

Teil 1
Systemische und andere Kräfte

Was Systeme ausmacht

„System" ist ein vertrauter Begriff, und jeder hat ständig mit Systemen zu tun. Man spricht z.b. von Ökosystemen, von Wirtschafts- und politischen Systemen, von sozialen Systemen oder auch vom Herz-Kreislauf-System des Menschen. So unterschiedlich die genannten Systeme auch sind, sie haben doch eines gemeinsam: in ihnen hängt alles miteinander zusammen und voneinander ab. Die Biosphäre der Erde ist ein anschauliches Beispiel dafür. Meere, Pflanzen, Tiere, Mikroorganismen und Menschen sind Teile eines komplexen Beziehungsgefüges, das sich laufend erneuert, verändert und wechselseitig beeinflußt. Jede Veränderung eines Teils hat Einfluß auf die anderen, und je nachhaltiger diese Veränderung ist, um so eher kann sie das Gleichgewicht des Ganzen stören. Auch wenn wir, wie im speziellen Fall des Ökosystems Erde die Konsequenzen unseres Handelns vielleicht lieber verdrängen, sind uns die grundlegenden Mechanismen doch bewußt.

Systeme sind also nichts anderes als Beziehungsgeflechte. Sie bestehen aus einzelnen Elementen, die sich in einem ununterbrochenen Prozeß wechselseitig beeinflussen. Jede Aktion oder Veränderung eines Elementes löst unmittelbare Reaktionen bei den übrigen aus, die dann wieder auf den Auslöser zurückwirken. Das funktioniert etwa so, wie bei einem Mobile: Alle Teile des Mobiles sind direkt oder indirekt mit einander verbunden, und jede Veränderung an einem Ort wirkt automatisch sowohl auf die übrigen Teile wie auch auf den Ausgangsort der Bewegung zurück. Unter idealen Bedingungen kann das Mobile frei und ungehindert um sein Zentrum schwingen. Und gerade diese ständige Bewegung um einen Gleichgewichtszustand herum ist es, die ein System zum System macht. Ohne Bewegung hört es auf zu existieren, und ist die Bewegung gestört, pendelt es sich in einem neuen Gleichgewicht wieder ein. Schneiden wir z.B. an einem Teil des Mobiles eine Ecke ab, gleichen die übrigen Teile das unverzüglich aus und sorgen so erneut für Stabilität; jetzt allerdings in leichter Schieflage. Gibt es also an irgendeinem Ort des Systems eine Störung, geht das ganze System in eine Ausgleichsbewegung – es fängt die Störung soweit wie möglich auf.

Wie Mobiles sind auch Systeme ständig in Bewegung, und dabei schwanken sie, so gut es unter den vorliegenden Bedingungen eben geht, um einen Punkt größtmöglicher Stabilität. Mit anderen Worten: Sie regulieren sich selbst, um ihre Funktionsfähigkeit zu erhalten. Und das ist bemerkenswert, denn daraus folgt, daß ein System weit mehr ist als nur die Summe seiner Teile. In gewisser Weise ist es ein lebendiger Organismus mit einem eigenen Lebenserhaltungssystem.

Nicht viel anders funktionieren auch soziale Systeme, und dort sind wir die Teile des Mobiles. Als Mitglied eines Systems sind wir mit den anderen Mitgliedern in einer ununterbrochenen, wechselseitigen Beziehung verbunden. Auf Aktionen an einem Ort des Systems antworten wir mit Reaktionen, die wiederum auf den Ausgangsort der Aktion zurückwirken. Wir halten das System in Bewegung und in größtmöglicher Stabilität. Als Mitglieder des Systems bemerken wir, wenn die Ordnung des Systems durcheinander geraten ist, wenn es gestört ist, und im Interesse des Systems leiten wir dann eine Ausgleichsbewegung ein, die diese Störung so weit wie möglich aufhebt. Man könnte also sagen, daß wir als Teil eines sozialen Systems zugleich dem lebendigen Organismus System „dienen". Das geschieht völlig unbewußt. Wir wissen nicht, was wir tun, wir tun es, ohne es wirklich zu wollen, und oft genug tun wir es zu unserem eigenen Schaden.

Wie Familiensysteme harmonisch funktionieren

Wenn wir soziale oder familiäre Systeme als einen Organismus mit einem eigenen Lebenserhaltungssystem auffassen, dann stellen sich natürlich zwei grundsätzliche Fragen: Unter welchen Bedingungen kann dieser Organismus harmonisch funktionieren bzw. wann und aufgrund welcher Umstände treten die Lebenserhaltungssysteme in Aktion? Und: Was läßt das Mobile frei und ungehindert schwingen bzw. was bringt es in eine Schieflage?

Das auf den ersten Blick Überraschende ist, daß überall da, wo Menschen mit Menschen in Beziehung treten, ihr Zusammenhalt durch übergeordnete, allgemeingültige Prinzipien geregelt ist. Partnerschaften, Familien, Unternehmen, Freundeskreise oder Vereine funktionieren, so unterschiedlich sie in gewisser Weise auch sind, doch nach sehr ähnlichen Bedingungen. Es sind die Bedingungen von Zugehörigkeit, Ordnung und Ausgleich von Geben und Nehmen. Diese drei stellen eine Art innere Gesetzgebung für soziale Systeme dar und entscheiden über deren Harmonie oder Störung. Werden die System-Gesetze eingehalten, kann das System sich ungehindert entwickeln. Wird gegen die Gesetze verstoßen, treten die Lebenserhaltungssysteme in Aktion, und das System gerät in Schieflage.

Zugehörigkeit, Ordnung und Ausgleich von Geben und Nehmen gehören untrennbar zusammen, und sie sind gleichzeitig gültig. Und wie das mit Gesetzen so ist, müssen sie ständig gelebt und als konkrete Handlungen umgesetzt werden. Ihre Umsetzung ist an bestimmte Inhalte gebunden, und in diesen Inhalten unterscheiden sich familiäre Systeme von anderen sozialen Systemen.

Von der Zugehörigkeit

Zu den inneren Gesetzen von sozialen Systemen gehört, daß alle, die zum System gehören, auch ein Recht auf Zugehörigkeit haben. Damit ist gemeint, daß jedes Mitglied im inneren Erleben der anderen als gleichwertig dazugehören muß. Keinem darf dieses Recht streitig gemacht werden, und niemand darf für sich selbst ein höheres Recht auf Zugehörigkeit beanspruchen. Nur wenn ausnahmslos alle einen Platz im System haben, kann es harmonisch funktionieren – so wie ein Puzzle, das erst durch die Verbindung all seiner Teile zu diesem ganz speziellen Puzzle wird.

Zu unserer Herkunftsfamilie gehören wir, weil wir in sie hineingeboren werden. Als Kind unserer Eltern werden wir unwiderruflich zu einem Mitglied der Familie. Unsere Zugehörigkeit ist keine Entscheidung, die wir frei treffen können, und sie ist auch durch nichts auflösbar; sie gilt sogar noch über den Tod hinaus. An die Familie, in die wir hineingeboren werden, sind wir gebunden, ob uns das gefällt oder nicht. Dort liegen unsere Wurzeln, unser Ursprung, und von dort kommen wir, egal wohin wir später gehen. Und diese Tatsache gibt uns das Recht, dazugehören zu dürfen, so wie die anderen Mitglieder auch. Dieses Recht kann nur in sehr seltenen Fällen von großer persönlicher Schuld gegenüber dem System verwirkt werden; z.B. dann, wenn jemand ein Systemmitglied umbringt oder lebensgefährlich verletzt.

Soviel zu den Regeln. Die Wirklichkeit sieht leider oft anders aus, denn immer wieder wird Familienmitgliedern ihr Recht auf Zugehörigkeit verwehrt. Die einen werden bewußt ausgeschlossen, weil vielleicht ihr Verhalten oder ihre Einstellungen den Moral- und Wertvorstellungen der Familie widersprechen, oder weil sie durch ihr Handeln jemanden tief verletzt haben. Die Familie will mit ihnen nichts mehr zu tun haben und drängt sie wissentlich aus dem System hinaus. Die

Existenz der anderen wird verdrängt, weil der Gedanke an sie mit zuviel Schmerz verbunden ist. Und nicht zuletzt werden einige schlichtweg vergessen, weil sie vielleicht nicht oder nur sehr kurz gelebt haben.

Ob jemand gewollt oder ungewollt ausgeschlossen wird, die Auswirkung ist immer dieselbe. Das System hat eine Leerstelle: ein Platz, der eigentlich jemandem gehört, wird von diesem nicht ausgefüllt. Das System ist gestört und geht in eine Ausgleichsbewegung, indem ein Nachgeborener diese Leerstelle füllt. Obwohl die Existenz des Ausgeklammerten ein Tabu ist und oftmals, ohne von ihm zu wissen, verkörpert ein Nachgeborener diesen noch einmal in der Familie. Er identifiziert sich unbewußt mit ihm und entwickelt sehr ähnliche Verhaltensweisen und Gefühle. Er lebt nicht mehr sein eigenes Leben, sondern er lebt ein fremdes Schicksal nach; er „dient" dem Gleichgewicht des Systems um den Preis seiner eigenen Identität. Die ursprüngliche Störung, die Leerstelle im System, wird durch eine weitere Störung ausgeglichen, die den Nachgeborenen in das Schicksal eines Angehörigen verstrickt. Das System befindet sich dadurch in einer Schieflage, die erst korrigiert werden kann, wenn der Ausgeklammerte wieder in die Familie aufgenommen wird und in ihrem inneren Bild seinen rechtmäßigen Platz erhält. Dann ist auch der Nachgeborene wieder frei, sein eigenes Leben zu leben.

Das Recht auf Zugehörigkeit und seine Folgen wirkt sich auch auf die Paarbeziehung aus, denn die Identifizierung mit einem ausgeklammerten Angehörigen kann das Beziehungsverhalten entscheidend beeinflussen. Wer das Verhalten und die Gefühle eines anderen nachahmt, ist als Beziehungspartner nicht gerade einfach. Aber es gibt einen weiteren Aspekt, und dessen Folgen sind fast noch schwerwiegender. Identifizieren kann man sich nämlich nicht nur mit einem Mitglied der Familie, sondern auch mit einem völlig fremden Menschen: einem wichtigen früheren Partner der Eltern und manchmal auch der Großeltern. Das aber hat weitreichende Konsequenzen für die eigene Partnerschaft.

Frühere Verlobte, Ehe- oder Lebenspartner spielen für Familiensysteme eine nicht zu unterschätzende Rolle. Denn sie haben Platz gemacht für einen Nachfolger und dadurch der weiteren Entwicklung des Systems eine völlig neue Richtung gegeben. Ohne ihren Verzicht, unabhängig davon, ob er freiwillig oder unfreiwillig war, gäbe es unser System, gäbe es uns nicht. Dieser Beitrag ist dem System bewußt, und es würdigt ihn, indem es den Betroffenen dasselbe Recht auf Zugehörigkeit zugesteht wie den Mitgliedern der Familie. Obwohl also die früheren Partner längst nicht mehr anwesend sind, gehören sie systemisch doch dazu. Das ist nicht etwa so zu verstehen, daß die Ehemaligen sich als willkommene Mitglieder der Familien ihrer Ex-Partner fühlen, dort nach Belieben ein- und ausgehen und sich in alles einmischen dürfen, sondern es heißt, daß sie im inneren Bild des Paares einen ehrenvollen Platz erhalten. Werden sie statt dessen ausgeschlossen, vergessen oder verunglimpft, kann dasselbe passieren wie bei einem ausgeklammerten Familienmitglied: ein gleichgeschlechtliches Kind vertritt einen früheren Partner von Vater oder Mutter und sichert ihm auf diese Weise seinen Platz und seine Rechte.

Soweit ist alles noch ganz „normal". Heikel wird die Situation durch die besondere Rolle, die das identifizierte Kind in diesem Fall spielt: In seinem inneren Erleben steht es als Ersatz für einen Partner, wenn auch einen verflossenen, an der Seite von Vater oder Mutter. Das Kind hat sozusagen schon einen Partner – der Platz an seiner Seite ist bereits durch einen Elternteil besetzt. Und das bleibt auch so, wenn das Kind erwachsen ist, unbewußt fühlt es sich nach wie vor gebunden. Daß sich das auf seine Liebesbeziehungen auswirkt, kann man sich leicht vorstellen. Die Bindung an einen eigenen Partner und das Nehmen des Partners gelingt erst dann, wenn der ausgegrenzte frühere Partner aus der Elterngeneration gewürdigt wird und seinen ihm zustehenden Platz erhält.

Bis hierher sind wir noch verstrickt in die Geschicke unserer Herkunftsfamilie, denn auf die Würdigung früherer Partner in der Eltern- und Großelterngeneration haben wir keinen Einfluß; wir baden es nur bisweilen aus, wenn sie fehlt. Unsere eigene Zuständigkeit beginnt da, wo es um die eigenen Ehemaligen und um die unseres Partners geht. Wir können sie nicht als losgelöst von uns betrachten, weil sie die Voraussetzungen dafür geschaffen haben, daß es unsere gegenwärtige Familie oder Partnerschaft überhaupt gibt. Dafür verdienen sie unsere Würdigung und Achtung. Und nicht zuletzt bestimmt unsere Haltung ihnen gegenüber darüber, ob ein nachgeborenes Kind – unser Kind – einen von ihnen vertritt, oder ob es frei ist, Bindungen einzugehen. Denn den Ausgleichskräften des Systems kann niemand widerstehen.

Von der Ordnung

Während das Gesetz der Zugehörigkeit jedem Systemmitglied einen Platz garantiert, legt die systemische Ordnung fest, wo genau dieser Platz ist und welche Rolle und welche Verantwortung zu ihm gehören. Denn so wie bei einem Puzzle jedes Teil seinen Platz und seine Funktion hat und an keinen anderen paßt, muß auch in der Familie jedes Mitglied seinen Platz ausfüllen, damit die Beziehungen „in Ordnung" sind.

Unser Platz in der Familie wird bestimmt durch den Zeitpunkt der Geburt. Er legt fest, zu welcher Generation wir gehören, und ob wir in der Geschwisterreihe das erste, zweite oder xte Kind sind. Der Zeitpunkt der Geburt stellt also eine natürliche Ordnung der Familie her, in der die einen früher da waren und andere später kommen. Und systemisch entspricht diese natürliche Ordnung sogar einer familiären Rangfolge, in der Vorrang hat, wer früher da war. Das wiederum hat Konsequenzen für die Beziehungen zwischen den Familienmitgliedern. Denn aus der Rangfolge ergibt sich: Die Eltern sind die „Großen" und übernehmen die ihnen gemäße Verantwortung, die Kinder sind einfach nur Kinder, und die älteren Geschwister haben andere Rechte und Pflichten als die jüngeren.

Wenn die natürliche Rangfolge im Verhalten und in der Kommunikation der Familie für alle sichtbar und erlebbar gestaltet wird, ist die Familie systemisch in Ordnung. Jeder weiß dann, wo sein Platz ist und kann sich innerlich an diesen Platz stellen. Und das gibt Sicherheit, denn wer am richtigen Platz steht, fühlt sich gut aufgehoben. Gerade das ist aber wohl eine der schwersten Übungen, denn die familiäre Praxis (der familiäre Alltag) weicht doch erheblich davon ab.

Vertritt etwa ein Kind den früheren Partner eines Elternteils, ist es eigentlich ein nachgeborenes Kind, das aber die Rolle eines ihm völlig Fremden aus einer anderen Generation übernimmt. Das Kind ist nicht mehr an seinem Platz und läuft quasi in Schuhen, die ihm viel zu groß sind. Erst wenn der Ausgeklammerte seinen Platz wiederbekommt, kann das Kind seinen Platz als Kind wirklich einnehmen, und erst dann weiß es, wohin es gehört. Vertritt ein Kind gar jemanden aus der Großelterngeneration, spielt es vielleicht die Rolle der eigenen Großmutter oder des Großvaters. Daß hier etwas nicht stimmen kann, ist offensichtlich.

Nachhaltig gestört wird die Ordnung auch dann, wenn Kinder in die Belange und Zuständigkeiten ihrer Eltern verwickelt werden. Wenn sie in Eheprobleme hineingezogen werden und die Rolle eines kleinen Schlichters, Vermittlers oder Trösters spielen; wenn sie in einer unglücklichen Partnerschaft versuchen, der Mutter den Mann oder dem Vater die Frau zu ersetzen; oder wenn ganz allgemein ein Elternteil seine Verantwortung nicht ausreichend wahrnimmt. Denn systemisch gesehen sind Paar- und Elternrolle wichtige Funktionen, und werden sie nicht ausgefüllt, entsteht ein Vakuum: Eine für das System wichtige Person füllt innerlich ihren Platz nicht aus, und die mit diesem Platz verbundenen Aufgaben, Pflichten und Verantwortungen sind real nicht vergeben. In der Familie gibt es sozusagen einen freien Job, der besetzt werden muß. Diesen Job übernimmt dann meistens ein Kind, das damit natürlich hoffnungslos überfordert ist. Das System gerät in Unordnung, denn nun nehmen schon zwei Menschen nicht mehr ihren angemessenen Platz ein: Ein Elternteil oder Partner und ein Kind, das nicht mehr ausschließlich Kind sein kann, weil es die Rolle eines Erwachsenen übernimmt.

Kinder tun das sehr häufig, denn aus Liebe zur Familie übernehmen sie die Lasten, Schicksale und Schuld aus vorangegangenen Generationen. Aber das stört die systemische Ordnung, denn sie verlangt, daß Generationsgrenzen nicht überschritten werden, daß jedes Familienmitglied die mit dem eigenen Platz verbundene Verantwortung und Rolle wirklich übernimmt, und daß jeder trägt, was sein eigenes Schicksal, sein eigener Verdienst oder sein eigenes Verschulden ist. Etwas salopp gesagt: Jeder kümmert sich um seinen Kram, und keiner mischt sich da ein.

In der systemischen Ordnung der Paarbeziehung gibt es nun einige wichtige Besonderheiten, die zu beachten sind. Zum einen gibt es zwischen den Partnern keine interne Rangfolge, denn diese richtet sich ja nach dem zeitlichen Eintritt ins System. Eine Beziehung kann aber nur beginnen, wenn zwei Partner gleichzeitig da sind; es gibt also keinen Früheren und keinen Späteren und darum auch keinen, dem ein Vorrang zusteht. Als Paar sind beide Partner grundsätzlich ebenbürtig und gleichrangig, und nur so kann die Beziehung gelingen.

Zum anderen hat die Partnerschaft Vorrang vor der Beziehung zu den Kindern, denn sie geht einer Elternschaft zeitlich voraus. Die Paarbeziehung gibt es, lange bevor viele Paare überhaupt an Kinder denken. Systemisch gesehen sind Kinder „nur" Fortsetzung und Höhepunkt der Paarbeziehung. Wird das von den Eltern verdrängt, ist die Ordnung gestört. Ein Ausdruck dafür ist z.B., wenn sich die Partner irgendwann nur noch Vati und Mutti nennen.

Da wir nur einmal im Leben „jungfräulich" in eine Beziehung gehen, gab es vor uns fast immer andere Partner, und diese waren früher da. Ihnen steht daher nicht nur eine Würdigung zu, sondern auch ein früherer (vorgeordneter) Platz. Ein erster Partner wird immer der erste bleiben, auch wenn er aus unserem oder dem Leben unseres Partners verschwunden ist. Diesen Platz darf ihm niemand streitig machen, und wer versucht, seine Rolle zu spielen, stört die systemische Ordnung. So bitter es manchmal auch ist, als Nachfolger haben wir eben erst den zweiten, dritten oder xten Platz, und auf diesem Platz müssen wir uns einrichten. Das heißt nicht, daß wir die Ehemaligen unseres Partners heiß und innig lieben oder im Flur ihre Fotos aufhängen müssen, sondern es geht um eine respektvolle Haltung ihnen gegenüber. Wenn wir anerkennen, daß es vor uns andere wichtige Menschen im Leben unseres Partners gab und daß wir an diesem Teil seines Lebens keinen unmittelbaren Anteil haben, steht die Beziehung auf festem Grund. Andernfalls kommt es leicht zu Konflikten, denn kein Partner kann hinnehmen, daß wir einen Teil seines Lebens verleugnen oder gar schlechtmachen.

Wichtige frühere Ehe- oder Lebenspartner wie auch die Kinder aus diesen Beziehungen gehören zur aktuellen Partnerschaft bzw. zum Gegenwartssystem dazu, stellen sozusagen seine Geschichte dar. Und so wie der erste Partner immer der erste bleibt, erhält auch das erste Kind den ersten Platz in der Geschwisterreihe und das jüngste den letzten. Mit jeder neuen Partnerschaft und jedem weiteren Kind erweitert sich das System, unabhängig davon, wer mit wem und in welchem Haushalt zusammenlebt und ob man Kontakt miteinander hat. Jede nicht umkehrbare Entwicklung hat also automatisch Folgen für das System. Im Klartext: Führt ein Seitensprung zu einem Kind, bekommt das gegenwärtige System überraschend zwei neue Mitglieder, den anderen Elternteil und das Kind. Diese Form von Familienzuwachs ist nur selten erwünscht, und daß deshalb der Partner, mit dem man eigentlich zusammenlebt, Schwierigkeiten macht, ist durchaus verständlich. Immerhin muß er mit den Folgen einer Entwicklung leben, zu der er selbst nichts beigetragen hat, und fast immer endet das mit einer Trennung.

Vom Ausgleich

Geben und Nehmen bilden in menschlichen Beziehungen eine selbstverständliche Austauschbewegung, die einem grundlegenden Bedürfnis entspricht. Wir machen uns gegenseitig Geschenke, erweisen uns Gefälligkeiten und geben Zeichen für unsere gegenseitige Sympathie und Zuneigung. In diesem ständigen Prozeß des Gebens und Nehmens entwickeln und festigen sich Beziehungen. Die Voraussetzung dafür ist, daß Geben und Nehmen in einem ausgewogenen Verhältnis stehen. Daß also, wer etwas bekommen hat, etwa soviel zurückgibt, wie er bekam. Findet der Ausgleich in diesem Sinne statt, kann die Beziehung weitergehen, bleibt er dagegen aus, ist sie meist zu Ende.

In Familien gilt dieser Ausgleich nur zwischen Ebenbürtigen, also in der Paarbeziehung, aber nicht zwischen Eltern und Kindern. Denn entsprechend der Rangfolge verläuft in Familien auch ein natürliches Gefälle von Geben und Nehmen: Wer in der Rangfolge vorne steht, gibt mehr als die, die hinten stehen. Das gilt innerhalb der Geschwisterreihe, in der die älteren den jüngeren geben, und ganz besonders im Verhältnis zwischen Eltern und Kindern. Denn ein Kind kann weder das Geschenk seines Lebens, das es von den Eltern erhält, noch all das, was Eltern sonst für ihre Kinder tun, je ausgleichen. Dieser Ausgleich findet erst in der nächsten Generation statt, wenn Kinder selbst zu Eltern werden.

In der Paarbeziehung dagegen kann eine unausgeglichene Geben-und-Nehmen-Bilanz zum Scheitern der Beziehung führen. Denn entgegen der christlichen Lehre, daß Geben seliger denn Nehmen sei, scheint es zwischen Menschen ein tiefes Bedürfnis nach echtem Ausgleich zu geben. Offenbar verfügen wir sogar über eine innere Instanz, die Buch darüber führt, wem wir etwas gegeben oder von wem wir etwas bekommen haben, und wieviel es jeweils war. Sind wir im Minus, versuchen wir das Konto auszugleichen, sind wir im Plus, erwarten wir etwas vom anderen.

Dahinter steht das Bedürfnis nach einer gleichberechtigten Begegnung auf Augenhöhe. Denn wer von einem anderen Menschen etwas annimmt, unabhängig davon, was es ist oder wie schön es ist, verliert ein Stück seiner Unabhängigkeit – er fühlt sich dem anderen automatisch verpflichtet. Um diese „Schulden" auszugleichen, geben wir etwas mit dem entsprechenden Gegenwert zurück. Gibt man aus Liebe sogar ein bißchen mehr zurück als man bekam, entsteht ein neues Ungleichgewicht, das wiederum nach Ausgleich drängt. So sorgt das Bedürfnis nach Ausgleich, verbunden mit Liebe, für einen hohen „Umsatz" von Geben und Nehmen, und bindet ein Paar immer inniger aneinander und läßt Liebe und Glück wachsen.

Weigert sich ein Partner, vom anderen zu nehmen, oder nimmt er zuviel, weil er denkt, das stehe ihm zu, ist die Beziehung gefährdet. Denn wer zuviel gibt, kann sich vielleicht großartig und spendabel fühlen, aber er bringt sich automatisch in eine überlegene Position, während im gleichen Atemzug der Nehmer immer mehr von seiner Unabhängigkeit verliert. Unter diesen Voraussetzungen ist eine gleichberechtigte Begegnung unmöglich.

Das Bedürfnis nach Ausgleich gilt nicht nur im Guten, sondern ebenso im Schlechten. Auch Unrecht und Schuld müssen ausgeglichen oder angemessen wiedergutgemacht werden, und wer sich dafür zu schade ist, zerstört die Beziehung. Denn Verzeihen ist eine „Gnade" und bringt den „Schuldner" in eine unterlegene Position. Gibt man aber vom Guten immer ein bißchen mehr und vom Schlechten immer ein bißchen weniger, können Ausgleich und Beziehungen gelingen. So entsteht Wachstum, das in keine Richtung ausufert.

Da, wo ein echter Ausgleich nicht möglich ist, bleiben nur der Dank und die Würdigung des Gebers. Das betrifft z. B.

das Geschenk des Lebens, das Kinder von ihren Eltern bekommen, wie auch jede andere Gabe, die zu groß ist, als daß sie jemals ausgeglichen werden könnte. Verzichtet z. B. ein Partner auf seinen Wunsch nach Kindern, weil der andere keine Kinder bekommen will oder kann, handelt es sich um ein Geschenk: Er verzichtet zugunsten des anderen auf eigene Wünsche oder eigenes Glück. Dank und Würdigung sind in diesen Fällen der einzig mögliche Ausgleich. Erntet der Geber aber statt dessen Gleichgültigkeit oder gar Spott, ist der Ausgleich gestört. Dann springt nicht selten ein Nachgeborener ein, der sich unbewußt mit dem nicht gewürdigten Geber verbündet und stellvertretend für ihn die offene Rechnung präsentiert. Es ist eine blinde Ausgleichsbewegung, die Wiedergutmachung verlangt für das Unrecht, das dem Geber geschieht. Diese Wiedergutmachung liegt aber natürlich nicht in der Zuständigkeit des Nachgeborenen. Er maßt sich, wenn auch in guter Absicht, damit etwas an und stört dadurch die Ordnung. Denn, wir erinnern uns: Jeder kümmert sich um seinen eigenen Kram, und keiner mischt sich in die Angelegenheiten eines anderen ein.

Der systemische 7. Sinn oder das Sippengewissen

Zugehörigkeit, Ordnung und der Ausgleich von Geben und Nehmen sind die inhaltlichen Bedingungen für das störungsfreie Funktionieren von Systemen. Sie regeln die grundlegenden Beziehungen innerhalb sozialer Gruppen, und sie entscheiden darüber, ob ein Familiensystem in der Ordnung oder ob es gestört ist. Liegt eine Störung vor, geht das System in eine Ausgleichsbewegung, um die Störung soweit wie möglich aufzufangen. Dabei nimmt es keine Rücksicht auf individuelle Belange, denn fast immer greift es sich, um den Schaden zu beheben, ein an der Störung unbeteiligtes Kind. Im Interesse eines Vorgängers wird ein Nachfolger in die Pflicht genommen.

Dem System sind also Störungen durchaus bewußt, auch wenn sie vor langer Zeit und in einer anderen Generation eingetreten sind. Nun sind das System ja wir, denn als seine Mitglieder bilden wir es. Ganz offensichtlich verfügen wir Menschen also über eine Art „7. Sinn" – einen systemischen Sinn. Mit ihm nehmen wir auf einer unbewußten Ebene die unterschwelligen, alles andere als offensichtlichen Beziehungsmuster in Systemen sehr genau wahr, die sich uns auf der bewußten Ebene verschließen. Der systemische Sinn teilt uns mit, ob die Systemgesetze in unserer Familie eingehalten wurden, und er veranlaßt uns, auf Verstöße mit Ausgleichsbewegungen zu reagieren – und das manchmal noch Generationen später. Der systemische 7. Sinn hat damit die Funktion eines Sippengewissens. Er wacht über Zugehörigkeit, Ordnung und Ausgleich, und darüber, ob ein vergangenes Unrecht noch gutzumachen ist. Und in dem Fall hält er das Unrecht lebendig, auch wenn es längst Vergangenheit ist. Und er sorgt dafür, daß es in einer Familie über die Generationen hinweg einen Ausgleich von Gewinn und Verlust gibt. Das klingt zwar geheimnisvoll, aber bei näherer Betrachtung ist es das nicht. Zugehörigkeit, Ordnung und Ausgleich sind eine Art innere Gesetzgebung für das Zusammenleben von Menschen. Aber im Unterschied zur staatlichen Gesetzgebung werden die systemischen Gesetze nicht festgelegt oder verordnet. Vielmehr drückt sich in ihnen ein grundlegendes menschliches Bedürfnis nach sinnvoll geregelten Beziehungen in sozialen Gruppen aus. Insofern sind sie vergleichbar mit einem Naturgesetz oder einem genetischen Code, der in uns allen verankert ist.

Leider sind uns dieser Code und der systemische 7. Sinn nicht bewußt. Wir verfügen zwar über das Programm, aber es läuft sozusagen im Hintergrund; wir wissen weder, daß es existiert, noch haben wir ohne weiteres Zugriff darauf. Wenn es sich überhaupt ausdrückt, dann eher in einer intuitiven Haltung als in einer wirklichen Kenntnis der Systemgesetze. Das ist schade, denn so sind wir weder vor systemischen Verstrickungen geschützt, noch machen wir Störungen automatisch durch die richtigen Gegenmaßnahmen wieder gut.

Unsere Ausgleichsbewegungen sind also blind, denn wir sind uns ihrer nicht wirklich bewußt. Mit ihnen drückt sich unser „Unmut" über die Verletzung der Systemgesetze und unser Bedürfnis nach Wiedergutmachung aus. Weil wir aber nicht wissen, was schief gelaufen ist, wissen wir auch nicht, wie es zu korrigieren ist. Wir folgen nur einem unbestimmten Gefühl, und das führt uns fast immer in die Irre. So setzen wir mit unserer Ausgleichsbewegung auf die ursprüngliche Störung nur eine weitere obendrauf. Und statt echte Wiedergutmachung zu erreichen, erweitern wir den Kreis derer, die in vergangene Fehlentwicklungen verwickelt sind. Es ist fast so wie in der Geschichte vom Herrn, der den Jockel ausschickt ...

Über Bindung und Liebe

Ein System greift sich für eine notwendige Ausgleichsbewegung immer die schwächsten Glieder, die Kinder – weil sie in der Rangfolge hinten stehen und weil sie sich für eine Ausgleichsbewegung geradezu anbieten. Denn je kleiner Kinder sind, um so stärker sind sie an ihre Familie gebunden und um so größer ist ihre Liebe und ihr Bedürfnis, alles für die Familie zu tun.

Ein Kind kommt nackt und hilflos auf diese Welt und weiß noch nichts von ihr. Es kann nicht sprechen, um seine Bedürfnisse anzumelden, nicht laufen, um sich Nahrung zu besorgen oder notfalls zu flüchten, und es weiß nicht, was richtig und was falsch ist oder was man von ihm erwartet. Sein Überleben ist für einen langen Zeitraum abhängig von anderen, die es ernähren und pflegen und ihm die Welt erklären. Ein Säugling, der in eine Familie hineingeboren wird, hat ein überlebensnotwendiges Bedürfnis, zu dieser Familie dazuzugehören. Auf einer tiefen, unbewußten Ebene will er dorthin gehören und weiß, daß er dort hingehört. Er stellt seine Familie noch in keiner Weise in Frage und nimmt die Eltern so, wie sie eben sind – mit allem, was dazugehört, und unabhängig davon, welche Bedingungen er für das eigene Leben vorfindet. Vielleicht wird er nicht gut behandelt, aber dennoch ist sein größter Alptraum, nicht mehr zur Familie dazugehören zu dürfen.

Dieses instinktive Bedürfnis nach Zugehörigkeit bindet das Kind bedingungslos an seine Familie. Das Kind ist bereit, deren Schicksal zu teilen – ohne Wenn und Aber, und, wenn es sein muß, auch zum eigenen Nachteil. Was auch immer ihm sein Bedürfnis nach Zugehörigkeit abverlangt, das Kind ist bereit, es zu geben. Diese tiefe Bindung an die Familie nennt Bert Hellinger die „Urliebe" oder die „primäre Liebe". Sie ist mit nichts zu vergleichen und absoluter noch als die Liebe der Eltern zu ihren Kindern. Kinderliebe ist bedingungslos, und manchmal treibt sie das Kind ins eigene „Verderben". Und obwohl sich die Tiefe der Bindung mit dem Älterwerden der Kinder immer mehr lockert, wirkt sie doch ein Leben lang nach. Durch sie erfährt das Kind eine grundlegende Prägung, die für das ganze Leben gilt und die auch in späteren Jahren nicht duldet, daß Kinder sich gegen die Eltern und die Familie stellen. Selbst wer sich als Erwachsener völlig von seiner Familie löst, den Kontakt abbricht, den Eltern Vorwürfe macht oder ihnen lebenslang grollt, kann nicht verhindern, daß diese ursprüngliche Liebe in vielen Verhaltensweisen und Gefühlen unbemerkt zutage tritt. Und nicht selten entpuppt sie sich auch als die Ursache unserer größten und schwierigsten Lebensprobleme. Denn die Bindung an das System und die Treue zur Familie wiegt für das Kind in uns sehr viel schwerer als das eigene Glück.

Diese starke Bindung und die Liebe sind verbunden mit einer verrückten kindlichen Logik: Kinder leben in der Illusion, daß sie zu ihrer Familie nur dazugehören können, wenn sie es sich ebenso ergehen lassen wie deren Mitglieder. Um ihnen gleich zu sein, und weil sie glauben, ihnen damit das Leben oder das Schicksal erleichtern zu können, übernehmen sie deren Gefühle, Lasten und Leiden, und sie erleben es wie Verrat, wenn es ihnen selbst besser geht. Aus tiefer Liebe folgen sie ihren Eltern in den Tod und ersetzen ihnen ein früh verstorbenes Kind oder eine erste große Liebe. Aus Liebe, und um ihrer Familie nah zu sein, fühlen sie sich ebenso traurig, leer oder heimatlos wie diese, und aus Liebe übernehmen sie Rache und Sühne für vergangenes Unrecht, verwirklichen sie fremde Lebenspläne und versagen sich selbst, was einem anderen aus der Familie nicht vergönnt war.

Ein Beispiel:

Julia ist Mitte dreißig und voller Panik, daß sich ihr Wunsch nach einer glücklichen, beständigen Partnerschaft und Kindern niemals erfüllen wird. Denn gegen ihren Willen verliebt sie sich immer in solche Männer, mit denen das nicht möglich ist. Sie hat das Gefühl, daß in ihrer Brust zwei Herzen schlagen, das eine für eine Beziehung und Kinder, das andere, das auch die Wahl ihrer Männer bestimmt, dagegen. Sie fühlt sich innerlich zerrissen und stark unter Druck. In der Aufstellung wird schnell deutlich, daß Julias Problem mit ihrer behinderten Tante zusammenhängt, deren sehnlichster Wunsch es immer war, eine eigene Familie und Kinder zu haben. Aber dieser Wunsch hat sich nie erfüllt. Also wählte Julia unbewußt ein ähnliches Los. Sie blieb ihrer Tante treu und verzichtete auf das eigene Glück, das ihr wie ein Verrat erschienen wäre. Erst als Julia diese Zusammenhänge begriff und erkannte, daß ihr eigener Verzicht am Schicksal der Tante nichts ändert, hatte sie eine reelle Chance, ihren eigenen Lebenswunsch zu erfüllen.

Julia versuchte etwas auszugleichen, das überhaupt nicht auszugleichen ist – das Schicksal ihrer Tante. Indem sie es mit ihr teilte und mit ihr gemeinsam trug, versuchte sie, dessen Schwere zu mildern. Aber das ist absurd, denn das Schicksal eines Menschen läßt sich nicht dadurch mildern, daß zwei es tragen statt nur einer, sondern nur dadurch, daß trotzdem etwas Gutes daraus folgen kann.

An dieser Stelle stellt sich aber die große Frage: Woher wissen Kinder eigentlich, was auszugleichen ist? Wie können sie einen ausgeschlossenen Vorfahren nachahmen, den es „offiziell" doch gar nicht gibt? Woher wissen sie, daß ihr Vater seiner großen Liebe nachtrauert, von der er nie gesprochen hat? Und woher wissen sie, daß ihre Mutter den frühen Tod des Großvaters nie verwunden hat, und sich heimlich danach sehnt, zu ihm zu gehen? Die Antwort ist, sie wissen es gar nicht, aber sie spüren es, wenn es als Erinnerung in der Familie noch lebendig ist. Kinder haben ein intuitives, sehr genaues Wissen darüber, wenn sich Vater oder Mutter nach einem bestimmten Menschen sehnen, welches Grundgefühl ihr Leben bestimmt, was ihre größten Sehnsüchte, Ängste und Mißerfolge sind, und sogar, ob vielleicht einem aus der Familie Unrecht geschehen ist. Solange sich noch Familienmitglieder an vergangene Ereignisse oder vergangene Schicksale erinnern, fängt der systemische Sinn sie auch auf.

Und so nehmen die Kinder wahr, was ihren Eltern nicht einmal mehr bewußt ist, oder was sie vielleicht verdrängen. Sie verfügen über Gefühlskanäle, die beim Erwachsenen weitgehend verschüttet sind, und sie brauchen diese Wahrnehmungskanäle, um sich vom ersten Tag ihres Lebens an in der Welt orientieren zu können, weil sie noch gar nicht wissen, was Sprache und Worte bedeuten. Sie haben kein anderes Instrument als diesen Gefühlsradar, um zu erkennen, was in dieser Welt richtig und wichtig ist, und was notwendig ist, um zu ihrer Familie dazugehören zu können.

So übernehmen Kinder schon in einer sehr frühen Lebensphase Werte, Grundhaltungen und starke Gefühle der Eltern, ohne zu wissen, was sie bedeuten. Sie spüren, daß Vater oder Mutter tieftraurig oder aufeinander bitterböse sind und versuchen, sie zu trösten und dieses Gefühl für sie zu tragen. Sie spüren, daß es einem ihrer Geschwister schlechter geht als ihnen selbst und trauen sich darum häufig nicht, ihr eigenes Leben wirklich anzunehmen. Aber vielleicht übernehmen die einen von ihren Eltern auch „nur" ein starkes Bedürfnis nach Sicherheit und schaffen es später trotz guter Voraussetzungen nicht, sich beruflich selbständig zu machen, denn das wäre Verrat an den Eltern. Die anderen dagegen spüren, daß ihr Vater unter seinen beruflichen Mißerfolgen leidet, und gestatten sich nicht, erfolgreicher zu werden als er.

Viele Verhaltensweisen und Gefühle, die wir selbst und andere an uns nicht verstehen, entpuppen sich bei genauer Betrachtung nicht selten als Beweis unserer unverbrüchlichen Treue zum Familiensystem. Sie gehören gar nicht zu unserem eigenen Leben, sondern wir haben sie von einem anderen Familienmitglied aus Liebe übernommen. Das ist uns natürlich nicht bewußt, wir erkennen es nur an den Folgen.

Von unterschiedlichen Gefühlen

So sehr Gefühle unser Leben manchmal auch komplizieren und uns in die Irre führen, nur wenige Menschen würden freiwillig auf sie verzichten. Fühlen heißt leben, da sein, Anteil nehmen, und wer wollte diese Eindringlichkeit und Unmittelbarkeit schon missen? Angesichts eines schönen Sonnenunterganges verharren wir in stiller Ehrfurcht, der Anblick eines geliebten Menschen läßt unsere Herzen vor Freude höher schlagen, manches ruft Abscheu oder Entsetzen in uns hervor oder ein schmerzhaftes Gefühl von Verlassenheit und Trauer. Gefühle sind ein Zeichen für unsere Lebendigkeit; die angenehmen, aufregenden genießen wir, und die negativen nehmen wir, wenn auch nicht gerne, in Kauf. Aber wie verläßlich sind eigentlich unsere Gefühle? Woher wissen wir, ob das, was wir in einer Situation oder einem Menschen gegenüber empfinden, unverfälscht oder aus der Familie übernommen ist? Das eine wie das andere scheint gleichermaßen echt zu sein, denn wir empfinden ein übernommenes Gefühl in derselben Intensität wie ein eigenes.

Dennoch gibt es natürlich ein paar Merkmale, die hilfreich sind, um eigene Gefühle und die anderer Menschen besser einschätzen zu können. Beobachtungen haben gezeigt, daß es insgesamt vier Gefühlskategorien gibt, die sich dadurch unterscheiden, wie ein Gefühl entsteht, wie es sich äußert und wie die Umwelt darauf reagiert.

Unmittelbare Gefühle (Primärgefühle)

Ein Primärgefühl ist das erste Gefühl, der erste Impuls, der in uns entsteht, wenn wir mit einem bestimmten Ereignis konfrontiert werden.

Es ist die unverfälschte, spontane Antwort auf das, was gerade geschieht: ein guter Witz, über den wir lachen, der plötzliche Ärger über eine dumme Bemerkung oder die reine Freude, weil man uns etwas Nettes gesagt hat. Dieser unmittelbare Impuls erfüllt uns vollständig, und in diesen Augenblicken sind wir das Gefühl. Und weil es keine Umwege macht, sondern direkt auf sein Ziel zustrebt, äußert es sich kurz und heftig und bleibt nah am momentanen Erleben. Darum sind Primärgefühle leider auch nur von kurzer Dauer, sie lassen sich weder auf später verschieben noch konservieren oder beliebig verlängern. Sie finden im Hier und Jetzt oder gar nicht statt und sind dann wieder vorbei.

An einem Beispiel erläutert, sieht das wie folgt aus: Ihr Partner hat einen für Sie äußerst wichtigen Termin vergessen, und Ihre spontane, unverfälschte Reaktion darauf ist Wut. Im Primärgefühl bringen Sie diese Wut unverstellt und direkt zum Ausdruck. Sie spucken Gift und Galle, regen sich fürchterlich auf und schreien, daß das Geschirr im Schrank klirrt. Aber da kein Wolkenbruch einen ganzen Tag dauert, beruhigen Sie sich bald wieder. Ihr Gefühlsausbruch war einfach nur ein reinigendes Gewitter, und danach ist die dicke Luft wieder klar. Ihr Partner und Sie können wieder frei durchatmen, sich entspannen und neuen Dingen zuwenden. Oder ein anderes Beispiel: Jemand bereitet Ihnen eine große Freude. Ihr Herz pocht vor lauter Glück, Ihre Augen leuchten und Sie wissen sich vor Überschwang kaum zu fassen. Impulsiv und unkontrolliert geben Sie sich dem Gefühl von Freude hin und leben es aus.

Ein Wesensmerkmal dieser echten, unmittelbaren Gefühle ist, daß sich die, die mit ihnen in Berührung kommen, nicht entziehen können. Die echte Traurigkeit eines Menschen berührt das eigene Herz zutiefst und weckt Mitgefühl. Der blanke Zorn oder die nackte Wut, die jemanden übermannt, macht betroffen. Und die pure Freude, die jemand empfindet, steckt an, auch wenn wir selbst keinen direkten Anteil daran haben. Doch nicht alle primären Gefühle sind kurz und heftig.

Die Trauer über den Verlust eines geliebten Menschen wird sicher länger anhalten, aber wer sich dem tiefen Schmerz und den echten damit verbundenen Gefühlen stellt, wird das Schlimmste über kurz oder lang überwinden und wieder ins Leben zurückfinden.

Ersatzgefühle (Sekundärgefühle)

Ein Großteil der Gefühle, die Menschen zeigen, gehört zur Kategorie der Ersatzgefühle. Es sind „Statt-dessen-Reaktionen", die ein wahres Gefühl verdecken, das man für nicht akzeptabel hält. Ein Teil dieser Ersatzgefühle wurde uns schon in der Kindheit eingetrichtert: Anstatt ehrlich und unverfalscht seinen Zorn ausleben zu dürfen, sollen wir ihn herunterschlukken und uns statt dessen höflich benehmen. Und anstatt unsere Traurigkeit zu zeigen, wird uns beigebracht, die Zähne zusammenzubeißen und tapfer zu sein. Später fügen wir diesen früh anerzogenen Gefühlsverfälschungen eigene hinzu. Vielleicht weil wir uns keine Blöße geben oder einem Konflikt aus dem Wege gehen wollen, vielleicht aus Berechnung, oder weil wir unsere Gefühle für unangemessen halten und daher schnell unterdrücken.

Also lächeln wir, obwohl uns zum Heulen ist, tun so, als würden wir uns über etwas freuen, was uns eigentlich enttäuscht, heucheln Interesse oder erwecken gezielt Mitleid, um Aufmerksamkeit zu bekommen. Da wir das Gefühl, das wir ausdrücken, aber nicht wirklich haben, müssen wir ein bißchen übertreiben, um glaubhaft zu wirken. Aus diesem Grund wirken Sekundärgefühle eigenartig künstlich und rufen auch selten spontane Anteilnahme hervor. Ganz im Gegenteil, sie langweilen, wecken Verdruß und nerven alle, die mit ihnen in Berührung kommen. Nicht selten haben sie etwas Manipulatives, denn sie kommen häufig dann zum Einsatz, wenn andere in eine bestimmte Richtung beeinflußt werden sollen. In ihnen schwingt meist eine unausgesprochene Forderung mit, der andere möge etwas tun, damit es einem selbst besser gehe. Sekundärgefühle richten sich mit einer Absicht nach außen und haben wenig innere Kraft. Obwohl sie häufig wiederkehren, verschaffen sie – ganz im Gegensatz zu Primärgefühlen – keine Erleichterung und bewirken keine Veränderung.

Im Unterschied zu den heftigen Primärgefühlen, die schnell kommen und schnell abklingen, halten Ersatzgefühle lange an. Nicht selten dienen sie gar als Strafe: Wird das heftige aber kurze Donnerwetter über einen vergeßlichen Partner nicht zugelassen, kann daraus schnell ein beleidigtes Zurückziehen und stunden- oder tagelanges Schweigen und Schmollen werden. Was kurz und heftig über die Bühne hätte gehen können, wird zu einem zähen, nervenaufreibenden Spiel, bei dem beide verlieren.

Übernommene, fremde Gefühle

Fremdgefühle sind Gefühle, die Nachgeborene von Familienmitgliedern übernommen haben. Die Übernahme eines Gefühls findet meistens dann statt, wenn der, zu dem dieses Gefühl eigentlich gehört, es nicht zulassen, ausdrücken oder äußern konnte, wollte oder durfte. Ein Nachgeborener übernimmt es dann und lebt es anstelle des eigentlichen „Besitzers" aus. Fremdgefühle werden jedoch nicht nur von einer Person zur anderen weitergereicht, mitunter prägen sie sogar die Grundstimmung ganzer Familien, indem sie von einer Generation an die nächste weitergereicht werden.

Da übernommene Gefühle in der Regel keinen Bezug zum eigenen Leben haben, lassen sie sich auch nicht aus einem Ereignis oder einer aktuellen Lebenssituation heraus erklären. Sie zeigen sich entweder als unangemessen heftige und unverständliche Reaktion auf einen äußeren Anlaß – über die andere nicht selten den Kopf schütteln – oder als Dauerzustand, der unterschwellig oder offen die Grundstimmung eines Menschen prägt. Gerade unbestimmte, nicht greifbare und zuzuordnende Lebensgefühle von Trauer, Wut, Verlassenheit, Schuld oder Resignation sind oft Ausdruck eines übernommenen Gefühls.

Im Unterschied zu Primär- oder Sekundärgefühlen wirken Fremdgefühle weder anrührend noch künstlich oder übertrieben sondern eher lähmend. Sie machen rat- und hilflos, und die typische Reaktion auf sie ist ein Gefühl von: „Da kann man gar nichts machen". Und in der Tat, übernommene, fremde Gefühle widersetzen sich beharrlich allen Versuchen, sie auf der persönlichen Ebene verändern zu wollen. Die einzig wirkungsvolle Art, mit Fremdgefühlen umzugehen ist, die ihnen zugrundeliegenden Störungen zu lösen und sie an den ursprünglichen Besitzer zurückzugeben.

Seins-Gefühle

„Einssein mit sich und der Welt" lautet wohl die häufigste Umschreibung dessen, was wir als Seins-Gefühle erfahren. Häufig treten diese Gefühle in Verbindung mit spirituellen Zuständen auf, oder wir erleben sie in Momenten absoluten Glücks. Und manchmal geschehen sie einfach nur so, unvermittelt erfüllen sie unser Innerstes und verzaubern die Welt. Begleitet werden solche Seins-Zustände von Gefühlen der Leichtigkeit und der Fülle, von innerem Frieden und gelassener Heiterkeit.

Seins-Gefühle sind sich selbst genug. Sie verfolgen keine Absicht und dienen keinem besonderen Zweck; sie äußern sich als reine Kraft, die aus dem inneren Erleben eines erfüllten Daseins-Zustandes entspringt. Paare erleben diesen Zustand häufig dann, wenn sich die Grenzen zwischen Ich und Du auflösen und ein Gefühl von Einheit und Gleichklang entsteht. Besonders in längeren, auf Vertrauen, Achtung und Liebe basierenden Beziehungen entwickelt sich ein solch grundlegendes Seins-Gefühl. Bei diesen Paaren spürt man eine tiefe Liebe und eine wohlwollende, ruhige und gelassene Leichtigkeit im Umgang miteinander.

Systemische Störungen in der Paarbeziehung

Wer von sich selbst glaubt, in seinen zwischenmenschlichen Beziehungen ein selbstbestimmtes Individuum zu sein, hat häufig die Rechnung ohne das System gemacht. Denn Systeme nehmen uns für ihre eigenen Ziele in die Pflicht, sie können uns fördern und beglücken, aber sie fordern uns auch und beschränken unser selbstbestimmtes Wollen. So verstrickt uns die Macht des Systems als Individuen in die Schicksale unserer Familie, und das schon in den ersten Lebensjahren. In gewisser Weise leben wir also mit den Altlasten der Vergangenheit, denn ein Teil der Probleme, die uns in unseren Partnerschaften berühren, entstand zu einer anderen Zeit und in einem anderen Leben. Wir baden sie lediglich aus. So wie unsere Kinder es ausbaden werden, wenn wir die Systemgesetze, auf die wir Einfluß haben, nicht beherzigen.

Nicht alle Probleme in einer Liebesbeziehung beruhen auf einer systemischen Störung, aber viele, von denen wir es (vielleicht) gar nicht glauben, kommen genau dadurch zustande. Wie diese Störungen sich auswirken, woran man sie erkennt und wie man sie lösen kann, davon handeln die folgenden Kapitel.

Der richtige Mann, die richtige Frau

Auf der Suche nach dem „richtigen Mann" und der „besten Frau" für die „ganz große Liebe" übersehen wir oft den Menschen, mit dem wir einfach glücklich werden könnten. Männern und Frauen, die sich nicht so recht für einen Partner entscheiden können oder den „Richtigen" erst gar nicht finden, erzählen wir gerne die folgende Geschichte:

Nasrudin (eine Art Till Eulenspiegel des Islam) war schon ein älterer Mann und noch immer Junggeselle, als ihn ein junger Bekannter fragte, ob er jemals in seinem Leben ans Heiraten gedacht habe. Nasrudin sann eine Weile über diese Frage nach. „Ja", sagte er schließlich, „in jüngeren Jahren wollte ich sehr gerne heiraten, aber eben nicht irgendeine Frau. Es sollte schon die richtige Frau für mich und die beste aller möglichen Mütter für meine zukünftigen Kinder sein. Ich war lange auf der Suche, aber endlich glaubte ich, sie gefunden zu haben. Sie war bezaubernd schön, hatte ein sanftmütiges Wesen und ein großes Herz, und wie ich suchte sie nach den tiefen Wahrheiten des Lebens. Aber leider war sie ohne Vermögen und nicht gebildet, und so zog ich weiter. Jahre später traf ich wieder eine Frau, die meine Wünsche zu erfüllen schien. Auch sie war schön und anmutig, hatte ein angenehmes Wesen und interessierte sich für die gleichen Dinge wie ich, und noch dazu war sie gebildet und reich. Ich verliebte mich unsterblich in sie. Doch leider stellte sich nach einiger Zeit heraus, daß sie sehr eigensinnig sein konnte und in so manchen Dingen anderer Meinung war, und wir stritten uns häufig. Unter diesen Umständen konnte sie nicht die Beste aller Frauen und Mütter sein, und ich trennte mich auch von ihr.

Aber dann traf ich die perfekte Frau. Sie war noch anmutiger und schöner, als ich sie mir in meinen Träumen vorgestellt hatte. Sie war sanftmütig und gebildet, eine wunderbare

Geliebte und eine großzügige Gastgeberin. Ach, sie war einfach die perfekte Frau", seufzte Nasrudin.

"Und", fragte der junge Mann gespannt, *"hast du sie geheiratet?"* Nasrudin schüttelte betrübt den Kopf. *"Leider nicht"*, murmelte er, *"sie wartete auf den perfekten Mann."*

Die meisten Menschen lächeln nach dieser Geschichte etwas verlegen oder nicken betroffen und fühlen sich ertappt. Viel zu viele Leute haben starre Vorstellungen davon, wie der Partner sein soll und was er „bringen" muß. Aber wenn ein Mann oder eine Frau den Partner nicht um seiner selbst willen liebt, sondern weil der andere etwas Besonderes darstellen oder einer Wunschvorstellung entsprechen soll, steht die Beziehung von Anfang an auf wackligen Füßen. Wie fühlt sich jemand, der als Partner genommen wird, weil er reich ist und den anderen versorgen kann? In welche Rolle wird jemand gedrängt, der mit Vater oder Mutter verwechselt wird und deren Rolle ausfüllen soll? Oder was empfindet einer, der als Kandidat mit optimalen Voraussetzungen für eine erfolgversprechende Fortführung des Stammbaums herhalten soll?

Schauen Sie sich einmal in Ihrem Bekanntenkreis um, wie es denjenigen ergeht, die mit höchsten Ansprüchen auf Partnersuche gehen und auf gutes Aussehen, hohen Bildungsgrad, gutes Einkommen, einen vorbildlichen Charakter und höchste Übereinstimmung mit den eigenen Interessen und Hobbys Wert legen? In den meisten Fällen bleiben diese Beziehungen kurz, unbefriedigend und oberflächlich und wechseln häufig. Trotz ihrer Sehnsucht nach Liebe und einer festen Bindung, ziehen sich diese Menschen schließlich enttäuscht zurück und bleiben allein. Der perfekte Partner ist einfach nicht zu finden.

Ein Großteil der Partnerschaften beginnt mit der Illusion, wir hätten jemanden gefunden, von dem wir endlich all das bekommen, was wir uns schon immer gewünscht haben.

Das Dumme dabei ist, der andere erhofft sich genau das gleiche. Solange man sich im Zustand blinder Verliebtheit befindet, kann man diese Illusion aufrechterhalten. Doch irgendwann kommt zwangsläufig die Ent-Täuschung, und der Partner entpuppt sich mehr und mehr als der Mensch, der er tatsächlich ist. Ein Mensch mit Eigenheiten, die einem fremd sind, mit Bedürfnissen, die man nicht erfüllen will oder kann, mit Altlasten befrachtet, mit denen man lieber nichts zu tun hätte. Für manche ist das ein Schock, der die Beziehung beendet. Denn der Übergang von blinder Verliebtheit in eine tiefe Paarbeziehung gelingt nur, wenn beide sich so annehmen, wie sie sind. So wie jeder ist, ist er „gut" und damit „richtig". Mehr kann er nicht sein, und mehr kann man von ihm nicht bekommen. Nicht im Ändern-Wollen sondern im Ergänzen wächst die Liebe.

Manche meinen aber, nur sie selbst seien richtig, während der Partner noch Mängel aufweist, und sie müßten noch etwas nachhelfen, damit er ihren Vorstellungen entspricht. Doch jeder noch so gutgemeinte Versuch, den anderen erziehen und nach den eigenen Bedürfnissen umformen zu wollen, ist zum Scheitern verurteilt und der sicherste Weg, ihn zu verlieren. Denn so sind die Partner nicht mehr gleichwertig und ebenbürtig, sondern einer schwingt sich dazu auf, „richtiger", „besser" oder eben „erwachsener" als der andere zu sein. Wer sich seinem Partner gegenüber als erziehungsberechtigt aufspielt, nimmt die Position von Vater oder Mutter ein und braucht sich nicht zu wundern, wenn sich der andere früher oder später diesem Druck entzieht und seine eigenen Wege geht. Bleibt er jedoch und findet sich mit der Situation ab, gleicht die Beziehung eher einer Eltern-Kind-Beziehung als einer lebendigen Partnerschaft. Eine gute Partnerschaft gründet auf der Voraussetzung der Ebenbürtigkeit; Mann und Frau sind gleich gut und gleich schlecht in dem, was sie mitbringen und in dem, was ihnen fehlt.

Der Anspruch, „du mußt die oder der „Richtige" sein oder werden", belastet den Partner in einer Weise, die der Beziehung nicht dienlich ist. Wenn der Mann nur „gut" und die Frau auch nur „gut" ist, dann ist das genug, um einander zu lieben. Für einen Liebenden ist der andere so recht, wie er ist, ohne Wenn und Aber. Man will dem Partner nichts hinzufügen oder wegnehmen und wünscht sich nichts anderes, als das, was er schon ist. Damit rührt man das Tiefste im anderen an, und die Liebe kann sich entfalten.

Ebenbürtig und gleichwertig ist aber nicht nur der Partner als Persönlichkeit, sondern auch die Familie, das Land, die Religion, in der er seine Wurzeln hat. Die Illusion aller Verliebten, nur sie und ihre Liebe würden zählen und über die Tiefe und Stärke ihrer Beziehung entscheiden, stellt sich schnell als Täuschung heraus. Denn jeder der Partner ist eingebunden in seine Herkunftsfamilie und geprägt und beeinflußt von deren Geschichte, ihren Werten und Umgangsformen. Diese übernommenen Werte, Verhaltensweisen und Modelle für die Partnerschaft bringt jeder in die Beziehung mit. Nur daß die eigenen oft für die einzig richtigen gehalten werden. Aber der Partner denkt genauso, auch er ist zutiefst davon überzeugt, daß seine Werte und das, was in seiner Familie gilt, das einzig Richtige ist. So und nicht anders funktioniert für ihn die Welt, und wenn alle sich so verhalten würden, wie die eigenen Familienregeln es vorgeben, wäre die Welt in Ordnung und Frieden auf Erden.

In vielen Paarbeziehungen findet ein offener oder heimlicher Kampf der unterschiedlichen familiären Wertesysteme statt, in dem es darum geht, wessen „Wahrheit" sich durchsetzt; frei nach dem Motto „meine Familie, meine Wurzeln, sind besser als deine." Das zerstört jede Beziehung. Wer auch immer sich mit seiner Vorstellung durchsetzt und gewinnen mag, ist in Gefahr, den Partner zu verlieren. Denn in unserer tiefsten Seele sind wir untrennbar an unsere Herkunftsfamilie gebunden und halten ihr loyal die Treue, selbst dann noch, wenn wir uns äußerlich weit von ihr entfernt haben.

Sich für einen Partner zu entscheiden, heißt deshalb auch, seine Familie, seine Traditionen und seine Werte zu würdigen und zu respektieren, egal wie sie aussehen. In der einen Familie mögen Bildung und Erfolg hohe Werte darstellen, in der anderen Natürlichkeit und Spaß. Die eine achtet auf Ordnung und Sauberkeit, in der anderen ist Hilfsbereitschaft viel wichtiger. Keiner dieser Werte ist besser oder schlechter, sie sind einfach nur verschieden. So wie Mann und Frau unterschiedlich aber gleichwertig sind, so sind auch ihre Familien in ihrer Unterschiedlichkeit gleichwertig und keiner gebührt Vorrang vor der anderen. Die Unterschiede anzuerkennen und jedes System für sich zu würdigen, ist die Voraussetzung für eine dauerhafte Partnerschaft.

Gelingt das, sind beide frei, sich vom unnötigen Ballast der Vergangenheit zu befreien, ihre Herkunftsfamilien hinter sich zu lassen und sich gemeinsam auf etwas Neues zu einigen. Denn so wichtig die Würdigung der Werte des Partners ist, für das Zusammenleben genügt es nicht, wenn jeder nur nach seinen eigenen Modellen lebt – dann lebt einer am anderen vorbei. Wer zusammenleben will, muß sich über kurz oder lang auf ein gemeinsames Wertesystem einigen. Und dafür muß jeder Partner bereit sein, seine eigenen Prinzipien und das, was in seiner Familie gilt, in Frage zu stellen. Beide, Mann und Frau, müssen die von ihrer Sippe vorgegebenen Maßstäbe überprüfen, sich von einigen alten Mustern befreien und zusammen eigene Wege finden und Kompromisse aushandeln, die beiden gerecht werden. Das geht am besten, wenn beide die Maßstäbe des anderen achten und keiner den Partner zu einer Veränderung „zwingt". Wer zur Veränderung gedrängt wird, kann sich nicht verändern, das ist er seiner Selbstachtung schuldig. Wer aber, so wie er ist, gewürdigt wird, kann freiwillig Ballast abwerfen, wenn es der Beziehung nützt. Wenn ein Paar das schafft und ein gemeinsames Wertesystem findet, steht die Partnerschaft auf der festen Basis gegenseitiger Anerkennung und Würdigung. Auf dieser Grundlage gedeiht die Liebe.

Von Männern und Frauen

Wer mit sich selbst als Mann oder als Frau Probleme hat, dessen Blick sollte sich zunächst einmal auf die Ahnen gleichen Geschlechts richten. Wenn dort Beziehungen grundlegend belastet oder gestört sind, hat man eine der häufigsten Ursachen für Partnerschaftsprobleme entdeckt. Denn in einer Beziehung begegnen sich Mann und Frau als einander ergänzende männliche und weibliche Energien, die sich gegenseitig das geben, was dem anderen fehlt. Zur Liebe und zur Paarbeziehung gehört, daß ein Mann eine Frau zur Frau will, und eine Frau einen Mann zum Mann will. Dieses uralte Prinzip der gegenseitigen Anziehung setzt voraus, daß der Mann sich wie ein Mann und die Frau sich wie eine Frau fühlt und beide das jeweils Fehlende im gegengeschlechtlichen Partner suchen. Das Wissen darüber, was es heißt, ein Mann zu sein, bekommt der Sohn von seinem Vater und aus der Linie seiner anderen männlichen Vorfahren vermittelt. Und die Frau erfährt ihre Weiblichkeit über ihre Mutter und aus der Linie der weiblichen Ahnen. Ist das Verhältnis zwischen Sohn und Vater oder zwischen Tochter und Mutter gestört, so ist meistens auch unser Verständnis davon, wer wir als Mann oder als Frau sind, gestört, was sich unmittelbar auf unsere Beziehungen auswirkt.

Am Anfang des Lebens stehen wir als Töchter und Söhne im Bannkreis der Mutter. In ihrem Bauch wachsen wir heran, an ihrer Brust finden wir Nahrung und Sicherheit. Bleibt ein Sohn auch später im Bannkreis der Mutter, und findet er den

Weg zum Vater nicht, erlebt er das Weibliche als übermächtig, und seine männliche Kraft kann kein Vorbild ausmachen, anhand dessen sie sich entfalten und wachsen kann. Um ein Mann zu werden, muß ein Sohn aus dem Bannkreis der Mutter treten und sich an die Seite des Vaters stellen. Dort wird er zum Mann, der auf die weibliche Energie in sich verzichtet. Weil ihm aber die weibliche Energie gleichzeitig fehlt, sucht er sie im Gegenüber, in einer Frau. Ihre weibliche Energie empfängt er dann als Geschenk, das ihn ergänzt und vollendet.

Auch die Tochter lebt anfangs im Bannkreis der Mutter. Später strebt sie zum Vater und erlebt das Männliche zuerst in der Beziehung zum Vater. Um eine Frau zu werden, muß sie nach einiger Zeit aus dem Bannkreis des Vaters wieder heraustreten und zur Mutter zurückkehren. An ihrer Seite wird sie zur Frau, die auf das Männliche in sich verzichtet, um es sich dann von einem Mann schenken zu lassen. Kehrt eine Tochter aber nicht zur Mutter zurück, sondern bleibt sie innerlich beim Vater stehen, fehlt ihrer Weiblichkeit etwas.

Die weibliche Energie, die sie zur Frau macht, bekommt sie nur von der Mutter. Eine Frau, die sich mit ihrer Mutter und den anderen weiblichen Ahnen verbunden fühlt, ist für einen Mann viel anziehender, als eine, die ihre Mutter ablehnt und dem Vater verbunden ist. Ebenso ist es beim Mann.

Ein Mann, der mit seinem Vater einverstanden ist und seine männlichen Vorfahren achtet, hat eine ganz andere Ausstrahlung, als der, der auf innigste Weise mit seiner Mutter verbunden ist und seinen Vater ablehnt.

Muttersöhne, Machos, Softies und der ewige Frauenliebling verkörpern Männer, die im Bannkreis der Mutter Jünglinge geblieben sind. Jünglinge zeichnen sich dadurch aus, daß sie gar keine oder viele Frauen ausprobieren und sich für keine entscheiden. Ein Mann dagegen kann sich für eine Frau entscheiden und ist dann ihr Mann, der sich ihr zugehörig fühlt, der gibt und nimmt und Verantwortung für ein gemeinsames Leben trägt. Töchter, die im Bannkreis ihres Vaters bleiben, haben es ebenfalls schwer, auf einen Mann zuzugehen und ihn als ernsthaften Partner zu nehmen. Sie bleiben mädchenhaft, taugen gut zur Geliebten, aber kaum als Frau, mit der eine ebenbürtige Partnerschaft möglich ist.

Beziehungen gelingen am ehesten, wenn Vaters Sohn und Mutters Tochter einander als Mann und Frau nehmen. Oft nimmt aber Vaters Tochter Mutters Sohn zum Partner, und dann fehlt der Beziehung die erotische Spannung zwischen Mann und Frau sowie die Ernsthaftigkeit und Kraft für eine tiefe Verbindung.

Was aber können Männer oder Frauen tun, denen es weder als Kind noch als Erwachsener gelungen ist, sich neben Vater bzw. Mutter zu stellen? Was, wenn die Eltern bereits tot sind, das Verhältnis zu ihnen gespannt ist oder nicht viel männliche oder weibliche Kraft von ihnen kommt, die man aufnehmen kann, um das eigene Geschlecht zu entwickeln und zu ihm zu stehen? Läßt sich dann überhaupt noch etwas machen? Ja, lautet die Antwort, denn das, was noch zu nehmen ist, kommt ohnehin nicht mehr von den jetzigen Eltern. Was diese ihren Kindern geben konnten, haben sie schon gegeben. Was es zu heilen gilt, ist die frühkindliche Störung zwischen Kind und Eltern. Versucht man das mit den jetzigen Eltern, sind das längst nicht mehr der Vater und die Mutter, die dem kleinen Kind damals gefehlt haben. Genauso wenig wie man selbst noch das Kind ist, das von Vater und Mutter etwas braucht. Die Störung läßt sich nur in der damaligen Zeit lösen, in der sie entstanden ist. Man muß also nochmals das Kind von damals werden und innerlich bei dem gleichgeschlechtlichen Elternteil ankommen, ihn annehmen und sich an seine Seite stellen.

In Aufstellungen geschieht das, indem das Trennende bzw. zu stark Bindende zwischen Kind und Elternteil aufgearbeitet wird. Oftmals muß man dazu in frühere Generationen zurückgehen, weil schon Vater oder Mutter nicht das bekommen konnten, was sie selbst gebraucht hätten, um zum Mann oder zur Frau zu werden. Sind diese Störquellen zwischen Eltern und Kind ausgeräumt, gibt es ein schönes Ritual, um in Töchtern die weibliche und in Söhnen die männliche Kraft ins Fließen zu bringen. Dazu stellt sich die Mutter hinter ihre Tochter, hinter ihr steht die Großmutter, dahinter die Urgroßmutter und viele weitere weibliche Vorfahren in einer Linie. Und hinter dem Sohn steht sein Vater, dahinter der Großvater, Urgroßvater und die weiteren Vorfahren der männlichen Linie. Die hinten Stehenden stützen die vor ihnen Stehenden, die sich vertrauensvoll anlehnen können und von der Kraft vieler Generationen gehalten werden. Wie wohltuend und stärkend das für Söhne oder Töchter ist, läßt sich in Aufstellungen deutlich an deren Gesichtern ablesen.

Zur Stärkung Ihrer männlichen bzw. weiblichen Kraft können Sie dieses Aufstellungsbild leicht in Ihrer Phantasie zum Leben erwecken. Stellen Sie sich dazu vor, alle Vorfahren des gleichen Geschlechts würden sich hinter Ihnen aufreihen. Hinter Ihnen Ihre Mutter, dahinter die beiden Großmütter, dahinter die vier Urgroßmütter, die acht Ururgroßmütter und die unendlich vielen unbekannten Frauen, von denen Sie abstammen. Wie die Spitze einer Pyramide stehen Sie als Sohn oder Tochter vor Ihren gleichgeschlechtlichen Ahnen, schließen die Augen und nehmen die volle weibliche bzw. männliche Kraft in sich auf, die über so viele Generationen zu Ihnen fließt.

Sollte es Ihnen nicht gelingen, sich innerlich in die Reihe der Männer oder Frauen Ihrer Familie einzugliedern und sich dabei wohlzufühlen, ist das ein deutlicher Hinweis darauf, daß es hier noch etwas zu klären gibt.

Der geglückte Ausgleich

Ohne den Austausch von Geben und Nehmen gibt es keine menschlichen Beziehungen, und wir wären ziemlich isoliert. Jede noch so kurze Begegnung mit einem anderen Menschen beruht letztlich darauf, daß etwas gegeben und etwas genommen wird, und seien es nur ein wenig Aufmerksamkeit und ein kurzer Moment unserer Zeit. Je größer und vielfältiger der Umsatz von Geben und Nehmen wird, um so enger und intensiver wird auch die Beziehung. Denn der Austausch von Geben und Nehmen bindet – wenn beide Beteiligten annähernd im Gleichgewicht sind. Sowie einer zu stark ins Minus gerät, verwandelt sich eine ehemals gleichberechtigte Beziehung in ein Verhältnis, das dem zwischen „Gönner" und „Schuldner" entspricht. Denn im Minus fühlen wir uns nicht ebenbürtig sondern abhängig, und im Plus sind wir überlegen, und das macht eine Begegnung auf Augenhöhe unmöglich.

Aus diesem Grund ist es in einer Partnerschaft wichtig, die Menge von Geben und Nehmen so auszuloten, daß sie dem Bedürfnis und den Fähigkeiten beider Partner entspricht. Denn wieviel Geben und Nehmen einer „ertragen" kann, hängt stark davon ab, was in seiner Familie üblich war. Während in manchen Familien ein wahrer Überfluß herrscht und man sich mit Gesten der Zuneigung und Hilfsbereitschaft förmlich überschüttet, bleibt der Austausch in anderen auf homöopathische Dosen beschränkt. Begegnen sich zwei Menschen mit so verschiedenem Hintergrund, kann es leicht sein, daß der eine wie gewohnt großzügig gibt und damit seinen Partner überfordert, weil der weder gewohnt ist, so viel zu nehmen, noch zum Ausgleich annähernd so viel zurückgeben kann. Vielleicht kann er es mit der Zeit lernen, aber bis es soweit ist, kann der Geber nur in dem Rahmen geben, den der andere gerade aushalten kann. Überwältigt er ihn aber mit seinen Gaben, bringt er sich unbeabsichtigt in eine überlegene Position, während der Nehmer immer mehr zum Schuldner wird.

Viele Menschen achten intuitiv darauf, daß der Ausgleich stimmt und auf einem Niveau bleibt, das beiden Partnern angenehm ist. Da wir alle über ein inneres Ausgleichsbarometer verfügen, das in der Regel auch ganz gut funktioniert, registrieren wir unbewußt meist recht schnell, wem wir zuviel gegeben haben und wem wir noch etwas schuldig sind. Leider handeln wir nicht immer danach. Wird aber die offene Rechnung nicht beglichen, schleicht sich meist ein nörgelnder Grundton in die Kommunikation zwischen den Partnern ein, aus dem sich schnell ein Dauerkonflikt entwickeln kann. Da sich die Partner jedoch selten darüber klar sind, daß die Ursache ihres Problems der fehlende Ausgleich ist, kann die Spannung nicht gelöst werden. Die Konflikte werden verschleppt, der Riß zwischen den Partnern vertieft sich, und nicht selten zerbricht daran die Beziehung. Darum lohnt es, sich mit dem eigenen Ausgleichsbarometer vertraut zu machen und es als ein wertvolles Instrument für das Gelingen der Partnerschaft einzusetzen. Spüren Sie ab und zu in sich hinein, und achten Sie auf das, was Ihnen Ihr Barometer sagt. Selbst wenn Sie sich im ersten Moment für kleinkrämerisch halten, wägen Sie ruhig einmal ab, was Sie und Ihr Partner sich vielleicht noch schulden. Vielleicht kommen Sie bei Ihrer Bilanz zu dem Ergebnis, daß Ihnen etwas von seiner eng bemessenen Zeit zusteht oder daß Sie sich endlich einmal für viele kleine Aufmerksamkeiten revanchieren könnten. Was auch immer Ihnen auffällt, gehen Sie es aktiv an. Sprechen Sie im Zweifelsfall mit Ihrem Partner darüber, wie Sie beide Ihre Ausgleichskonten wieder auf Gleichstand bringen können – es könnte dazu beitragen, daß Ihre Beziehung einfacher wird.

Es ist manchmal nicht leicht zu verstehen, daß in einer Liebesbeziehung „aufgerechnet" werden soll, wer was für

den anderen getan hat und was wer im Gegenzug dafür zu-
rückbekam. Es klingt wie ein Geschäft, und die meisten Liebenden finden das nicht sonderlich sympathisch. Und tatsächlich, wenn man es übertreibt, ist da etwas Wahres dran.
Jeden Kuß, jede Zärtlichkeit und jede Minute der füreinan-
der verwendeten Zeit zu zählen, schießt ganz sicher am Ziel
vorbei. Dennoch läßt sich nicht leugnen, daß vieles, woran
wir uns im langjährigen Zusammenleben mit einem Partner
gewöhnen und was wir für selbstverständlich halten, gar nicht
so selbstverständlich ist. Bewußter auf den Ausgleich zu achten, würdigt nicht zuletzt den Geber und seine Gabe.

Gerade in der Liebesbeziehung halten es viele für „normal", alles für den Partner zu tun und ihn nach Kräften zu
unterstützen, manchmal indem einer für lange Zeit zu Gun-
sten des Partners auf einen Teil seiner Bedürfnisse verzichtet.
Man tut es aus Liebe und für die Beziehung, als wäre sie
etwas Drittes, das neben dem Partner existiert und in das
man investieren kann, damit die Aktien steigen. So ist es aber
nicht. Ganz im Gegenteil geht es ausschließlich um zwei Menschen, deren Ebenbürtigkeit sich nicht zuletzt im Ausgleich
von Geben und Nehmen erweist. Fehlt die Ebenbürtigkeit,
ist die Beziehung zu Ende. Denn wenn einer nicht mehr in
den Ausgleich kommen kann, weil die Schuldenlast zu groß
geworden ist, verliert er die Freiheit zu bleiben, er wird den
Partner verlassen. Dann muß einer gehen, dem man soviel
gegeben hat, gerade weil man ihm so viel gab.

Ein Beispiel:

Irene ist eine tüchtige, energische Frau Ende 50, die wirkt, als
sei ihr nichts im Leben zu schwierig. Ihre beiden erwachsenen
Kinder sind schon lange aus dem Haus, und seitdem hat sie
sich ein neues Leben voller Aktivitäten, Interessen und netten
Bekannten aufgebaut. Sie hatte geplant, dieses Programm um
lange gemeinsame Reisen zu erweitern, sobald ihr Mann aus

Altersgründen sein Geschäft aufgeben würde. Aber es kam anders, denn vor wenigen Monaten hat Irenes Mann sie verlassen. Er verliebte sich in eine andere Frau, nicht einmal in eine viel jüngere, und war von einem auf den anderen Tag weg. Irene versteht die Welt nicht mehr, sie ist verletzt und traurig über ihren Verlust, obwohl sie weiß, daß es auch ohne ihren Mann irgendwie weitergeht. Sie ist zum Aufstellungsseminar gekommen, weil sie wissen möchte, was zu dieser Trennung geführt hat, die ihr selbst so völlig unverständlich ist.

In der Aufstellung stellt sich heraus, daß Irenes Mann keine andere Wahl hatte und gehen mußte, weil Irene den Ausgleich verhinderte, der sie wieder auf eine Ebene gebracht hätte. Der Hintergrund war folgender: Irenes Mann hatte einen großen Traum, den er sich in jungen Jahren aus finanziellen Gründen nicht erfüllen konnte: Er wollte Ingenieur werden und ein eigenes Büro aufmachen. Dieser Traum ließ ihn nicht los, und als er Anfang dreißig war, redete Irene ihm zu, seinen Traum endlich zu verwirklichen, denn sie glaubte an ihren Mann. Sie ging zurück in ihren Beruf, versorgte die Familie und ermöglichte ihm damit das Studium, das er nach wenigen Jahren beendete. Direkt im Anschluß gründete er seine eigene Firma, und Irene gab ihren Job auf, um ihn die nächsten zehn Jahre dabei zu unterstützen. Danach lief die Firma, die sich als ein großer Erfolg entpuppte, und Irene zog sich in ihr aktives Privatleben zurück. Seitdem versuchte ihr Mann das, was sie für ihn getan hatte, auszugleichen, aber Irene ließ es nicht zu. Sie wollte kein neues Auto, das eigene Konto, das er ihr eingerichtet hatte, rührte sie nicht an, und alle weiteren Angebote schlug sie einfach aus. Obwohl inzwischen genügend Geld zur Verfügung stand, blieben ihre persönlichen Ansprüche eher bescheiden, und wenn sie etwas ausgab, war es fast immer für ihren Mann und die Kinder. Irene war stolz darauf, so wenig zu brauchen und so viel geben zu können und merkte dabei nicht, daß das Gleichgewicht ihrer Beziehung kippte. Denn eines Tages hatte ihr Mann so viele Schulden bei ihr, daß er es einfach nicht mehr aushalten konnte und ging.

Irenes Engagement und ihre Selbstlosigkeit waren gut gemeint, aber für die Beziehung schädlich. Weil sie von ihrem Mann nicht nehmen konnte, trieb sie ihn letzten Endes aus dem Haus. Die Hintergründe waren ihr natürlich nicht bewußt. Im Gegenteil, sie war stolz auf ihre selbstlose Haltung und fand sich „großartig". Aber ob nun der Ausgleich mißlingt, weil einer nicht nehmen kann oder weil der andere nicht bereit ist zu geben, das Ergebnis ist immer dasselbe: Wer zuviel gibt, drängt den Nehmer in eine unterlegene Position, und dieser muß gehen.

In der Liebe finden Geben und Nehmen auf vielen Ebenen gleichzeitig statt, und neben der materiellen Ebene betrifft es gleichermaßen jene der Liebe, der Zuwendung, des Vertrauens, der Zeit und des Begehrens. Auf jeder dieser Ebenen muß ein Ausgleich stattfinden, damit die Beziehung gelingen kann. Beide nehmen und beide geben, vergleichbar und in ähnlichem Maße. Wo aber nur einer begehrt und der andere gnädig gewährt, oder wo einer nach Zärtlichkeit giert, die er nicht bekommt, gerät die Partnerschaft aus dem Gleichgewicht. Denn wer etwas so elementares, intimes von seinem Partner braucht oder will, ist in diesen Augenblicken bedürftig und damit in einer „schwächeren" Position. Das ist auf Dauer nur erträglich, wenn die Rollen wechseln und der eben noch Schwache im nächsten Moment auf einen ebenso Schwachen trifft. Nur wenn die Partner sich in ihrer Bedürftigkeit gleichen, ist der Ausgleich gewahrt und Ebenbürtigkeit möglich. Ist einer immer der Bedürftige und der andere nur der Gewährende, zeugt das eher von einem Abhängigkeitsverhältnis, nicht von einer gleichwertigen Partnerschaft.

Bringen die Partner sehr unterschiedliche Voraussetzungen in die Beziehung mit, weil vielleicht ihre finanzielle Grundlage sich stark unterscheidet, muß der Ausgleich auf einer anderen Ebene stattfinden. Wer seinen Partner materiell unterstützt, ihm vielleicht die gemeinsamen Urlaube spendiert oder einen Großteil des Lebensunterhalts finanziert, hat Anspruch auf einen angemessenen Ausgleich. Oder anders herum, auch wer nimmt, hat Anspruch darauf, seine Schulden ausgleichen zu können. Bei einigem Nachdenken findet sich dafür in den meisten Fällen eine naheliegende Lösung, die für beide zufriedenstellend ist. Vielleicht kümmert sich derjenige, der weniger Geld hat, um den Papierkram oder um solche Dinge, die dem anderen eine lästige Pflicht sind. Auf einer ähnlichen Basis leben viele Paare mit gemeinsamen Kindern; der eine sorgt für den Lebensunterhalt und die Sicherheit der Familie, der andere übernimmt den Haushalt und die Erziehung der Kinder. Sind die Partner auf den anderen Ebenen im Ausgleich und erkennen sie ihre Aufgaben gegenseitig als gleichwertig an, gibt es kein Problem. Tauschgeschäfte aber, die so aussehen, daß einer die Liebe und das Geld mitbringt und dafür eine Frau und Kinder bekommt, fallen in die Kategorie mißglückter Ausgleich. Die Beziehung als Versorgungsamt funktioniert nur, wenn kein bißchen Liebe im Spiel ist, andernfalls geht sie irgendwann schief. Dann kann auch schon mal einer gehen, der viel gegeben und wenig bekommen hat.

Vielen Paaren klingt ein Versprechen im Ohr, nach dem sie versuchen zu leben, selbst wenn sie es sich nicht ausdrücklich gegeben haben: „... in guten wie in schlechten Tagen." Die Vorstellung, zueinander zu stehen, was immer auch passiert, ist ein schöner Gedanke, aber systemisch gesehen ist er nicht immer richtig. Denn wo sich plötzlich und unvorhersehbar die Voraussetzungen der Beziehung verändern, müssen Partner die Chance haben, sich neu zu entscheiden. Wenn ein Paar mit der Absicht heiratet, gemeinsame Kinder zu bekommen, und es stellt sich später heraus, daß einer von beiden unfruchtbar ist, sind die Bedingungen eindeutig verändert. Weil der unfruchtbare Partner nicht mehr geben kann, was der andere zumindest potentiell noch kann, wird zwischen beiden kein Ausgleich möglich sein. Das gilt auch für den Fall, wenn z.B. ein Partner durch einen Unfall schwer behindert wird und ohne Hilfe nicht mehr zurechtkommen kann. Was sein Partner zukünftig für ihn tun müßte, könnte er selbst durch nichts gutmachen. Darum kann ein Partner mit Handikap nicht selbstverständlich erwarten, daß der andere teilt, was sein persönliches Schicksal ist. Er muß den Partner freigeben, damit der sich ohne Druck und Verpflichtungen neu entscheiden kann; und er darf auch nicht grollen, wenn die Entscheidung gegen ihn ausfällt. Bleibt der andere aber, obwohl klar ist, daß nichts Gleichwertiges zurückkommen kann, macht er damit freiwillig ein großes Geschenk. Und für das kann man nur danken, indem man es mit Liebe und Freude nimmt und in Ehren hält, als ein Geschenk. Halbherzige Dankbarkeit aber oder späteres Wehklagen, was man dem anderen alles schuldig ist, entwertet den Geber und das Geschenk.

Wer liebt, hat das drängende Bedürfnis, zu geben und zu nehmen und die Beziehung zu festigen. Darum geben Liebende immer ein wenig mehr zurück, als sie bekommen. Jeweils ein bißchen mehr vom Guten tilgt die ursprüngliche Schuld und läßt eine neue entstehen, die wieder ausgeglichen werden muß. Auf diese Weise entwickelt sich zwischen den Partnern ein nicht abreißender Fluß von Geben und Nehmen, der sie als Ebenbürtige aneinander bindet und den sie als großes Glück erleben. Und je größer der Umsatz von Geben und Nehmen werden kann, um so größer wird auch die Liebe. Dieser Ausgleich ist selbstverständlich und leicht – für den Geber und den Nehmer.

So sieht die freundliche Seite der Medaille aus, nun zur unerfreulichen. In manchen sogenannten Liebesbeziehungen herrscht eine Art von Guerillakrieg: Da wird gestichelt und gehetzt, man haut sich gegenseitig in die Pfanne und versucht, sich zu schaden, wo man nur kann. Häufig gibt es in der Geschichte dieser Partnerschaften ein bestimmtes Ereignis, mit dem alles begann: eine schlimme Verletzung, ein Vertrauensbruch, oder auch ein Tropfen zuviel an Kränkung und Lieblosigkeit, der das Faß zum Überlaufen brachte und den unheilvollen Kreislauf in Gang setzte. Das Bedürfnis nach Vergeltung ist verständlich und systemisch gesehen gar nicht so falsch, denn den geglückten Ausgleich gibt es nicht nur im Guten. Ausgeglichen werden muß auch das, was die Partner sich gegenseitig an Schaden zufügen. Allerdings sollte das nicht so geschehen, daß man das Unrecht jeweils noch steigert, sondern indem man es ein wenig unterbietet. So drängend das Bedürfnis nach „Rache" auch ist, es mit gleicher Münze zurückzuzahlen, zahlt sich selten aus. Es endet vielmehr so, wie in dem Film „Der Rosenkrieg" – am Ende sind beide erledigt.

Mit schweren Verletzungen umzugehen, ist jedoch für viele Menschen nicht so einfach. Da ist einerseits das Bedürfnis nach Rache, andererseits die Scheu vor der Durchführung der Rachepläne und gleichzeitig, neben dem Schmerz, die überwältigende Genugtuung, selbst ein Unschuldiger zu sein. Denn wer geschädigt wurde, kann sich als Opfer fühlen, und diese Rolle verleiht Macht. Wo aber einer mächtig und der andere ohnmächtig ist, gibt es keine Ebenbürtigkeit mehr. Das Gleichgewicht der Beziehung ist gestört, solange das Opfer untätig bleibt und auf Vergeltung verzichtet. Es muß nämlich kein Opfer bleiben, es hat die Freiheit zu handeln, indem es eine angemessene Wiedergutmachung verlangt, die dem Täter richtig weh tut, oder die schlimme Tat mit einer nicht ganz so schlimmen ausgleicht. Das könnte dann so aussehen: Angenommen, Ihr Partner hat Sie betrogen, und Sie bekommen das durch einen dummen Zufall heraus. Statt ihm seinen Ausrutscher jahrelang genüßlich leidend unter die Nase zu reiben, könnten Sie eine ganz andere Strategie einschlagen: Sie gehen für eine gewisse Zeit viel häufiger als bisher alleine aus, kommen ab und zu erst morgens nach Hause und auf Fragen, was Sie getrieben haben, geben sie ausweichende Antworten. Er oder sie sollte nie erfahren, was Sie wirklich auf Ihren nächtlichen Ausflügen unternommen haben, was auch immer es war. Quälende Ungewißheit kann sehr wirksam sein. So lassen Sie ihn oder sie eine Weile leiden, bis Ihre Bilanz von Geben und Nehmen annähernd ausgeglichen ist.

Aber nicht nur das Opfer hat ein Recht auf Ausgleich und Wiedergutmachung, sondern auch der Sünder. Um als Partner wieder ebenbürtig werden zu können, muß der Täter aus dem Kriechgang in eine aufrechte Position kommen dürfen. Wer ihm das verweigert, macht sich selbst schuldig und zerrüttet die Beziehung. Darum ist Verzeihen auch kein Ausgleich. Denn Verzeihen heißt, eine Schuld zu erlassen, und das kann nur einer tun, der moralisch überlegen ist. Das Opfer nimmt dem Sünder den Makel der Sünde, aber das schafft die Tat nicht aus der Welt, sondern deckt den Konflikt nur zu. Das Ungleichgewicht der Partner bleibt und nimmt dem Sünder so viel von seiner Würde, daß er irgendwann geht. Ein neuer Anfang ist nur möglich, wenn Täter und Opfer wieder auf Augenhöhe kommen. Das geschieht, indem Wiedergutmachung verlangt wird, die nicht an die äußerste Grenze geht und das Schlimme durch etwas nicht ganz so Schlimmes ausgeglichen wird. Wenn so beide Partner gleichermaßen zu Tätern und Opfern werden, werden sie einander wieder ebenbürtig und haben sich nichts mehr vorzuwerfen. Die Zukunft ist frei von den Altlasten der Vergangenheit, und die Beziehung kann gleichberechtigt weitergehen. Nur so ist Versöhnung möglich.

Der Ausgleich von Geben und Nehmen gehört zu den wichtigsten Systemgesetzen in der Paarbeziehung, denn er garantiert die Ebenbürtigkeit der Partner. Der Ausgleich ist sozusagen das Fundament der Beziehung, und er gehört zu den Gesetzen, für die wir mehr oder weniger selbst zuständig sind. Ob er stimmt oder mißlingt, liegt in unserer eigenen Verantwortung, nicht in der eines anderen. Und nur sehr selten können wir für sein Mißlingen eine Verstrickung in die Herkunftsfamilie verantwortlich machen. Selbst wenn uns seine Bedeutung für die Beziehung nicht bewußt ist, sind doch die handelnden Personen wir selbst; in unserer Verantwortung liegt es, wenn eine Beziehung scheitert, weil der Ausgleich nicht stimmt. Und bleibt eine Rechnung offen, kann es passieren, daß in der nächsten Generation ein Kind einspringt, um sie endlich zu begleichen.

Fremde Gefühle und Aufträge

Als Kinder übernehmen wir in den ersten Lebensjahren, in denen unser Bedürfnis nach Zugehörigkeit am größten ist, viele Gefühle und Aufträge aus unserer Herkunftsfamilie. Manchmal kommt dabei ein ganzes Bündel solcher Fremdeinflüsse zusammen, die uns und unser Leben entscheidend beeinflussen können. Nicht selten wirken sie wie ein Virus mit extrem langer Inkubationszeit; sie schlummern geraume Zeit im Verborgenen und werden erst viele Jahre nach der Ansteckung aktiv. In der Regel bemerken wir sie nur, wenn sie mit unserer Lebensplanung oder unseren Lebensumständen in Konflikt geraten. So z.B., wenn wir uns vergeblich eine Partnerschaft wünschen, in Beziehungen an immer den gleichen Konflikten scheitern, oder wenn wir uns traurig, leer und verlassen fühlen, obwohl es allen Grund gäbe, glücklich und zufrieden zu sein. So geraten wir in unserem Leben immer wieder an Grenzen, gegen die wir entweder wie gegen eine unsichtbare Mauer anrennen, um uns an ihr den Kopf blutig zu schlagen, oder mit denen wir uns eines Tages resigniert abfinden, weil wir glauben, so sind wir eben. Oft sind aber nicht wir so, sondern unsere Angehörigen, von denen wir ein einschränkendes Gefühl oder einen Auftrag übernommen haben; denn die kindliche Liebe zur Familie ist groß, und ihre Prägung wirkt ein Leben lang nach.

Das Spektrum an übernommenen Gefühlen ist wahrhaft unerschöpflich, und jedes einzelne kann massiv die Liebesbeziehung stören. Fremde Gefühle werden wie die eigenen empfunden, man spürt keinen Unterschied. Und als wäre die Liebe allein nicht schon schwierig genug, werden dadurch zusätzliche Probleme und Konflikte geschaffen, die es ohne das übernommene Fremde gar nicht gäbe. Die eine übernimmt die Angst der Mutter vor dem Verlassenwerden und macht damit ihrem Partner das Leben schwer, weil sie klammert und eifersüchtig ist. Der andere übernimmt die Schuld des Vaters, der seine erste Frau und die gemeinsamen Kinder leichtfertig verließ, und glaubt nun, er wäre es nicht wert, daß man mit ihm zusammen ist. Und ein dritter versagt sich eine Beziehung gleich ganz, weil es einem Angehörigen ebenso erging und er ihm die Treue hält. Ein Teil dieser fremden Gefühle schwingt als unterschwelliger Begleiter immer mit, andere werden nur bei bestimmten Anlässen aktiviert, in Konfliktsituationen oder gegenüber einem ganz bestimmten Menschen. Sieht man sie sich genauer an, stellt man nicht selten fest, daß sie zu einer anderen Person und zu einem anderen Leben gehören.

Ein Beispiel:

Corinna und Bernd sind seit sechs Jahren verheiratet und haben drei gemeinsame Kinder. Aber zwischen ihnen läuft es nicht gut, und Corinna denkt daran, sich von Bernd zu trennen, denn sie hat Angst um die Kinder. Seine Aggressionen, seine Wut und der unterschwellige Haß, der in ihm schlummert, brechen aus heiterem Himmel mit solcher Heftigkeit hervor, daß Bernd in diesen Situationen kurz davor ist, handgreiflich zu werden. Er kann sich immer seltener beherrschen, zerstört, was ihm in die Finger kommt, und wütet gegen alles und jeden. Bisher hat er Corinna und den Kindern nichts getan, aber davon scheint ihn nur noch eine Handbreit zu trennen. Bernd versteht sich selbst nicht, er weiß nur, wenn die Wut ihn überkommt, ist er machtlos. Er kann Corinnas Angst nachvollziehen und gibt zu, daß das Zusammenleben mit ihm einem immer gefährlicher werdenden Tanz auf dem Vulkan gleicht.

Die Aufstellung zeigt, daß Bernds Aggressionen einer großen Hilflosigkeit entspringen, die er von seinem Vater übernommen hat. Dieser konnte die Erwartungen seiner Frau offenbar nicht erfüllen, ebensowenig wie er sich nicht gegen ihre ständigen Anfeindungen, ihr verächtliches und herabsetzendes Verhalten wehren konnte. Aber innerlich tobte in ihm eine unermeßliche, hilflose Wut, die er nicht ausdrücken konnte, und das übernahm Bernd für ihn. Statt aber wütend auf die Mutter zu sein, der dieses Gefühl eigentlich galt, wendete Bernd sich gegen seine eigene Frau. Das hörte erst auf, nachdem er die Wut dorthin zurückgegeben hatte, wohin sie gehörte, an den Vater.

Bernds Beispiel zeigt, wie zerstörerisch sich ein fremdes Gefühl in der Liebesbeziehung auswirken kann. Es zeigt aber noch einen weiteren Aspekt, wie er häufig bei Gefühlen auftritt, die sich gegen einen bestimmten Menschen richten. Diese Gefühle springen nicht nur quasi von einer Person auf eine andere, sondern sie ändern noch dazu die Richtung und wenden sich plötzlich gegen völlig unbeteiligte Personen. In unserem Beispiel war die unterdrückte Wut des Vaters auf die Mutter so stark, daß Bernd sie übernahm und ihr aus Liebe zum Vater Ausdruck verlieh. Aber er konnte die Wut nicht gegen die Person richten, der sie ursprünglich galt; seine kindliche Liebe für die Mutter ließ das nicht zu. Da die Wut aber irgendwohin mußte, richtete er sie gegen seine eigene Frau und seine Kinder. Die Wut des Vaters verschob sich also doppelt, zum einen vom Vater auf den Sohn und gleichzeitig von der Mutter auf seine Frau. Diese doppelte Verschiebung übernommener Gefühle ist verwirrend und macht es schwer, das Fremde zu erkennen und es den eigentlichen Akteuren zuzuordnen. In der Regel gelingt das nur in einer Aufstellung.

Waren die ursprünglichen Gefühle besonders heftig und stark, werden sie manchmal von einer Generation an die nächste weitergegeben, ohne nennenswert an Kraft zu verlieren. Dann schlagen sich die Nachkommen mit Gefühlen herum, zu denen sie jeden tatsächlichen Bezug verloren haben – bis auf das Gefühl.

Ein Beispiel:

Jochen und Bettina haben seit längerem heftige, teils haßerfüllte Auseinandersetzungen. Jochen wird schnell sehr zornig, und seine Frau schafft es, bei ihm genau die richtigen Knöpfe zu drücken, die ihn hochgehen lassen wie eine Rakete. Ist der Sturm vorbei, fühlt sich Jochen wie der Verlierer, und schon wieder brodelt und kocht es in ihm. Beide wollen sich mit der Situation nicht abfinden, weil sie sich immer noch lieben. In der Aufstellung zeigt sich nun folgendes: Jochen ist vaterlos aufgewachsen, sein Vater hat die Mutter noch in der Schwangerschaft verlassen. Dadurch fühlte sich seine Mutter in ihrer abfälligen Meinung über Männer bestätigt, und seitdem hetzt sie gegen alles, was männlich ist. Aus kindlicher Loyalität zur Mutter, und weil sein Vater ihr so übel mitgespielt hat, übernahm Jochen ihre Verachtung für Männer. Da er aber selbst ein Mann ist, verachtet er damit auch einen Teil von sich. Und er wählte sich eine Frau, in deren Familie es ebenfalls eine starke Tendenz zur Männerverachtung gibt. Drückt seine Frau auf diesen Knopf, geht Jochen sofort hoch und fühlt sich anschließend wie ein geprügelter Hund. Auch für Jochen und Bettina bestand die Lösung darin, die übernommene Verachtung für Männer in ihre Herkunftsfamilien zurückzugeben, um sich als gleichwertige Partner begegnen zu können.

Dieses Beispiel zeigt, welch untrügliches Gespür Menschen für sich ergänzende Programme haben: Da heiratet ein Mann, der seinen männlichen Teil verachtet, eine Frau, die unterschwellig Männer verachtet. Keiner der Partner ist sich dessen bewußt, und darum geschieht es täglich aufs neue: Zwei tun sich zusammen, weil sie zusammenpassen – wenn auch anders als sie denken. Und erst dadurch entsteht ein Problem; weil die Zusammensetzung der Systemmitglieder so ist, wie sie ist, und weil die Systeme, aus denen sie kommen, ihre eigene, manchmal leidvolle Geschichte haben. Und daran hat niemand Schuld.

Als Kinder übernehmen wir aber nicht allein Gefühle, sondern auch Aufträge, die von den Eltern, manchmal auch den Großeltern, erteilt werden. Meist sind uns diese Aufträge, ob sie nun ausgesprochen wurden oder unausgesprochen blieben, ebenso wenig bewußt, wie übernommene Gefühle, und dennoch wirken sie und werden gewissenhaft erfüllt. Denn sie entsprechen einer tiefen Überzeugung der Personen, die sie erteilen, und diese Überzeugung eignen wir uns unbewußt an. Wir glauben an den Auftrag, den wir erhalten, auch wenn wir ihn nicht kennen.

Solche Aufträge gibt es in den unterschiedlichsten Variationen und Bereichen, und manche schleppen wir mit in unsere Beziehungen. War für die Eltern, aus welchen Gründen auch immer, materielle Sicherheit ein hoher Wert, suchen wir vielleicht nach einem Partner, der uns dies bieten kann. Kommt die Liebe ergänzend hinzu, gibt es kein Problem; nehmen wir einen Partner aber nur wegen der Sicherheit, die er uns bietet, wird leicht der Ausgleich gestört, denn die Liebe, die er uns wahrscheinlich gibt, können wir möglicherweise nicht zurückgeben. Lautet das Gebot aber: „Trau keinem Mann/keiner Frau!", werden wir wahrscheinlich Schwierigkeiten bekommen, uns auf einen Partner einzulassen, denn wirklich trauen können wir ihm ja nicht.

Wird ein Kind gar in die Rolle des Ersatzpartners für Vater oder Mutter gedrängt, wirkt sich das schlimm auf seine Bindungs- und Beziehungsfähigkeit aus. Solche Aufträge findet man häufig dort, wo eine Ehe oder Partnerschaft nicht mehr gut läuft und die Beziehung hochgradig gefährdet ist. Dann springt ein Kind ein, um für einen enttäuschten oder bedürftigen Elternteil den „besseren" Mann oder die „bessere" Frau zu spielen, oder um einen Partner, der auf dem Absprung ist, am Gehen zu hindern. Da wird der 5jährige Sohn zum Partnerersatz für die Mutter, weil der Vater diese Rolle nicht mehr übernimmt, und er gebärdet sich fürsorglich, liebevoll und verantwortungsbewußt, eben wie ein echter kleiner Traummann. Und die unreife Tochter schlüpft für den Vater in die Rolle der Mutter als Partnerin. Sie kokettiert, ist äußerst charmant und liebevoll und verhält sich wie die Miniausgabe einer Frau, die versucht, den Vater in der Familie zu halten. Und zwischen allen Beteiligten – auch zwischen Vater und Mutter – gibt es meist ein unausgesprochenes Einverständnis, das die verkehrten Verhältnisse billigt.

Kinder, die als Partnerersatz für ihre Eltern einspringen, haben fast immer Probleme mit Beziehungen. Zum einen, weil der Platz an ihrer Seite durch Vater bzw. Mutter besetzt ist. Zum anderen, weil sie nicht in ihre Rolle als Mann oder

Frau hineinwachsen konnten. Denn das Mädchen wird nur an der Seite der Mutter zur Frau und der Junge an der Seite seines Vaters zum Mann. Da sie als Partnerersatz aber immer gerade auf der falschen Seite stehen, bleiben solche Kinder häufig Papas kleines Mädchen und Mamas kleiner Junge. Sie sind charmant und bezaubernd, aber selten fähig zu einer erwachsenen Partnerschaft.

Wenn Erwachsene ihre Aufgaben nicht selbst übernehmen und Kinder sich für etwas zuständig erklären, wofür sie nicht zuständig sind, stört das die systemische Ordnung und führt zu Konflikten. Daher gibt man übernommene Gefühle und Aufträge am besten an die Person zurück, zu der sie gehören. In Aufstellungen geschieht das durch eine symbolische Handlung. Dafür nimmt man einen schweren Gegenstand, der für das Übernommene steht, in die Hände und überreicht ihn mit den Worten: „Das habe ich von dir übernommen. Aber das ist nicht meins, das ist deins. Ich will es nicht, und ich brauche es nicht. Ich gebe es dir zurück."

Häufig trauen sich die Betroffenen nicht, das Fremde zurückzugeben, weil sie glauben, diejenigen, von denen sie etwas übernommen haben, würden unter der Last zusammenbrechen und könnten sie allein nicht tragen; schließlich wurde sie ursprünglich ja übernommen, um es denen leichter zu machen, die leiden. Dieser Impuls ist besonders stark, wenn tatsächlich etwas sehr Schweres wie z.B. eine persönliche Schuld oder ein tragisches Schicksal übernommen wurden. Es kostet dann viel Überwindung, die scheinbar erdrückende Bürde zurückzugeben und sie dort zu lassen, wo sie herkam. Die Sorge ist aber unberechtigt, denn die Erfahrung in Aufstellungen zeigt gerade das Gegenteil der befürchteten Wirkung: Das Eigene zu tragen verleiht Würde und Kraft, es abgenommen zu bekommen macht dagegen schwach.

Die Doppelbelichtung

Eine typische Störung, die sich gerade in Partnerschaften sehr häufig einschleicht, ist die Doppelbelichtung. Die meisten kennen den Begriff aus der Fotografie, wo sie – vor dem digitalen Zeitalter – das Resultat falscher Handhabung oder unerwarteter Eigenmächtigkeit eines Fotoapparats war. Statt zwei einzelner Bilder hält man plötzlich ein Bild mit zwei sich überlagernden Motiven in Händen; das Bild ist doppelt belichtet, und die Motive vermischen sich.

Ein vergleichbares Phänomen gibt es bei der Art, wie wir als Menschen andere Menschen sehen – wir vermischen sie manchmal unbewußt mit anderen und nehmen sie nicht als getrennte, voneinander verschiedene Wesen wahr; wie bei einem doppelt belichteten Foto. Und dann verwechseln wir eine Person, mit der wir gegenwärtig zu tun haben, mit einer anderen Person desselben Geschlechts aus unserer Vergangenheit. Diese Gefahr einer Verwechslung oder Gleichsetzung von zwei Menschen ist immer dann besonders groß, wenn die Rollen, die diese beiden in unserem Leben spielen, große Ähnlichkeit haben.

Darum ist es im Grunde auch nicht sonderlich überraschend, wenn wir besonders häufig den Partner mit dem eigenen Vater und die Partnerin mit unserer Mutter verwechseln. Natürlich ist uns auf der bewußten Ebene die Verschiedenheit beider Personen völlig einsichtig, und mit klarem Kopf würden wir auch nur selten große Gemeinsamkeiten zwischen ihnen sehen. Aber die Doppelbelichtung läuft unbewußt ab, und auf dieser Ebene gibt es wohl manchmal doch sehr viel Gemeinsames zwischen Partner und gleichgeschlechtlichem Elternteil. Denn einige der grundlegenden Gefühle und Bedürfnisse, welche die Beziehung zu den Eltern prägen, finden sich auch in unseren Liebesbeziehungen wieder. In beiden Bereichen lieben wir und werden geliebt, sehnen wir uns nach Geborgenheit, Sicherheit und Zugehörigkeit und haben wir Verlustängste. Der emotionale Rahmen in der Partnerschaft ist also ein ganz ähnlicher wie in der Beziehung zwischen Eltern und Kindern. Und das begünstigt die Verwechslung und läßt die Grenzen zwischen beiden Lebensbereichen leicht verwischen.

Für die Liebesbeziehung ist das nicht besonders günstig, denn durch die Gleichsetzung des Partners mit Vater oder Mutter bekommt die Partnerschaft eine kindlich-emotionale Komponente, die ihr nicht angemessen ist. Statt sich als Erwachsene auf gleicher Augenhöhe zu begegnen, schwingen unterschwellig die typischen Muster mit, die die Beziehung zu den Eltern prägten und die wir dort gelernt haben. Die alten Verhaltensweisen und Gefühle werden quasi in der Paarbeziehung wiederbelebt. Das allein ist schon schlimm genug, weil es zu unnötigen Verwicklungen führt, hinzu kommt aber noch ein weiterer Gesichtspunkt. Durch die Gleichsetzung mit einem anderen Menschen werden wir unserem Partner nicht gerecht, denn in solchen Momenten sehen wir nicht wirklich ihn, sondern in ihm – wie auf einem doppelt belichteten Foto – einen ganz anderen Menschen. Er wird für uns zu diesem Menschen, und wie diesen behandeln wir ihn auch. Von Partnerschaft also keine Spur.

Diese Folgen der Doppelbelichtung sind niemals offensichtlich, sondern nur unterschwellig zu spüren. Sie müssen auch nicht ununterbrochen wirken, häufig beschränken sie sich auf ganz bestimmte Situationen. Aber in diesen reagieren wir dann immer in gleicher Weise, sind vielleicht fassungslos und wütend wie ein enttäuschtes Kind oder zutiefst verletzt wegen etwas, das objektiv betrachtet in keinem Verhältnis zu unseren Gefühlen steht.

Ein Beispiel:

Martina steht kurz vor der Trennung von ihrem Mann. Sie ist

sehr unglücklich darüber, aber eine andere Möglichkeit scheint es nicht zu geben. Seit langer Zeit streiten die beiden nur noch, aber bei ihren Auseinandersetzungen kommt leider überhaupt nichts Positives heraus. Statt die Konflikte zu lösen und einen annehmbaren Kompromiß zu finden, pflegt die Situation zu eskalieren und mit einem Knall zu enden, was dazu führt, daß sie anschließend tagelang nicht miteinander reden. Das Muster, nach dem sie sich dabei verhalten, ist immer gleich. Es beginnt relativ harmlos mit einer unbedeutenden Meinungsverschiedenheit, doch bald fühlt Martina sich angegriffen und hat den Drang, sich zu verteidigen, und so rutscht sie langsam aber sicher in eine unterlegene Position, was sie unglaublich wütend und hilflos macht. Sie wird hysterisch, unsachlich, fängt an zu heulen und würde ihrem Mann am liebsten eine scheuern. Daran gibt sie ihm die Schuld. Sie sagt, er habe eine Art, sie von oben herab zu behandeln, die sie regelrecht ausflippen ließe. Damit muß jetzt Schluß sein, oder sie wird sich trennen; darum ist sie zum Seminar gekommen.

Martinas Aufstellung zeigt auf Anhieb, daß ihr Mann sie weder herablassend behandelt noch angreifen will; er möchte sich auseinandersetzen und die Dinge klären. Aber das erkennt sie nicht, denn in Konfliktsituationen verwechselt sie ihn unbewußt mit ihrem Vater. Ihm gegenüber hatte sie immer das Gefühl, unterlegen zu sein, und um sich ihrer Haut zu wehren, gab es nur einige wenige Verhaltensmuster: Hysterie, Heulen, Toben, Wegrennen. Erst als die Doppelbelichtung gelöst wird, nimmt Martina ihren Vater und ihren Mann als zwei verschiedene Personen wahr, die nichts miteinander zu tun haben. Und am Schluß der Aufstellung sagt sie lachend: „Das ist doch wirklich bekloppt, jahrelang streiten wir, und dabei wäre es so einfach gewesen.“

Martinas Fall ist klassisch und zeigt die Folgen, die eintreten, wenn all die kindlichen Erwartungen, Sehnsüchte, Forderungen und Ängste, die eigentlich zu den Eltern gehören, sich unbewußt auf den eigenen Partner richten. Eine Doppelbelichtung kann die Liebe auf eine schwere Probe stellen und letztendlich die Beziehung zerrütten. Nicht nur in der zerstörerischen, negativen Ausprägung wie bei Martina, sondern auch dann, wenn zutiefst kindliche Forderungen und Bedürfnisse an den Partner gerichtet werden, welche die Möglichkeiten einer Partnerschaft weit übersteigen. Ein Partner kann nicht die bedingungslose Liebe geben, die man sich eigentlich von den Eltern erhofft, und er kann auch die Defizite aus der Kindheit nicht nachträglich auffüllen. Das widerspricht schlicht der partnerschaftlichen Beziehung, die auf Ebenbürtigkeit und gegenseitigem Geben und Nehmen beruht. Denn wer sich in die Kinderrolle zurückzieht, nimmt nur, ohne selbst zu geben. Hinter solchen „unvernünftigen" Forderungen, heftigen emotionalen Reaktionen oder unangemessenem Verhalten kann sich eine Doppelbelichtung verstecken. Es lohnt sich also immer, etwas genauer hinzuschauen, wenn wir mit einem Menschen oder einer bestimmten Situation ewig dieselben Probleme haben und uns in ihr eher kindlich als erwachsen verhalten. Nicht selten projizieren wir dann Elemente von einem Menschen aus der Vergangenheit auf einen aus unserem gegenwärtigen Leben.

Zu den häufigsten Doppelbelichtungen in der Partnerschaft gehören ganz sicher die zwischen Partner und gleichgeschlechtlichem Elternteil. Aber auch Onkel, Tanten, Geschwister und sogar Großeltern kommen für eine unbewußte Gleichsetzung mit dem Partner in Frage, wie eines der Fallbeispiele zeigen wird. Im Übrigen bleibt die Doppelbelichtung keineswegs auf den privaten Bereich beschränkt, gerade im Berufsleben kann man sie immer wieder finden. Denn die Ähnlichkeit der Rollen von Vorgesetzten und Eltern, den ersten Autoritätspersonen, denen wir im Leben begegnen, bietet sich für eine Verwechslung geradezu an. So werden die kindlichemotionalen Verhaltensmuster, die im Verhältnis zu den Eltern entstanden, auch im Berufsleben und in unserer Beziehung zu unseren Vorgesetzten ausgelebt.

Das Erkennen und Lösen einer Doppelbelichtung geht am besten in einer Aufstellung. Hier stehen sich die beiden Konfliktpartner, repräsentiert durch Stellvertreter, direkt gegenüber, und ihre Reaktionen sind unmittelbar sichtbar. Und die Reaktion eines Menschen mit einer Doppelbelichtung ist meist sehr eindeutig: sein Blick ist verschleiert, er nimmt sein Gegenüber nicht richtig wahr und erscheint wie in Trance. Es ist der unverfälschte, körpersprachliche Ausdruck dafür, daß nicht der Partner selbst, sondern im Partner ein anderer Mensch gesehen wird.

Diesen Umstand macht sich die Aufstellungsarbeit für die Lösung zunutze: Hinter den Partner tritt eine weitere Person desselben Geschlechts, wodurch es aus Sicht desjenigen mit der Doppelbelichtung so wirkt, als gäbe es den Partner doppelt. Wird dann der Partner ein gutes Stück zur Seite gezogen, werden aus einer doppelten Person wieder zwei. Zu beiden kann dann ein Kontakt hergestellt werden, und beide können endlich als das gesehen werden, was sie sind: ein Partner und ein Elternteil (oder eine andere Person), die nichts miteinander zu tun haben – es sind zwei völlig verschiedene Menschen. Dieses Vorgehen wird begleitet von den Sätzen: „Du bist mein Partner bzw. meine Partnerin, und du bist mein Vater bzw. meine Mutter. Ihr beide seid zwei völlig verschiedene Menschen und habt nichts miteinander zu tun." Häufig müssen die Sätze mehrmals wiederholt werden. Aber mit der Zeit klärt sich der Blick, die Doppelbelichtung wird gelöst, und ihre Folgen, das problematische Verhalten in der Partnerschaft, verschwinden endgültig. Das klingt sehr simpel und funktioniert doch; auf einer bestimmten Ebene scheint auch unser Gehirn manchmal nur ein simpler Apparat zu sein, den man mit ein paar einfachen „Tricks" umprogrammieren kann.

Wer sich trennt

Ist man frisch verliebt, hat man meist wenig Probleme. Man fühlt sich leicht, beschwingt und glücklich, und die Welt sieht auf einmal viel freundlicher aus, weil da ein anderer Mensch ist, den man liebt. Und fast immer hat man insgeheim die Hoffnung, daß es dieses Mal, wenn schon nicht fürs ganze Leben, so doch wenigstens für sehr lange hält. Aber in vielen Fällen erfüllt sich diese Hoffnung nicht. Die einen entwickeln sich über die Jahre einfach auseinander und voneinander weg, die anderen geben auf, weil sie ihre Konflikte und Schwierigkeiten nicht in den Griff bekommen, und die dritten stellen schon nach kurzer Zeit fest, daß eigentlich alles nur ein großer Irrtum war. Liebende finden sich, und sie trennen sich, wenn es nicht mehr anders geht, und daran trägt niemand Schuld. Daß die Liebe vergeht, kommt eben vor.

Aber zwischen diesem Wissen und den oft leidvollen Erfahrungen, die mit dem Ende einer Liebesbeziehung verbunden sind, tut sich ein wahrer Abgrund auf. Die Erkenntnis, daß Trennung die richtige Lösung ist, garantiert noch keinen sauberen, leichten Schnitt. Wer sich von seinem Partner trennen will, stellt häufig fest, daß das sehr viel schwerer ist, als es klingt. Denn Schuldgefühle, schlechtes Gewissen und die Trauer um die verlorenen Hoffnungen erschweren diesen Schritt. Und der, der verlassen wird, braucht meist eine geraume Zeit, bis der Schmerz wieder vergeht und er sich endlich damit abfinden kann, daß die Partnerschaft beendet ist.

Sich endgültig voneinander zu lösen, ist für beide Seiten nicht leicht. Denn in der Beziehung entsteht zwischen den Partnern eine Bindung, die man erst spürt, wenn eigentlich schon alles vorbei ist. Sie entwickelt sich durch den vielfältigen Austausch von Geben und Nehmen und hat mit der Liebe nicht viel zu tun. Bindung besteht noch über die Liebe hinaus, aber man spürt sie meist erst, wenn die Liebe vorbei ist und man sich trennen will. Darum kann, wer verlassen wird, nicht einfach loslassen, und wer verläßt, fühlt sich meist schuldig, weil er sich innerlich noch immer gebunden fühlt und weiß, wieviel Leid er dem anderen damit zufügt.

Aus diesem Grund schaffen manche Menschen, die vorhaben zu gehen, schon im Voraus einen Ausgleich für den Schmerz und das Leid, das sie ihrem Partner mit der Trennung zumuten. Sie gehen nicht sofort, sondern bleiben noch eine ganze Weile in einer unbefriedigenden Beziehung und arbeiten dort ihren Teil an Leiden ab. Solange bis das, was sie schon hinter sich haben, in etwa dem entspricht, was der Partner noch vor sich hat. Und dann können sie „guten Gewissens" gehen, denn Leid wurde mit Leid ausgeglichen, und das Ausgleichskonto steht wieder auf Null.

Die meisten Trennungen werden schweren Herzens vollzogen. Oftmals geht dem ein lange Phase voraus, in der die Partner sich ernsthaft bemühen, ihre Beziehung zu erhalten und die Probleme zu lösen, die unüberwindlich scheinen. Schließlich hat man sich ja einmal geliebt, da kann man nicht einfach kampflos aufgeben. Wer sich dann doch trennt, weil es einfach nicht mehr geht, zieht oft den Zorn des Partners auf sich.

Für das Gelingen oder Scheitern einer Beziehung sind immer zwei Menschen zuständig, denn keiner kann allein eine Beziehung führen. Die eigene Verantwortung zu sehen und anzunehmen, fällt aber vielen sehr schwer. Je unerfreulicher die Liebe geendet hat, und je größer der Schmerz über die Trennung ist, desto mehr neigen Menschen zu dramatischen Reaktionen. Die einen laden sich die volle Verantwortung für alles auf und geißeln sich für ihr Versagen, die anderen wälzen sie lieber auf den Partner ab und waschen ihre Hände in Unschuld. Statt anzuerkennen, daß auch sie selbst (falsch) gehandelt haben, machen sie sich zum Opfer und leiten daraus das Recht ab, dem anderen böse zu sein. Das führt manchmal zu wahren Exzessen: Der Verlassene geifert und hetzt, macht den oder die Ex überall schlecht und suhlt sich lustvoll in Wut, Haß und Selbstmitleid.

Doch fast immer sind extreme Reaktionen nur ein Ersatz für tieferliegenden Schmerz und verborgene Trauer. Damit man nicht spüren muß, wie weh es tut, verdrängt man die eigentlichen Gefühle und ersetzt sie durch etwas, das besser auszuhalten ist. Solche Ersatzgefühle (vgl. S. 37) sind äußerst langlebig, und schafft man den Schritt nicht, sich irgendwann der Trauer zu stellen, kann es gut passieren, daß man ein ganzes Leben lang unversöhnlich bleibt. Und dabei merkt man nicht, wie schade das eigentlich ist. Denn mit der Verdammung des ehemaligen Partners verdammt man einen Teil seines eigenen Lebens gleich mit. Die gemeinsame Zeit, die man mit ihm verbracht hat, und all das Schöne, das es auch einmal gab, werden auf einen Streich entwertet. Ganz abgesehen davon, daß man selbst nicht eben im besten Licht dasteht, wenn man mit einem solchen „Idioten" oder so einer „dummen Kuh" zusammen war.

Aber das allein wäre noch nicht so tragisch. Viel schlimmer ist etwas anderes: Wer voller Groll – oder mit sehnsüchtigen Gefühlen – an einen ehemaligen Partner denkt, ist nicht frei, sondern innerlich noch immer an ihn gebunden. Wer frei ist, hat keinen Anlaß, seine Gedanken in die Vergangenheit zu richten. Das „Kleben" an der früheren Beziehung – ob nun in positiver oder negativer Ausprägung – zeigt, daß die Beziehung nicht beendet und die Bindung nicht gelöst ist. Der Grund dafür ist meist, daß die Partner nicht im Ausgleich sind. Denn die Bindung entsteht und wächst durch gegenseitiges Geben und Nehmen, und sie kann nur dadurch gelöst werden, daß das Ausgleichskonto auf Null gestellt wird. Erst wenn die Partner sich nichts mehr schulden, kann die Beziehung vorbei sein. Daß für einen von beiden eine Rechnung offenbleibt, die ihn hindert, sich zu lösen, liegt meist daran, daß er noch nicht alles genommen hat: den eigenen Teil der Verantwortung für das Scheitern der früheren Beziehung und all das Gute, das der Partner trotz allem gegeben hat. Wer sich weigert, *alles* zu nehmen, ist nicht im Ausgleich. Er klebt weiterhin am ehemaligen Partner fest und hat wenig Aussichten, sich an einen neuen Partner binden zu können. Man kann zwar eine andere Beziehung haben, aber keine tiefe Bindung. Der Platz für den neuen Partner ist nicht frei, weil der alte diesen Platz immer noch einnimmt.

Die Lösung einer früheren Bindung setzt voraus, daß man vom ehemaligen Partner nimmt, denn das Nehmen macht frei. In Aufstellungen wird das durch den Satz ausgedrückt: „Ich danke dir für all das Gute, was ich von dir bekommen habe. Ich nehme es mit in meine Zukunft und halte es in Ehren. Und was du von mir bekommen hast, darfst du mitnehmen in deine Zukunft. Für das, was zwischen uns schiefgelaufen ist, übernehme ich meinen Teil der Verantwortung, und deinen lasse ich ganz bei dir. Und jetzt darf es vorbei sein. Ich lasse dich jetzt in Ruhe."

Wer diese Sätze in eine neue innere Haltung umsetzen kann, trägt einen kostbaren Schatz mit sich. Dieser Haltung kann man zusätzlich durch den Satz: „Unsere Liebe bleibt", Ausdruck verleihen. Er bedeutet nicht, daß die ehemaligen Partner noch immer in Liebe verbunden sind, sondern daß sie durch ihre gemeinsame Liebe verbunden bleiben. Er erkennt an, daß es diese Liebe gab, sie ein Teil der gemeinsamen Vergangenheit bleibt und dort einen geachteten Platz hat. Ohne sie zu beschönigen oder sie abzuwerten, gehört diese Liebe zum eigenen Leben dazu. Und das Bedauern, daß sich all die Hoffnungen, die mit dieser Liebe verbunden waren, nicht erfüllt haben, kann mit einem einzigen Wort ausgedrückt werden: „Schade."

Haben Paare gemeinsame Kinder, bleiben sie trotz Trennung immer noch die Eltern ihrer Kinder, und daran wird sich niemals etwas ändern. Leider geht dieser Gedanke häufig in der Hitze einer Trennungsschlacht verloren: Die ehemaligen Partner meiden und bekriegen sich und setzen nicht selten ungeniert ihre Kinder als Waffen ein. Mit der neuen Situation, in der sie ihre Paarbeziehung und ihre Rolle als Eltern voneinander trennen müssen, kommen sie noch nicht zurecht. Für die Kinder, die beide Eltern brauchen, ist das gar nicht gut. In einer solchen Lage hilft es, sich die Fakten klar zu machen: „Als Mann und Frau haben wir uns getrennt. Aber als Eltern unserer gemeinsamen Kinder bleiben wir miteinander verbunden."

Die Rolle früherer Partner

Liebe ist zerbrechlich, und Gründe für ihr Scheitern gibt es viele. Doch was auch immer zur Trennung geführt haben mag, damit ein guter Anfang mit einem neuen Partner möglich wird, müssen frühere Beziehungen geachtet und gewürdigt werden. Und zwar von zwei Seiten: Jeder Partner muß seine eigenen früheren Partner und die gemeinsame Liebe achten, die ihm viel Gutes gegeben hat. Aber auch spätere Partner müssen diese früheren achten und als die Vorgänger würdigen, auf deren Kosten sie selbst ihren Partner haben. Denn als späterer Partner kommt man nur ins Spiel, wenn der davor verzichtet. Ob er das freiwillig oder unfreiwillig getan hat, spielt dabei überhaupt keine Rolle. Der Zweite oder Dritte kann seinen Platz nur einnehmen, weil die davor zurückgetreten sind.

Systemisch gesehen gehören daher frühere Ehe- und wichtige Liebespartner und die gemeinsamen Kinder aus diesen Verbindungen zum gegenwärtigen System. Mit ihrem Verzicht haben sie die Voraussetzungen dafür geschaffen, daß es die spätere Beziehung und die jetzige Familie in dieser Form überhaupt gibt. Deshalb haben sie Anspruch auf Achtung und Würdigung. Werden sie aber ausgegrenzt oder verleugnet, und wird ihnen ihr Recht auf Zugehörigkeit verwehrt, kann das ganze System in Schieflage geraten. Nicht selten stellt dann ein Kind den notwendigen Ausgleich her, indem es den früheren Partner mit all seinen Gefühlen und dem Unrecht, das ihm geschah, noch einmal im System vertritt. Ruhe und Frieden zwischen jetzigen und ehemaligen Beziehungen treten erst ein, wenn dem früheren Partner die Würdigung zukommt, die ihm zusteht.

Wer über frühere Partner herzieht und kein gutes Haar an ihnen läßt, schadet auch seiner jetzigen Beziehung. Vordergründig, und wenn der neue Partner auf die frühere Beziehung eifersüchtig ist, kann dem oder der Neuen das Lästern und Schimpfen zunächst sogar gefallen. Aber gleichzeitig wächst im Verborgenen eine stille Befürchtung heran: Wenn ehemalige Partner und möglicherweise sogar Kinder aus dieser Beziehung von meinem Partner mißachtet, abgelehnt und beschimpft werden, was wird er dann wohl über mich und unsere gemeinsamen Kinder sagen, wenn die Liebe nicht hält? Gut möglich, daß man schon bald das gleiche Schicksal erleidet und morgen selbst am Pranger steht.

Darüber hinaus ist jeder Mann und jede Frau immer auch solidarisch mit dem eigenen Geschlecht. Aus der Art, wie eine Frau oder ein Mann über einen ehemaligen Partner spricht, kristallisiert sich allmählich eine Vorstellung darüber heraus, was er überhaupt vom anderen Geschlecht hält. Und mit jedem Seitenhieb, mit jedem verächtlichen Satz und jeder Schimpfkanonade gegen die oder den Ex wächst gleichzeitig das stille Wissen: Soviel anders als andere Männer bzw. Frauen bin ich auch nicht. Wenn das die Grundhaltung meines Partners gegenüber Frauen bzw. Männern ist, wie geht er/sie dann mit mir um, wenn erst die Verliebtheit abgeklungen ist und der Alltag Einzug hält?

In unserem Verhalten gegenüber früheren Partnern und den eigenen Kindern offenbart sich auch eine grundsätzliche Haltung Menschen gegenüber. Und gleichzeitig zeigt sich, ob wir bereit sind, unseren eigenen Anteil an Schwierigkeiten und Konflikten zu übernehmen und die Verantwortung zu tragen, die wir tatsächlich haben. Denn wenn eine Beziehung zerbricht, sind daran immer zwei Leute beteiligt.

Systemisch gesehen sind spätere Partner den früheren und den Kindern aus dieser Beziehung „nachgeordnet". Das entspricht der Reihenfolge in der Zeit, es enthält keine Wertung in „besser" oder „schlechter". Es drückt einfach nur die Tatsache aus, daß es vor uns schon eine oder mehrere bedeutungsvolle Bindungen gab. Gehen Partner, die gemeinsame Kinder haben, neue Beziehungen ein, dann haben der ehemalige Partner und die Elternschaft den Vorrang vor der neuen Beziehung. Die neue Beziehung kommt immer erst später. Viele versuchen, diese Tatsache zu leugnen, weil sie selbst lieber der oder die Erste wären. Sie sind es aber nicht. Ehemalige Partner und frühere Kinder gehören zum Leben des Partners dazu und werden durch die Beziehung mit ihm auch zum Teil des eigenen Lebens. Wer das mißachtet, untergräbt die Beziehung.

Ein Beispiel:

Linda konnte es nicht ertragen, daß ihr Mann Peter schon einmal verheiratet war und bereits ein Kind aus erster Ehe hat. Wann immer Peter die kleine Tochter besuchte, reagierte sie eifersüchtig und warf Peter vor, seine Tochter sei ihm wichtiger als sie. Deutlich zeigte sie ihm, daß sie die Kleine nicht ausstehen konnte und sie auch nicht sehen wollte. Vor und nach jedem Kinderbesuch strafte sie Peter tagelang mit Liebesentzug, und ihre bitteren Vorwürfe nahmen stetig zu. Peter hoffte zunächst, daß sie sich im Laufe der Zeit beruhigen würde, aber diese Hoffnung erfüllte sich nicht. Da Peter

Linda liebte und sie nicht verärgern und schon gar nicht verlieren wollte, zog er sich mehr und mehr von seiner Tochter
zurück und sah sie immer seltener. Linda triumphierte, aber
seltsamerweise brachte dieser scheinbare Sieg Peter und sie
einander nicht näher. Ganz im Gegenteil. Er zog sich auch
von ihr zurück, und die beiden stritten jetzt noch häufiger
miteinander. Kurz vor einer scheinbar unausweichlichen Trennung besuchte Linda ein Aufstellungsseminar, um ihre Ehe
vielleicht doch noch zu retten.

In der Aufstellung zeigte sich, daß Linda Peters erste Frau
und das gemeinsame Kind ausgrenzen wollte; ihren Anblick
konnte sie kaum ertragen. Für Peter dagegen war der Kontakt zu den beiden wichtig, er ist und bleibt der Vater seiner
Tochter, und als Vater bleibt er auch mit der Mutter seiner
Tochter verbunden. Dieser Tatsache mußte sich Linda stellen, ob ihr das paßte oder nicht. Erst als sie begriff, daß die
beiden keine Konkurrenz für sie sind, sondern ein Teil von
Peters Leben, konnte sie sie als solchen achten und würdigen.
Auch die Fakten: „Ihr vor mir, ich nach euch", verloren ihre
Bedrohlichkeit. Lindas Beziehung zu Peter hatte keine Chance, solange sie nicht zu seiner ersten Frau und seiner Tochter
sagen konnte: „Ich achte dich und deinen Platz." Denn solange sie versuchte, einen Platz einzunehmen, der ihr nicht zustand, störte sie die Ordnung und ihre eigene Partnerschaft.
Als es Linda gelang, Peters erster Frau und seiner Tochter
den angemessenen Platz in Peters und ihrem Leben zu geben
und sie beide ehrlichen Herzens zu achten, schloß sie Frieden
mit ihnen, mit Peter und mit sich selbst. Und sie gewann Peter, der jetzt nicht mehr einen Teil seiner Vergangenheit leugnen mußte, um mit ihr leben zu können. Denn Peter ist zuerst
Vater seiner Tochter und erst dann Lindas Mann.

Neue Partner verdanken ihre jetzige Beziehung immer dem
Scheitern einer früheren Beziehung. Sind sie gar der Grund

für die Trennung, fühlen sie sich unbewußt oft den früheren Partnern gegenüber schuldig. Vor allem, wenn es aus dieser Beziehung Kinder gibt, kämpfen sie mit einem schlechten Gewissen. Schließlich haben sie den neuen Partner und ihr Glück auf Kosten der früheren Familie. Nicht selten büßen sie für ihre „Schuld", indem sie unbewußt das Scheitern ihrer Beziehung provozieren und den Partner, den sie einem anderen weggenommen haben, auch nicht behalten. Das ist natürlich tragisch, denn so kommt aus dem „Schlimmen" nicht einmal etwas Gutes heraus. Andere versuchen, sich selbst zu entlasten, indem sie die frühere Beziehung entwerten und schlechtmachen. Aber auch das bringt wenig. Die neue Beziehung gelingt am ehesten, wenn beide Partner zu ihrer Schuld stehen und anerkennen, daß sie sich nur mit dieser Schuld haben können: „Ja, wir haben unser Glück auf Kosten der früheren Familie. In diesem Sinn sind wir schuldig, und wir stehen dazu." Mit dieser Haltung gewinnen sie an Kraft und Würde und ihre Beziehung an Tiefe. Natürlich steht auch in diesem Fall den früheren Partnern und den Kindern der Vorrang zu. Das kann man z.B. anerkennen, indem man innerlich zu dem früheren Partner sagt: „Ich habe ihn/sie auf deine Kosten. Ich achte dich und lasse dir deinen Platz. Du bist die/der Erste, und ich bin die/der zweite. Und jetzt nehme ich ihn/sie als meinen Partner". Besonders für die Kinder aus früheren Beziehungen ist es wichtig, daß man ihnen – über die innere Haltung – versichert, daß sie Vater oder Mutter behalten dürfen, selbst wenn diese jetzt in einer neuen Beziehung leben. Nicht zuletzt kann man auch einen früheren Partner darum bitten, freundlich und wohlwollend auf die neue Beziehung und die gemeinsamen Kinder aus dieser Beziehung zu schauen. Dann kann es für alle gut weitergehen.

Dort wo Menschen achtsam und respektvoll mit früheren Bindungen umgehen, gibt es wenig Konfliktstoff, und Vergangenes und Neues müssen sich nicht bekämpfen, sondern können sich gegenseitig bereichern und anregen. Schlüsselworte dafür sind Respekt, Achtung und die Anerkennung dessen, was ist. Wenn das gelingt, können Trennungen auf eine gute Weise verarbeitet und überwunden werden, und das Neue kann gut gedeihen.

Solange es sich um unsere eigenen Partnerschaften handelt, haben wir es also selbst in der Hand. Auf der anderen Seite können wir aber auch von den früheren Partnerschaften in der Eltern- oder Großelterngeneration betroffen sein, nämlich als ein nachgeborenes Kind, das einen nicht gewürdigten Partner aus einer früheren Generation vertritt. Das haben wir dann nicht in der Hand, denn das Unrecht ist bereits geschehen, und wir gleichen es nur aus. Allerdings hat das meist zur Folge, daß wir innerlich als Partnerersatz an der Seite von Vater oder Mutter stehen und der gleichgeschlechtliche Elternteil zum Rivalen wird. Denn für die Tochter, die sich als Partnerin des Vaters sieht, ist die Mutter eine Konkurrentin, so wie auch für den Sohn, der zum Partner seiner Mutter wird, der Vater ein Konkurrent ist. Diese Rivalität zum gleichgeschlechtlichen Elternteil verhindert aber, daß sie als Söhne und Töchter an der Seite von Vater bzw. Mutter zu Mann und Frau werden können. Darum ist, wer einen früheren Partner aus vorhergehenden Generationen vertritt, meist nicht in seiner männlichen oder weiblichen Kraft.

Von Abtreibungen

Abtreibungen sind ein heiß umstrittenes Thema, an dem sich die Geister scheiden. Die Spannbreite der Meinungen reicht von: „Mein Bauch gehört mir", bis hin zu: „Abtreibung ist Mord". Wenn sich ein Paar für eine Abtreibung entscheidet, liegt ihr Gefühl für die moralische Berechtigung zu diesem Schritt am ehesten irgendwo dazwischen. In den meisten Fällen gibt es einleuchtende Gründe dafür. Da wird eine Frau viel zu früh oder mitten in der Ausbildung schwanger und entscheidet sich darum gegen das Kind; ein Paar hat bereits mehrere Kinder und für ein weiteres reichen weder Geld noch Wohnraum aus; oder der Nachwuchs kündigt sich ausgerechnet dann an, wenn die Partner sich gerade mitten in der Trennung befinden.

Kinder werden meist schweren Herzens und aus einer Notlage heraus abgetrieben, aber nicht selten auch gedankenlos und leichtfertig, und für viele „Erzeuger" ist der Fall danach erledigt. So sieht es jedenfalls an der Oberfläche aus, doch unbewußt spielt sich oft etwas ganz anderes ab. Denn wie die Aufstellungsarbeit zeigt, werden viele Frauen und Männer nicht so einfach mit einer Abtreibung fertig, wie sie glauben. So bewußt und entschlossen sie auch zu ihrer Entscheidung stehen mögen, auf einer sehr tiefen, unbewußten Ebene empfinden sie die Abtreibung oft als eine schwere Schuld. Als ein Unrecht, durch das sie sich zwar von einer unwillkommenen Last befreien, aber auch vom Kind das Letzte fordern, damit es ihnen selbst besser geht.

Bei der Abwägung der Interessen setzen sich die Eltern durch. Und nicht wenige, auch solche, die danach nie wieder einen Gedanken an das Ereignis verschwenden, bestrafen sich dennoch unbewußt für dieses Unrecht, um dadurch ihre Schuld zu tilgen. Sie werden körperlich oder seelisch krank, verzichten auf weitere Kinder oder verbieten sich eine spätere glückliche Beziehung. Auch in der Partnerschaft setzt nach einer Abtreibung meist ein schleichender und zersetzender Prozeß ein, an dessen Ende der Abbruch der sexuellen Beziehung oder gar die Trennung steht. Denn eine Abtreibung entledigt sich ja nicht nur eines unerwünschten Kindes, gleichzeitig wird auch ein Teil des Partners abgetrieben. Und dabei schwingt eben auch die Botschaft mit: Du bist nicht der Richtige, von dir will ich kein Kind. Das hält keine Beziehung aus. Ganz besonders dann nicht, wenn womöglich eine einsame Entscheidung getroffen und der Partner vor vollendete Tatsachen gestellt wurde. Ein Kind geht beide Partner an, und beide müssen auch zu einem gemeinsamen Entschluß kommen und der Abtreibung zustimmen. Andernfalls ist die Beziehung garantiert zu Ende.

Aufstellungen, in denen es um eine Abtreibung geht, zeigen immer wieder, daß die eigentlichen Themen Schuld und Sühne sind. Und diese gehören zu den schwierigsten Themen überhaupt. Denn die meisten Menschen können mit persönlicher Schuld nicht gut umgehen. Sie setzen Schuld mit Schuldgefühlen gleich und fürchten, daß diese sie zu sehr belasten und sie mit ihnen nicht leben können. Darum wird die Schuld verdrängt oder sogar auf einen anderen abgeschoben. Aber das Unbewußte läßt sich nicht austricksen, es ist sich der Schuld bewußt und sorgt, wenn sie nicht angenommen und verarbeitet wird, für einen Ausgleich – die Sühne. Statt zur eigenen Schuld zu stehen, läßt man es sich lieber richtig schön schlechtgehen, und dabei gilt nicht selten das Motto: je schlechter, desto besser. Nichts anderes bedeutet Sühne. Sie ist ein Ersatzgefühl (vgl. S. 37), das Trauer, Schuld und Schmerz ersetzen soll. Sie ist Ich-bezogen* und verschließt die Augen vor dem Vergehen und dem „Opfer", und sie weiß auch nicht,

---

*(typische Sätze: „*Mir* geht es schlecht. *Ich* komme nicht darüber hinweg. *Ich* kann mir nicht verzeihen. *Ich* sühne für meine Schuld.")

wann es genug ist. Darum dauert Sühne meist ein Leben lang an. Schuld dagegen kann zwar nicht rückgängig gemacht, aber getilgt werden. Irgendwann darf sie vorbei sein. Doch das geht nur, wenn man zu ihr steht und die volle Verantwortung für seine Entscheidungen und Handlungen übernimmt. Wer zu seiner persönlichen Schuld steht, spürt keine Schuldgefühle mehr, sondern bekommt die Kraft zum Handeln und zur Wiedergutmachung. Wer aber sühnt ist schwach.

Viele Männer und Frauen machen nach einer Abtreibung intuitiv genau das Richtige, um sie innerlich zu verarbeiten. Fragt man sie, wie sie mit der Abtreibung umgegangen sind, hört man meistens: „Die Zeit danach war schlimm. Plötzlich ist mir bewußt geworden, was ich getan hatte. Ich habe dann richtig um das Kind getrauert und mich eine Weile intensiv mit ihm beschäftigt. Irgendwann war es gut und ich konnte mich verabschieden." Diese Haltung erkennt die eigene Verantwortung an und wird nicht nur der eigenen Tat, sondern auch dem Kind gerecht. Sie erkennt das Kind als ein Gegenüber und nicht als eine Sache, über die man nach Belieben verfügen kann, und sie würdigt sein Opfer und nimmt es an. Darf es den Eltern danach wieder gut gehen, war das Opfer für etwas gut. Werden aber Schmerz, Trauer und Schuld beharrlich festgehalten, hatte es eigentlich gar keinen Sinn.

Anstatt also die Schuld für eine Abtreibung zu verdrängen, oder sich gegenseitig die Verantwortung zuzuschieben, weil man sich hat überreden oder drängen lassen, kann man sagen: „Ja, ich habe es so gewollt, und ich stehe dazu." Daraus erwächst die Kraft, dem Kind ins Gesicht zu schauen, und es als das eigene wahrzunehmen: „Jetzt bin ich deine Mutter (dein Vater), und du bist mein Kind. Ich achte, daß du Platz gemacht hast, damit es mir besser geht."

Einige Eltern entschließen sich, zum Andenken an das abgetriebene Kind, etwas Gutes zu tun, das sie sonst nicht getan hätten. Zum Ausgleich dafür, daß ihnen das Kind sein Leben gab, geben sie selbst etwas zurück. Und für manche ist es sehr wohltuend, das Kind für einige Zeit (ein bis maximal zwei Jahre) mit in ihr Leben zu nehmen und ihm die Welt zu zeigen: die Familie, die Umgebung und was einem sonst noch wichtig erscheint. Wer sich solchem Handeln offenen Herzens und mit Liebe hingibt, wird mit einem heilsamen Schmerz konfrontiert. Aber nach einer Weile ist man mit seiner Entscheidung und dem Kind versöhnt, und dann darf es endgültig vorbei sein. Mal kann das Kind loslassen und ihm seinen Frieden lassen.

Wie Aufstellungen zeigen, halten abgetriebene Kinder nicht um jeden Preis am Leben fest. Für ihre Eltern nehmen sie den Tod in Kauf, er ist für sie nichts Schlimmes, denn er gehört zum Leben dazu. Und achtet man, was sie gegeben haben, sind sie einfach tot und mit sich im Frieden. Hält man sie aber künstlich am Leben, indem man sühnt oder in Trauer und Schmerz um sie versinkt, geht es den Kindern schlecht, weil das Schlimme dann kein Ende hat.

Ein Beispiel:

Ruth ist Ende dreißig und steht mitten im Leben. Sie ist erfolgreich im Beruf, und einige gute Freundinnen und ihr langjähriger Partner runden ihr Leben ab. Es gibt nur einen Punkt, mit dem sie nicht klar kommt: sie kann es sich einfach nicht verzeihen, daß sie vor drei Jahren ein Kind abtrieb. Ihr Freund reagierte damals begeistert auf die Schwangerschaft und wollte das Kind unbedingt haben. Aber gegen seinen Willen entschied sich Ruth für eine Abtreibung. Sie fühlte sich einfach zu jung und noch nicht bereit für die Verantwortung. Seitdem läuft auch ihre Beziehung nicht mehr, es scheint, als wäre die Liebe am Erlöschen. Und nicht nur deshalb ist für Ruth das Thema bis heute aktuell. Während sie erzählt schwankt sie zwischen Selbstanklagen, Selbstmitleid und einem trotzigen: „Ich steh' dazu." Die ganze Situation belastet sie, denn sie weiß nicht, wie sie mit ihr umgehen soll. Sie traut sich nicht zu vergessen, aber nicht vergessen tut ihr auch nicht gut.

Erst als sie in der Aufstellung erlebt, welche Wirkung ihr Verhalten hat, fällt es ihr wie Schuppen von den Augen: Das Kind steht auf wackligen Beinen, fühlt sich kalt und wie abgeschnitten von seinen Eltern. Ruths Stellvertreterin jagt es kalte Schauer über den Rücken. Erst als das Kind vor die Eltern gesetzt wird, und sie ihm beide leicht eine Hand auf den Kopf legen, um sich von ihm zu verabschieden, bricht die Trauer aus Ruth heraus. Aber sie hat nun nichts „Künstliches" mehr, sondern kommt aus tiefstem Herzen. „Liebes Kind", sagt sie zu ihm, „ich achte, daß du Platz gemacht hast. Ich nehme dich jetzt als mein Kind, und du darfst mich haben als deine Mutter. Es tut mir leid. Ich gebe dir jetzt einen Platz in meinem Herzen. Und ich mache es gut, so gut ich kann. Du sollst Anteil haben an dem Guten, das ich im Gedenken an dich und mit dir vor Augen vollbringe. Und jetzt lasse ich dich gehen." Und nachdem Ruths Freund sich mit denselben Worten verabschiedet hat, fühlt sich auch das Kind friedlich, angenommen und geborgen. Und als Ruth anschließend ihren Freund ansieht und sagt: „Es tut mir leid", wird klar, daß er wegen des Kindes und ihrer einsamen Entscheidung auf dem Absprung war. Aber mit dem Satz: „Jetzt darf es vorbei sein", hatten beide die Chance, sich einen neuen gemeinsamen Anfang zu gestatten.

Solange die Eltern das abgetriebene Kind nicht als ihr Kind wahrnehmen und für die Abtreibung sühnen, geht es dem Kind schlecht. So zeigt es sich jedenfalls in Aufstellungen. Auf unheilvolle Weise bleiben Eltern und Kinder aneinander gebunden und finden keine Ruhe. Und die Abtreibung treibt nicht nur das Kind ab, sondern auch die meisten Eltern auseinander, so wie auch in Ruths Fall. Stellen sich aber Mann und Frau gemeinsam ihrer Verantwortung und Trauer, hat die Beziehung eine Chance und kann sich sogar vertiefen. Allerdings ist sie dann nicht mehr die gleiche wie vorher, sondern wird eher wie eine neue Bindung erlebt, zu der sich beide Partner neu bekennen. Man fängt gemeinsam neu an, und das Vergangene darf vergangen sein. Man redet einfach nicht mehr darüber, schon gar nicht mit seinen später geborenen Kindern. Denn eine Abtreibung geht nur das Paar etwas an, und es genügt völlig, wenn die Partner ihrem Kind einen guten Platz in ihren Herzen geben. So gehört es dazu, ohne jemanden zu belasten.

Eine letzte Frage bleibt: Kann man nun aus der Tatsache, daß eine Abtreibung häufig als Schuld erlebt wird, automatisch schließen, daß sie ein Mord am ungeborenen Leben ist? Ohne hier eine ideologische Diskussion auslösen zu wollen, kann die Frage aus systemischer Sicht mit einem deutlichen Nein beantwortet werden. Denn die Auswirkungen, die beide Ereignisse in Aufstellungen haben, unterscheiden sich erheblich. Derjenige, der ein Mitglied seiner Familie umbringt, löst im System eine große Unruhe aus, und Frieden kann erst einkehren, wenn er ausgeschlossen wird. Der Mörder hat sein Recht auf Zugehörigkeit verspielt und muß das System verlassen. Bei einer Abtreibung ist von dieser Wirkung aber nichts zu sehen, sie löst weder eine vergleichbare Unruhe aus, noch ist sie Anlaß für einen Ausschluß. Systemisch gesehen hat die Abtreibung eine völlig andere Qualität als ein Mord.

Die Identifizierung

Manche Menschen haben bisweilen das Gefühl, „außer sich", nicht wirklich völlig sie selbst zu sein. Für die einen ist es ein unterschwelliger Dauerzustand, die anderen überfällt es nur in bestimmten Situationen. Sie zeigen dann Gefühle und Verhaltensweisen, die weder ihnen selbst noch ihrer Umwelt nachvollziehbar und verständlich sind. Sie werden z.B. über vieles sehr wütend, kämpfen fanatisch um Gerechtigkeit, äußern sich übertrieben abfällig oder verächtlich über die einen oder zeigen eine unangemessene Verehrung für andere. Ihre Reaktionen sind häufig sehr extrem: was sie auch machen, wofür sie sich auch einsetzen, und wogegen sie auch kämpfen, immer geben sie mindestens 200%. Das ist ihnen selbst nicht bewußt, und sie können es auch nicht abstellen.

Andere Menschen führen gleich ganz ein Leben, das sie selbst nicht wirklich begreifen, und das im Grunde auch nicht ihren Vorstellungen entspricht. Dabei treffen sie Entscheidungen oder tun Dinge, die sie im Nachhinein nicht erklären können. Sieht man genauer hin, stellt man oftmals fest, daß Menschen mit diesem Verhalten eine andere Person aus dem Familiensystem vertreten. Sie brauchen diesen Menschen gar nicht zu kennen und ahmen ihn doch in seinem Verhalten, seinen Gefühlen und seinem Schicksal nach, sie sind mit ihm identifiziert.

Die Liste derjenigen, mit denen wir uns identifizieren, ist lang. Sie umfaßt die Vergessenen, Ausgeschlossenen und Ausgeklammerten, die nicht Gewürdigten und aus dem System Herausgedrängten, die, die etwas geopfert oder auf etwas verzichtet haben, solche mit einem schweren Schicksal, und nicht zuletzt die früheren Partner von Eltern oder Großeltern. Die Identifizierung ist meist das Ergebnis einer Ausgleichsbewegung des Systems, bei der ein unschuldiges Kind im Interesse eines Vorgeborenen vergangenes Unrecht wiedergutmacht. Das System greift sich einen, der den Ausgleich herstellen muß, egal was es ihn kostet. Es überspringt dabei die Generations- und sogar die Familiengrenzen und zeigt sich in seinen Ausgleichsbewegungen machtvoll und „rücksichtslos": Normalerweise bevorzugt das System für die Vertretung eines Vorgeborenen ein Kind desselben Geschlechts. Ist ein solches aber nicht vorhanden, nimmt es auch eines vom anderen Geschlecht. Dadurch kann der Neffe mit seiner früh gestorbenen Tante und die Enkelin mit dem aus der Familie ausgeschlossenen Großvater identifiziert sein. Und je nachdem, wie stark die Identifizierung ist, führt das manchmal dazu, daß die betroffenen Kinder homosexuell werden – eine logische Konsequenz, wenn ein Mensch des anderen Geschlechts gewissenhaft nachgeahmt wird. Aber Vorsicht, die Identifizierung kann zur Homosexualität führen, aber der Umkehrschluß, alle Homosexuellen wären identifiziert, ist eindeutig übereilt.

So gibt es Menschen, die, ohne es zu wissen, mit einem Angehörigen aus einer früheren oder der eigenen Generation identifiziert sind, weil er vergessen, ausgeschlossen, ausgeklammert oder nicht gewürdigt wurde.

Noch in der Generation unserer Großeltern konnten uneheliche Kinder, nicht standesgemäße Verbindungen, Homosexualität oder Spielschulden Anlaß für den Ausschluß aus der Familie und die lebenslange Ächtung sein. Heute läuft es etwas versteckter aber nicht weniger wirkungsvoll ab. Fast täglich werden Familienmitglieder aus scheinbar einleuchtenden Gründen aus der Familie herausgedrängt und jeder Kontakt mit ihnen unterbunden; sie gehören einfach nicht mehr dazu. Das passiert z.B., wenn Ehen kläglich scheitern und bei einem Partner Wut und Schmerz so groß sind, daß seine Haltung gegenüber dem ehemaligen Partner unversöhnlich wird. Dann verweigert man einem Menschen seinen Platz im System, mit dem Erfolg, daß ein Nachgeborener ihm diesen wieder verschafft, indem er sich mit dem Ausgeklammerten identifiziert.

Die Identifizierung ist die unbewußte Wiederholung eines fremden Schicksals. Daß sich das in irgendeiner Form auf das partnerschaftliche Verhalten auswirken muß, ist anzunehmen. Die Folgen sind in der Regel mindestens störend, wenn sie nicht sogar eine Partnerschaft verhindern. Denn die Identifizierten sind zu einem Teil nicht sie selbst, im Hintergrund scheint sie eine Art Schattenwesen zu beherrschen, das ihr Verhalten und ihre Gefühle bestimmt. Vielleicht fühlen sie sich wie tot und leben auch so, weil sie mit einem früh verstorbenen Bruder oder einer früh verstorbenen Schwester identifiziert sind. Wie lebendig kann da eine Partnerschaft sein? Und wie sehr muß man sich mühen, die Schale zu durchbrechen, in der dieser Partner lebt? Vielleicht fühlt sich ein Identifizierter auch zutiefst verlassen, weil er einen Menschen nachahmt, der aus dem System ausgeschlossen wurde und darunter entsetzlich litt. Wie kann man ihm klarmachen, daß man (noch) nicht vorhat, ihn zu verlassen? Welche Beweise der Liebe kommen bei ihm überhaupt an? Hat man als Partner nicht ein ergänzendes Programm, kann man mit der Belastung, die aus einer Identifizierung folgt, meist nur eine begrenzte Zeit leben. Ohne sichtbare Besserung der Situation wird man über kurz oder lang verzweifeln, und nicht wenige Beziehungen sind daran schon zerbrochen.

Ein Beispiel:

Jürgen und Sabrina sind ratlos und wissen nicht mehr weiter. Seit sechs Jahren sind sie zusammen, aber das Ende ihrer Beziehung ist in Sicht. Sie sind auf Sabrinas Initiative zum Aufstellungsseminar gekommen, weil es die letzte Chance zu sein scheint, das Ruder doch noch herumzureißen. Ihr Dauerthema seit Beginn der Beziehung ist, ob Jürgen sich wirklich auf Sabrina und ihre Beziehung einläßt. Jürgen meint, ja, und

Alle Angaben werden vertraulich behandelt.
* Der Newsletter kann jederzeit abbestellt werden.

Name/Vorname: _____

Straße: _____

PLZ, Ort: _____

Telefon: _____

E-Mail: _____

Geburtsdatum: _____

Bitte senden Sie mir:

☐ weitere Informationen aus dem Schirner Verlag

☐ den Schirner Newsletter (nur als E-Mail*)

☐ das Schirner Seminarprogramm

Diese Karte entnahm ich dem Buch: _____

Würden Sie dieses Buch weiterempfehlen?

Vielen Dank!

Antwort

Schirner Verlag
Elisabethenstr. 20 – 22
D-64283 Darmstadt

Das Porto
übernehmen
wir für Sie!

versteht nicht, was Sabrina eigentlich von ihm will; sie dagegen behauptet, er sichere sich ständig ab und halte Abstand. So fälle er über ihren Kopf hinweg Entscheidungen, die sie beide beträfen, ziehe sich innerlich von ihr zurück und verhalte sich manchmal, als wäre er begeisterter Single. So zerren sie aneinander herum, der eine in diese, der andere in jene Richtung, und bleiben doch am selben Fleck stehen.

Die Aufstellung zeigt, daß Jürgen mit dem ehemaligen Verlobten seiner Mutter identifiziert ist, den diese verließ, als Jürgens Vater in ihr Leben trat. Dieser Mann hat nie wieder geheiratet und machte aus der „Not" eine Tugend, er wurde bekennender Single. Und obwohl er verlassen worden war, blieb er seiner früheren Verlobten in Freundschaft verbunden und war ein häufiger Gast im Haus von Jürgens Eltern. Der kleine Jürgen fand Onkel Pu einfach Klasse, er schwärmte für ihn und versuchte, ihm zu gefallen. Und ganz heimlich wünschte er sich ihn als seinen Vater. Das waren die ersten Anzeichen für Jürgens Identifizierung. Der Grund: Dieser Mann hörte nie auf, seine Mutter zu lieben, und sie hielt ihn sich warm, für alle Fälle. Statt sich eindeutig von ihm zu trennen und seine Hoffnungen auf ihre Rückkehr zu zerstören, gab sie sich unentschlossen, ein ganzes Leben lang. Daß er das mitmachte, war natürlich sein Problem. Aber auch das Verhalten von Jürgens Mutter war nicht richtig, es verlangte nach Wiedergutmachung, und Jürgen identifizierte sich mit diesem Mann. Er lebte unbewußt wie ein Single und wartete heimlich auf die Rückkehr der Mutter. Für Sabrina war er gar nicht frei. Nachdem seine Mutter und ihr ehemaliger Verlobter in der Aufstellung die Verantwortung für ihr Leben und ihr Verhalten übernahmen, konnte Jürgen aufhören, wie ein anderer zu leben.

Die Möglichkeit, daß eine Identifizierung vorliegt, besteht überall da, wo sich Schicksale auffällig gleichen. In der einen Familie gibt es eine Großtante, die als alte Jungfer verlacht wurde, und eine ihrer Großnichten findet keinen Partner. In der anderen ging ein Onkel ins Kloster und ein Neffe ergreift ein halbes Jahrhundert später einen seelsorgerischen Beruf. In der dritten gibt es einen Vorfahren, der große persönliche Schuld auf sich lud, weil er einen Menschen umbrachte oder ihm schwer schadete. Ein Nachkomme sühnt dafür, er lebt vielleicht sein Leben nicht, ergreift einen helfenden Beruf oder fühlt sich hilflos, schwach und kann sich nicht wehren, kurz: Er verhält sich wie ein Opfer. Aber auch Aussagen wie: „Du bist genau wie ...", oder: „Du ähnelst immer mehr ...", können Hinweise auf eine mögliche Identifizierung sein. Speziell für die Betroffenen ist das aber nicht leicht zu erkennen. Um einer Identifizierung auf die Spur zu kommen und sie zu lösen, sind genaue Kenntnisse über die Geschichte eines Systems und die wichtigsten Ereignisse in der Familiengeschichte nötig. Ohne diese Informationen bleiben auch berechtigte Vermutungen reine Spekulation, die nicht einmal in einer Aufstellung zu vernünftigen Ergebnissen führen.

Das Grundproblem der Identifizierung besteht darin, daß das Recht, das dem Früheren nachträglich widerfährt, ein Unrecht für einen Späteren darstellt. Nicht nur, daß er sein eigenes Leben nicht lebt, durch die Nachahmung eines Früheren verläßt der Nachgeborene auch seinen eigenen Platz. Und das stört nun wieder die Ordnung und führt zu weiteren Verwicklungen. Das Problem wird durch sein Opfer nicht wirklich gelöst, sondern auf nachfolgende Generationen verschoben – die Ausgleichsbewegung des Systems ist blind. Eine Lösung gibt es erst dadurch, daß ein Ausgeklammerter oder Verdrängter seinen Platz zurückbekommt, ein Nichtgewürdigter gewürdigt wird, Schuld dorthin zurückgegeben wird, wo sie herkommt, oder Verantwortung für das eigene Handeln übernommen wird, so wie in Jürgens Beispiel.

Wenn dann die Person, die nachgeahmt wurde, den ihr zustehenden Platz erhält, kann zwischen ihr und dem Identi-

fizierten erstmals eine echte Beziehung aufgebaut werden. Ein
Ausgeklammerter, zu dem man sagt: „Auch du gehörst dazu",
wird als getrennt von einem selbst, als ein ganz anderer Mensch
erkannt. Denn wer einen Menschen nachahmt und lebt wie
er, nimmt diese Person nicht wirklich wahr: Er sieht sie nicht
als das, was sie ist, sondern glaubt sich identisch mit ihr. Nur
so kann er sich überhaupt identifizieren. Wer dagegen sein
Gegenüber als eigenständigen Menschen sieht, muß zwangsläufig erkennen, daß dieser Mensch verschieden ist von der
eigenen Person. Eine Identifizierung wird damit unmöglich,
und der Nachgeborene ist frei, sein eigenes Leben zu leben.

Die Hinbewegung zu den Eltern und das Nehmen von Vater und Mutter

Zum Schluß geht es um zwei Phänomene, die strenggenom-
men keine systemischen Störungen sind. Sowohl unterbrochene Hinbewegung als auch die Weigerung, von Vater und
Mutter zu nehmen, sind individuelle Störungen, die sich aber
in der Partnerschaft unmittelbar auswirken. Sie bestimmen
über die Fähigkeit, eine Bindung einzugehen und sich auf den
Partner einzulassen und darüber, ob wir zu einem partnerschaftlichen Ausgleich von Geben und Nehmen in der Lage
sind.

Am Anfang des Lebens steht das überlebensnotwendige
Bedürfnis des Neugeborenen nach Bindung an die Eltern,
zuerst vor allem an die Mutter. Allein ist der Säugling nicht
lebensfähig, und darum benötigt er Hilfe und jemanden, der
ihm die Welt erklärt und zeigt, was man von ihm erwartet. In
dieser frühen Phase ist das Kind noch völlig offen. Über den
Augenkontakt nimmt es zur Mutter Verbindung auf und fängt
so ihre Emotionen ein; es läßt sie förmlich in sich hineinströ-
men und strebt gleichzeitig mit jeder Faser zu ihr hin. Es ist

ein tiefer, ursprünglicher Drang, der ankommen und erwidert werden will. Liebespaare können etwas sehr ähnliches erleben, wenn sie sich lange und intensiv in die Augen schauen. Sobald Schutz und Abwehr fallen, fließt die Energie und man glaubt, man könnte sich auf den Grund der Seele schauen. Kommt die ursprüngliche Hinbewegung des Kindes zu ihrem Ziel, entsteht daraus ein tiefes Urvertrauen, das durch kaum etwas erschüttert werden kann. Wird sie aber unterbrochen, entsteht genau das Gegenteil – ein tiefes Ur-Mißtrauen.

Warum die Hinbewegung des Kindes zur Mutter bzw. den Eltern unterbrochen wird, dafür gibt es viele Gründe. Einer davon ist die Trennung von Mutter und Kind. Frühgeborene Kinder kommen nach der Geburt in den Brutkasten oder manche im Kleinkindalter ins Krankenhaus, oder ihren Müttern passiert etwas, das die Bindung auseinanderreißt. Und selbst wenn die Trennung nur vorübergehend ist, kann sie die Hinbewegung für immer unterbrechen. Ein weiterer Grund kann sein, daß Eltern, aus welchen Gründen auch immer, so sehr mit sich selbst beschäftigt sind, daß sie über die reine Grundversorgung hinaus ihren Kindern nichts von dem geben können, was diese so dringend brauchen und wollen. Aber auch aus vielen kleinen, unbeabsichtigten Zurückweisungen der Eltern kann allmählich die feste Überzeugung werden: „Ich bekomme ja doch nicht, was ich brauche", oder: „Ich werde nie wieder um etwas bitten." Die Hinbewegung wird unterbrochen und zurückgehalten, weil es für das Kind zu schmerzhaft ist, es immer wieder erfolglos zu versuchen. Einige der Gründe, warum es soweit kommt, sind dramatisch, andere scheinen aus erwachsener Sicht eher unbedeutend. Aber für das betroffene Kind sind sie immer traumatisch und prägend für alle späteren Bindungen.

Als Erwachsene weichen so geprägte Kinder immer dort zurück, wo sie eigentlich Nähe, Sicherheit und Liebe suchen.

Sie gehen ein Stück weit auf einen Partner zu, aber im entscheidenden Moment ziehen sie sich wieder zurück, und die Hinbewegung zum Partner wird dort unterbrochen, wo auch die Hinbewegung zu den Eltern endete. Es ist eine Kreisbewegung, die mit jedem neuen Partner von vorne beginnt, um doch nur wieder an ihrem Ausgangspunkt zu enden. Und solange die Hinbewegung zu den Eltern unterbrochen bleibt, kann auch die zu einem Partner nicht ankommen.

Ein Beispiel:

Hans-Peter ist charmant, liebenswürdig und hat Glück bei den Frauen. Das große Thema seines Lebens ist die Liebe. Er sehnt sich nach einer festen Partnerschaft, nach Vertrauen und Sicherheit. Bisher leider vergeblich. Seine jeweilige Partnerin verwöhnt Hans-Peter mit kleinen Aufmerksamkeiten und wunderbaren, spontanen Einfällen, zudem ist er ein kreativer und zärtlicher Liebhaber. Die Frauen sind hingerissen. Zumindest für eine Weile. Dann machen sie alle die gleichen Erfahrungen: Sobald ein gewisses Maß an Nähe und Vertrautheit eintritt, kurz bevor er sich ganz auf seine Partnerin einläßt und seinen Gefühlen folgt, geschieht etwas Merkwürdiges. Hans-Peter wird unruhig, provoziert Mißverständnisse und Streit, sucht sich eine Geliebte und zieht sich schmollend und wie ein trotziges Kind zurück. Nach einer Weile taucht er wieder auf, charmant, werbend und unwiderstehlich zerknirscht, und das Spiel beginnt von vorne. Hans-Peter versteht sich selbst nicht, aber ab einem bestimmten Punkt von Nähe, will und kann er sich nicht mehr einlassen und sucht fluchtartig das Weite. Eine tiefsitzende Angst läßt ihn um sich schlagen und die Beziehung mit allen Mitteln auf Distanz bringen, bevor ein anderer ihn verletzen kann.

Die Ursache für sein Verhalten liegt in einem einschneidenden Erlebnis in seiner Kindheit. Als er ein halbes Jahr alt war, wurde seine Mutter schwerkrank, und sein völlig überforderter Vater brachte den Säugling erst bei den Großeltern, später bei Pflegeeltern unter. Erst mit eineinhalb Jahren kehrte Hans-Peter in sein Elternhaus zurück. Weshalb Papa und Mama ihn weggegeben und sich so wenig um ihn gekümmert hatten, konnte das kleine Kind nicht begreifen, auch nicht, daß diese Zeit vorübergehen würde. Den Schock über die Trennung und seine Verzweiflung über den Verlust der vertrauten Welt waren „gespeichert". Wann immer er sich später als Erwachsener zu einer Frau hingezogen fühlt und sich auf die Liebe einläßt, kommen an einem bestimmten Punkt von Nähe die Erinnerungen an diesen Schock hoch, und er schreckt zurück. Obwohl sein Bewußtsein das ursprüngliche Ereignis vergessen hat, sein Körper erinnert sich und reagiert mit den gleichen Symptomen und Gefühlen wie damals. Aber da die Sehnsucht nach Liebe und Geborgenheit bleibt, macht er sich wieder auf den Weg, nur um am gleichen Punkt erneut zurückzuschrecken.

Die Lösung für Menschen wie Hans-Peter liegt darin, die unterbrochene Liebe an ihr wahres Ziel zu bringen, zu Mutter und/oder Vater. Das kann z.B. in einer Aufstellung geschehen, indem dem Drang hin zu den Eltern endlich nachgegeben wird. Es ist immer wieder berührend zu sehen, wie in Aufstellungen die unterbrochene Hinbewegung ihr Ziel endlich erreicht und Enttäuschung, Verzweiflung und Schmerz sich in einen tiefen Frieden wandelt. Das Gefühl ist wieder dort angekommen, wohin es gehört – bei den Eltern – und muß nicht mit Liebespartnern ständig neu inszeniert werden.

Nicht selten werden Kinder, bei denen die Hinbewegung unterbrochen wurde, „bockig": Wenn sie nicht bekommen, wonach sie verlangen, nehmen sie auch nicht, was sie bekommen könnten. Sie nehmen überhaupt nichts, selbst das Gute nehmen sie nicht einmal wahr. Ganz ähnlich verhalten sich Kinder, die glauben, sie wären besser gar nicht da. Die einen kommen zu diesem Schluß, weil sie den Eindruck haben, ihre Eltern hätten sie nicht gewollt oder nur ihretwegen geheiratet. Die anderen empfinden sich als Belastung, weil sie spüren, daß ihre Eltern überfordert sind. Und wieder andere halten sich für nicht „gut" genug und glauben, sie könnten den elterlichen Ansprüchen nicht genügen. Aber auch Kinder, die direkt nach einer Totgeburt oder, nachdem eines ihrer Geschwister früh verstarb, auf die Welt kommen, haben manchmal das Gefühl: „Mich dürfte es eigentlich nicht geben." Viele dieser Kinder sind das, was man „pflegeleicht" nennt, sie machen sich innerlich klein und unsichtbar, stellen kaum Forderungen und bereiten wenig Unannehmlichkeiten. Sie können nicht nehmen – weder die Eltern noch das eigene Leben.

Diese Kinder empfinden aber gleichzeitig einen Mangel, und ganz tief innen glauben sie, daß ihnen noch etwas zustehe. Dann nehmen sie häufig ihren Eltern gegenüber die Haltung eines Richters ein, der prüft, beurteilt und entscheidet, was sie falsch gemacht, zu wenig gegeben oder versäumt haben. Sie tun, als müßten Vater und Mutter sich ihr Elternsein durch besondere Leistungen erst verdienen. Aber Elternschaft ist kein Dienstleistungsgewerbe, von dessen Qualität es abhängt, ob ich ein zufriedener Kunde bin und bleibe oder empört den Vertrag kündige. Weder können Eltern bei Nichtgefallen ihr Kind zurückgeben, noch können Kinder ihre Eltern umtauschen. Es gibt keine anderen Eltern als die, die man hat; sie sind, wie sie sind, mit all ihren Stärken und Schwächen, ihren Eigenheiten und besonderen Lebensumständen. Und so, wie sie sind, sind sie die einzig richtigen Eltern ihres Kindes – denn ohne genau diesen Vater und diese Mutter würde es sie gar nicht geben.

Ob jemand seine Eltern annimmt, hat immer Auswirkungen auf ihn selbst. Jeder Mensch ist sein Vater und ist seine Mutter, und aus diesem Grundstock entsteht das Eigene. Wer aber die eigenen Wurzeln als minderwertig verachtet und ablehnt, dem fehlt etwas Wesentliches. Denn man kann sich selbst ja nur annehmen und lieben, wenn man seine Wurzeln gutheißt und sie annimmt. Wer seine Eltern nicht annimmt oder sie gar ablehnt, wird auch mit sich selbst nicht im Reinen sein und sich unvollkommen und leer fühlen. Wer aber das, was die Eltern geschenkt haben, wie wenig und wie mangelhaft es auch scheinen mag, annimmt und ihm zustimmt, ohne etwas hinzuzufügen, weglassen oder zurückweisen zu wollen, findet darin eine heilende Kraft.

Nimmt aber jemand das Wertvollste, was er bekommen hat – sein Leben – nicht an, fordert er im Gegenzug unablässig und übermäßig viel. Diese Menschen laufen mit dem Anspruch und der Forderung durchs Leben: Mir steht noch etwas zu, und sie signalisieren jedermann: Du schuldest mir etwas. Doch wieviel sie auch bekommen, sie werden nicht satt. Denn sie nehmen das, was gegeben wird, als selbstverständlich hin, und spüren gleichzeitig, es ist nichts wert und erfüllt ihr Bedürfnis nicht. Eine Liebesbeziehung mit solchen Menschen ist mehr als anstrengend, denn sie zweifeln an den Gefühlen des Partners, nehmen seine Zuneigung und liebevollen Gesten kaum wahr und brauchen ständig neue Liebesbeweise, die aber, wenn überhaupt, nur kurzzeitig wirken. Sie sind wie ein Faß ohne Boden und brauchen weit mehr, als der Partner ihnen jemals geben kann. Sie nehmen und nehmen und geben nicht zurück. Weil ihr Anspruch ein kindlicher ist, sind sie zu einer erwachsenen Partnerschaft gar nicht fähig. Über kurz oder lang ist damit jeder Partner völlig überfordert, selbst wenn er ein ergänzendes Programm hat und von sich aus bereitwillig gibt, ohne dafür etwas zu verlangen. Das nagende Gefühl, nicht genug zu bekommen, bleibt, solange diese Menschen das Entscheidende nicht nehmen: Ihre Eltern und damit das Leben, das sie von ihnen haben. Und darüber hinaus all das, was sie von den Eltern noch bekommen haben müssen, um überhaupt heranwachsen zu können. Wer nachträglich annehmen kann, was die Eltern ihm als Kind gaben, ist mit sich im Reinen.

Aber Eltern geben nur, solange Kinder auf sie angewiesen sind. Als Erwachsener hat man schon alles bekommen, was sie geben konnten. Wer jetzt noch in der Anspruchshaltung des Kindes verharrt und nach dem verlangt, was er früher nicht bekam, bleibt in der Vergangenheit stecken. Denn er wendet sich mit seiner Forderung nicht an die Eltern von heute, sondern an die, die ihm damals fehlten, und die gibt es nicht mehr. Die Hoffnung, von ihnen noch etwas bekommen zu können, ist eine Illusion, die das Eigene verhindert und den Weg nach vorne durch Unerledigtes versperrt. Solange ein erwachsenes Kind fordert und nicht mit dem zufrieden ist, was es bekam, kann es sich nicht von den Eltern lösen, denn der Anspruch bindet. Die offene Rechnung auf deren Begleichung sie warten, hält sie bei den Eltern fest. Und statt das Beste aus dem eigenen Leben zu machen und nun selbst die Verantwortung für das eigene Wohlergehen zu übernehmen, zeigen viele mit anklagendem Finger auf ihre Eltern und strafen sie, indem sie ihnen ihr Unglück vorführen: seht her, was ihr aus mir gemacht habt. Doch die meisten Eltern bleiben davon unberührt, und leiden tut nur das anklagende Kind: Weil es nicht nimmt, was es bekam und fordert, was nicht mehr zu bekommen ist, hat es am Ende gar nichts.

Schlimmer noch: Wer von den Eltern das Gute nicht nimmt und sie ablehnt, wird – von ihm selbst unbemerkt – oft genau wie sie. Denn die kindliche Seele duldet nicht, daß die ursprüngliche Liebe verleugnet wird. Und so gleicht sie die bewußte Ablehnung der Eltern dadurch aus, daß sie ihnen auf einer unbewußten Ebene treu bleibt und das, was wir so schlimm an ihnen finden, nachahmt. Wer seinen Eltern ihre Eigenschaften und Verhaltensweisen vorwirft, läuft Gefahr, eben diese selbst zu entwickeln. Wer aber innerlich sagen kann:

„Liebe Mama, lieber Papa. Ich nehme mein Leben von euch, alles, das Ganze, mit allem Drum und Dran, und zu dem vollen Preis, den es euch gekostet hat und den es mich kostet", erhält ein kostbares Geschenk. Er erneuert die ursprüngliche Liebe und versöhnt sich mit den Eltern und sich selbst. Und er gewinnt die Freiheit, aus dem Guten von Vater und Mutter das Eigene zu entwickeln und das Schlechte ganz bei ihnen zu lassen. Er hat die Wahl und ist frei für seinen eigenen Weg. Das Fordern, Urteilen, Zweifeln und Suchen kann aufhören, wenn anerkannt und gewürdigt wird, was war: „Es ist viel, was ihr mir gegeben habt, und es ist genug. Für den Rest bin ich selbst zuständig." Mit dieser Haltung hat auch eine ebenbürtige und erwachsene Partnerschaft endlich eine Chance.

Das nachfolgende Morgengebet wird in Aufstellungen häufig eingesetzt, wenn ein Kind seine Eltern ablehnt. Nachdem das Kind sich von Vater und Mutter angenommen fühlt, drückt es mit dem Aussprechen dieser Worte die Zustimmung zu den Eltern und zum eigenen Leben aus. Diese Ehrung der Eltern entfaltet eine tiefe Wirkung, wenn die Worte von Herzen kommen und mit den innersten Gefühlen übereinstimmen. Spüren Sie beim Lesen der Sätze einfach in sich hinein und achten Sie auf Ihre Reaktionen. Taucht an bestimmten Stellen Widerspruch, Trotz oder Trauer auf, ist das ein guter Hinweis dafür, daß es mit einem oder beiden Elternteilen noch etwas zu klären gibt.

Gebet am Morgen des Lebens*

Liebe Mama (liebe Mutti),
ich nehme es von Dir, alles, das Ganze,
mit allem Drum und Dran,
und ich nehme es zum vollen Preis,
den es dich gekostet hat
und den es mich kostet.
Ich mache was draus, Dir zur Freude
(und zum Andenken).
Es soll nicht umsonst gewesen sein.
Ich halte es fest und in Ehren,
und wenn ich darf, gebe ich es weiter, so wie Du.
Ich nehme Dich als meine Mutter,
und Du darfst mich haben als Dein Kind
(als Deinen Sohn, als Deine Tochter).
Du bist für mich die Richtige, und ich bin Dein richtiges
Kind.
Du bist die Große, ich der (die) Kleine.
Du gibst, ich nehme.
Liebe Mama!
Ich freue mich, daß Du den Papa genommen hast.
Ihr beide seid für mich die Richtigen. Nur ihr!

(Es folgt das gleiche in bezug auf den Vater.)

*Gunthard Weber (Hrsg.): Zweierlei Glück. Die systemische Psychotherapie Bert Hellingers. Carl-Auer-Systeme, Heidelberg, 14. Auflage 2001, S. 64.

Der Einfluß individueller Prägungen

Das Drehbuch des Lebens

Die Tragödie, der Krimi, das Drama, das Lustspiel oder einfach nur die tägliche Seifenoper, die die ganze Familie miteinander aufführt, beeinflußt unser Denken, prägt das, was wir über uns selbst glauben, und bestimmt, wie wir die Welt erleben und unser Leben gestalten. Eric Berne, der „Vater" der Transaktionsanalyse, brachte die verschiedenen Grundüberzeugungen, die Menschen im Laufe ihres Lebens entwickeln, auf folgende einfache Nenner:

- Ich bin okay, du bist okay.
- Ich bin okay, du bist nicht okay.
- Ich bin nicht okay, du bist okay.
- Ich bin nicht okay, du bist nicht okay.

Aus jeder dieser Grundüberzeugungen entsteht ein typisches Lebensgefühl und eine bestimmte Haltung der Welt gegenüber. Mit der Einstellung „Ich bin okay, du bist okay" werden Sie vermutlich eine gelassene, tolerante Lebenseinstellung haben und mit ihren Mitmenschen gut auskommen, auch wenn jemand ganz anders denkt, fühlt und handelt als Sie selbst. Mit der Einstellung „Ich bin nicht okay, du bist nicht okay" neigt man sehr wahrscheinlich zu einem pessimistischen Weltbild und depressiven Verstimmungen oder wird zu einem unerbittlichen Kämpfer gegen sich und die Welt. Je nachdem, welche Grundhaltungen zusammentreffen, können sich daraus harmonische Partnerschaften ergeben oder zermürbende, selbstzerstörerische Beziehungen.

Unser Drehbuch oder Skript basiert auf unseren frühkindlichen Erfahrungen, den förderlichen ebenso wie den hinderlichen. Da dieses Fundament in einer Phase der Entwicklung gelegt wird, in der die intellektuellen Fähigkeiten noch weitgehend unausgebildet sind und jeglicher innerer Abstand fehlt, verallgemeinern wir diese frühen Erfahrungen flächendeckend und halten sie fortan für die Wahrheit. Tief in unserem Unbewußten gespeichert, sind sie dem Bewußtsein später nicht mehr direkt zugänglich. Aber fortan laufen wir mit diesen Überzeugungen durch die Welt, als hätten wir eine Brille auf der Nase, die all die Erfahrungen ausfiltert, die diesen Überzeugungen nicht entsprechen. Diese Brille bewirkt, daß wir die alten „Wahrheiten" überall bestätigt finden. Wie eine sich selbst erfüllende Prophezeiung begegnet uns in der Welt scheinbar nur noch das, was unsere alten Erfahrungen bestätigt und damit verfestigt. Alle gegensätzlichen Erfahrungen werden entweder gar nicht wahrgenommen oder so umgedeutet, daß sie unserem Weltbild entsprechen.

Zu den verinnerlichten Botschaften, die unser Drehbuch maßgeblich beeinflussen, gehört all das, was unsere Eltern uns als Lebensprogramm mitgeben; ihre Vorstellung davon, welche Rolle wir im Leben spielen sollen, was aus uns werden soll oder wie wir leben sollen. Außerdem lernen wir nicht nur unsere eigene Rolle innerhalb der Familie perfekt zu spielen, im Laufe der Zeit lernen wir die Rollen der anderen Familienmitglieder so ganz nebenbei mit. Das ist einer der Gründe, weshalb erwachsene Töchter sich als Mütter plötzlich genau so verhalten, wie schon ihre Mütter, obwohl sie meist genau das nie wollten. Diese spezielle Art, Mutter zu sein, haben sie von Kindesbeinen an erlebt, gelernt und verinnerlicht.

Weitere Regieanweisungen, die wir von Eltern oder anderen wichtigen Bezugspersonen übernommen haben, beziehen sich darauf, wie wir die Rolle unseres Lebens spielen sollen, was zu denken erlaubt und welches Verhalten erwünscht ist. Den einen Teil dieser Botschaften erleben wir als Erlaubnis, bestimmte Dinge zu tun, „das darfst du", oder als Verbot, „das darfst du nicht". Das elterliche Gebot: „Sieh, denk, hör, fühl nicht, was hier wirklich los ist", blendet bestimmte

Teile der Wirklichkeit erfolgreich aus, und auch später im Leben wirken diese Gebote wie Filter, die nur bestimmte Wahrnehmungen zulassen. Eine andere Botschaft lautet: „Es wäre besser, es gäbe dich nicht", und als Folge davon macht sich jemand ein Leben lang möglichst unsichtbar, will nirgendwo anecken und fühlt sich minderwertig oder schuldig. „Sei nicht du selbst", oder: „Du gehörst nicht dazu", sind andere häufig anzutreffende Botschaften, die Kindern mit auf den Weg gegeben werden und ihre Rolle in der Familie, im Leben und in der Paarbeziehung prägen. Allmählich verinnerlichen wir diese grundsätzlichen Gebote, und erleben sie nicht mehr als von außen auferlegt, sondern als einen Teil unseres Selbst.

Ein erster Schritt, um sich von solchen Überzeugungen und Botschaften zu lösen, ist, sich ihrer bewußt zu werden. Überlegen Sie einmal, welche grundlegende Überzeugung sich wie ein unsichtbarer Leitfaden durch Ihr Leben zieht. Welchen Titel hat Ihr Drehbuch, und welche Rolle spielen Sie in diesem Film? Was ist der Maßstab Ihres Verhaltens? Ein solches Skript könnte beispielsweise lauten: „Ich bin nicht liebenswert." Aus einer solchen zentralen Überzeugung entstehen zwangsläufig weitere Schlußfolgerungen wie etwa: „Ich muß machen, was die anderen wollen", oder: „Meine Beziehungen sind ständig bedroht", oder auch: „Ich muß meinen Partner kontrollieren/etwas besonderes leisten/mehr geben als ich bekomme etc."

Wenn Sie Ihr grundlegendes Lebensmotto gefunden haben, überlegen Sie, an welchem Drehbuch Ihr Partner schreibt. Was ist seine Grundstimmung und welche Überzeugung schwingt durch sein Leben wie ein roter Faden? Wenn Sie beide miteinander vergleichen und zueinander in Beziehung setzen, würden Sie sagen: „Es sind zwar unterschiedliche Drehbücher, sie ergänzen sich aber hervorragend", oder stellen Sie eher fest, daß hier Bedürfnisse, Überzeugungen und Rollen aufeinanderprallen, die sich nicht miteinander vertragen?

Kind-Ich, Erwachsenen-Ich, Eltern-Ich

Ein interessantes Licht auf das eigene Verhalten und die in Paarbeziehungen ablaufenden Muster, wirft das Persönlichkeitsmodell der Transaktionsanalyse. Es unterscheidet drei Teile unseres Selbst: Das Kind-Ich, das Erwachsenen-Ich und das Eltern-Ich. Dabei ist es vom Zustand der Person und der Situation abhängig, in welchem Ich jemand sich momentan aufhält oder aus welchem Ich heraus jemand gerade agiert und spricht. Entsprechend der drei Lebensphasen ist das Kind-Ich bedürftig, passiv, kreativ und irrational; das Erwachsenen-Ich äußert sich vernünftig, selbstverantwortlich und aktiv gestaltend; und das Eltern-Ich ist versorgend und überwachend, es tadelt und lobt.

Eine lebendige, gleichwertige Beziehung baut sich auf, wenn zwei Menschen sich vorwiegend im Erwachsenen-Ich begegnen, also als eigenverantwortliche, erwachsene Menschen. Allerdings ist niemand von uns ständig im vernünftigen Erwachsenen-Ich, jeder ist immer mal wieder in seinem Kind-Ich oder in der Position eines Eltern-Ichs. Solange das der jeweiligen Situation gemäß ist und die Ich-Zustände einander ergänzen, bereichert und vertieft das eine Partnerschaft und läßt sie wachsen. Zwei frisch Verliebte verbringen beispielsweise viel Zeit im Kind-Ich. Ihr Gekicher und ihre Albernheit wirken auf Außenstehende kindlich, und in diesem Augenblick sind beide tatsächlich Kinder, die eine neue, gemeinsame Welt entdecken. Ein Partner der in das Eltern-Ich schlüpft und tröstet, wenn ein Ereignis den anderen ins Kind-Ich geworfen hat, und er nur heulen kann und gehalten werden will, ist in diesem Moment eine große Unterstützung. Unausgewogen wird eine Partnerschaft, wenn Paare in Rollen verharren und beispielsweise nur noch als bedürftiges Kind-Ich und fürsorgliches Eltern-Ich miteinander umgehen. Die mädchenhafte, verwöhnte Frau und der ewig fürsorgliche Mann verkörpern eine Variante dieser Paarkonstellation; die andere ist der sorglose, jugendliche und verantwortungsscheue Partner, der auf einen strafenden Partner trifft. Solche Paare scheitern meist daran, daß einer aus der eingeschliffenen Rollenverteilung ausbricht, weil er entweder darüber hinausgewachsen oder seiner Rolle müde geworden ist. Finden die Partner dann keine gemeinsame neue Ebene, ist die Trennung unausweichlich.

Ein Beispiel:

Melanie war sechzehn, Robert einunddreißig, als sie sich ineinander verliebten. Melanie war damals froh, ihrem zerrütteten Elternhaus zu entkommen, und Robert fühlte sich als Held und Retter seiner jungen Geliebten. Die ersten zehn Jahre waren sie ein glückliches Paar, doch in den letzten Jahren häuften sich die Streitereien, und Melanie wurde immer unzufriedener und rebellischer. Als sie sich in einen anderen Mann verliebte, sich von Robert aber nicht zu trennen traute, suchte sie Hilfe in einer Aufstellung. Es zeigte sich, daß Robert sich eher wie ein Vater fühlte und benahm. Im Gegenzug verhielt sich Melanie wie ein kleines Mädchen, das bei Robert väterlichen Schutz und Geborgenheit suchte. Nachdem Melanies kindliche Bedürftigkeit wieder dort angekommen war, wo sie hingehörte, nämlich bei ihren Eltern, namentlich ihrem Vater, trat sie als erwachsene Frau an Roberts Seite. Mit der veränderten Melanie aber konnte Robert nichts anfangen. Irritiert schüttelte er immer wieder den Kopf. Nach einer Weile sagte Melanies Stellvertreterin, und zeigte dabei auf den ebenfalls aufgestellten neuen Freund: „Bei ihm fühle ich mich als erwachsene Frau, und er sieht in mir eine erwachsene Frau. Wenn er", sie wies auf Robert, „mich so nicht will, dann ist es vorbei."

Obwohl Melanie sich und Robert eine neue Chance geben wollte und zunächst bei ihm blieb, fanden sie keine gemeinsame, neue Basis. Die alte Rollenverteilung stimmte nicht mehr, aber Robert weigerte sich, der veränderten Melanie auf einer neuen Beziehungsebene zu begegnen. In seinen Augen blieb sie das hilfsbedürftige Mädchen und er der edle Retter. Mit der erwachsenen Frau konnte oder wollte er sich nicht auseinandersetzen. Ein halbes Jahr später zog sie zu ihrem neuen Freund.

Spiele zwischen Erwachsenen

Menschen lieben es zu spielen. Sie amüsieren sich bei Gesellschaftsspielen, schließen Wetten ab, und bei sportlichen Großveranstaltungen wie Fußball-Weltmeisterschaften oder Formel-Eins-Rennen versinken ganze Völker im Spielrausch und unterhalten sich dabei hervorragend. Die Spiele, die in diesem Kapitel angesprochen werden, sind weniger sportlich und weniger unterhaltsam. Der größte Unterschied ist allerdings, daß dabei ein immer gleicher, vorhersehbarer Gesprächs- und Handlungsablauf abgespult wird. Obwohl sie uns meistens fürchterlich aufregen und wenig Unterhaltungswert besitzen, können wir sie nur schwer stoppen. Sie laufen jahrelang nach dem gleichen Schema ab, und nie gibt es einen eindeutigen Gewinner.

Psychospiele dieser Art sind beispielsweise das ewige Gezänk zwischen geschiedenen Eltern um Besuchsrecht oder Verhalten des ehemaligen Partners. Bei jeder Begegnung läuft eine Theateraufführung ab, bei der jeder Partner seinen Part bis ins letzte Stichwort beherrscht. Das gleiche Stück, Woche für Woche, Monat für Monat, Jahr für Jahr.

Ein weiteres Beispiel für Psychospiele sind Männer und Frauen, die immer dann heftig zu flirten (zu schmollen, zu streiten, zu heulen etc.) beginnen, wenn der Partner sich mit anderen Dingen beschäftigen will oder muß, und es ihnen gegenüber an Aufmerksamkeit fehlen läßt. Von Eifersucht gemartert, mit tausend Besserungsschwüren auf den Lippen und schlechtem Gewissen wendet sich der für seine Unaufmerksamkeit bestrafte Partner dann wieder ganz dem anderen zu. Höchstwahrscheinlich nicht reinen Herzens, denn Beruf, Pflichten, Hobbys und eigene Bedürfnisse fordern ebenfalls Aufmerksamkeit und Zeit. Sie geraten wegen des Flirtens oder Schmollens und der aufgewühlten Gefühle zwar momentan in den Hintergrund, verschwunden sind sie deshalb nicht. Einige Männer und Frauen grollen nur innerlich, während sie äußerlich charmant den Partner umwerben und wieder für sich gewinnen wollen. Andere schlagen empört auf den Tisch und lassen ihrer wütenden Eifersucht und ihrem Unmut freien Lauf. Aber wie auch immer man sich verhält, der Partner hat sein Ziel erreicht. Die ganze Aufmerksamkeit ist wieder bei ihm. Allerdings nur für eine Weile, dann fordern die übrigen Dinge des Lebens wieder ihr Recht, und das Spiel beginnt von vorne.

Da es sich bei dieser Art von Spielen um die Verschleierung des eigentlich gewollten Zieles handelt, in diesem Fall: „Kümmere dich um mich", kann man sie nur aus einem Sekundär- oder Ersatzgefühl heraus spielen (vgl. S. 37). Wie beim Ersatzgefühl wird nicht das ausgesprochen, worum es wirklich geht, sondern das angestrebte Ziel wird über Umwege oder durch ein bestimmtes Verhalten zu erreichen versucht. Das primäre, eigentliche Bedürfnis ist dahinter oft nicht einmal mehr zu erahnen. Doch der Versuch, die ersehnte Beachtung auf diese Weise zu finden, verhindert wirkliche Nähe, und es wird nur eine Ersatzbefriedigung erreicht, die nicht nährt und trägt. Oft werden diese Spiele in der Absicht gespielt, frühere Verletzungen, Zurückweisungen und Kränkungen nicht noch einmal erfahren zu müssen. Der Partner wird durch vorgeschobene Ersatzgefühle und Handlungen auf Abstand gehalten, und durch den immer gleichen Ablauf bleibt das Geschehen berechenbar, und die Angst, mit schmerzlichen alten Gefühlen konfrontiert zu werden, wird vermindert.

Damit ein Spiel ins Laufen kommen kann, braucht man allerdings Mitspieler. Erst im Gegensatz zu deren Rollen gewinnt die eigene Rolle Profil und das Spiel Dynamik. Die klassischen Rollen, im Leben wie in Hollywood-Filmen, lassen sich auf ein einfaches Schema reduzieren:

* das hilf- und ratlose Opfer, dem Unrecht geschieht oder das einfach kein Glück hat
* der edle Retter, dessen Aufgabe es ist, anderen zu Hilfe zu eilen
* der Verfolger (Täter), der Macht ausübt und den anderen zusetzt

In der Rolle des Opfers versuchen wir immer wieder unser Bestes, aber das Schicksal, eine Person oder die Umstände sind irgendwie gegen uns. Opfer empfinden sich als „arme Teufel", die vom Leben nicht das bekommen, was ihnen zusteht, und da es scheinbar außerhalb ihrer Macht liegt, etwas zu verändern, suchen sie Hilfe im Außen. Einer ihrer häufigsten Appelle lautet: „Bitte liebe mich, auch (oder besonders), wenn ich schlimm und wertlos bin." Andere sind: „Tu mir was an, ich habe es nicht besser verdient", oder: „Siehst du nicht, wie sehr ich leide?"

Die oberste Pflicht des Retters ist zu helfen. Trifft er auf ein armes Opfer, verhallt dessen Appell bestimmt nicht ungehört. „Ich mach das schon für dich", versichert der Retter, wirft sich tollkühn mitten ins Geschehen und mischt sich dabei oft in Dinge ein, die ihn gar nichts angehen. Sein Feind ist die dritte Hauptrolle, ohne die dem aufgeführten Stück die entscheidende Würze fehlen würde: der Verfolger.

Die Rolle des Verfolgers oder Täters zeichnet sich durch eine feste Überzeugung aus, und die lautet: Meins ist besser als deins. In der Regel weiß der Verfolger genau, was ein anderer falsch macht. „Das habe ich dir ja gleich gesagt!", ist eine seiner typischen Redewendungen. Mit großer Leidenschaft treibt er seine Gegner in die Ecke und triumphiert: „Jetzt habe ich dich!"

Auch wenn wir zeitweise oder lebenslang eine persönliche Vorliebe für die eine oder andere Rolle haben, kann es im Verlauf eines Spiels zu Rollenwechseln kommen. Zum Beispiel ist der flirtende Partner am Anfang das arme Opfer, um das man sich nicht kümmert. Sobald er zu Flirten beginnt, wird aus dem ursprünglichen Opfer ein Täter, und der unaufmerksame Partner ist nun das leidende Opfer. Hat der aber erst einmal Reue und Besserung geschworen, verwandelt sich der flirtende Täter in einen liebevollen Retter, der den Partner aus seiner Not erlöst, indem er sich ihm wieder zuwendet.

Spiele unterbrechen

Alle Formen von Psychospielen kann man nur miteinander spielen. Nur wenn Sie mitspielen und die zugedachte Rolle übernehmen, wird das Spiel überhaupt spielbar. Steigt einer aus dem vorgegebenen Muster aus, hört das Spiel auf. Grundsätzlich lassen sich diese Spiele nicht spielen, wenn sich einer oder beide Partner im Primärgefühl befinden und unverfälscht das ausdrücken, was sie in diesem Moment brauchen oder fühlen. Nervenaufreibende, sich endlos wiederholende Psychospiele hören auf, wenn jeder Partner ehrlich seine unmittelbaren Bedürfnisse äußert und seine unverfälschten Gefühle ausdrückt – oder so handelt, wie es seinem unmittelbaren Impuls entspricht.

Geht man davon aus, daß Spiele im hier gebrauchten Sinne nicht gewonnen werden können, kann man sie nur unterbrechen. Ein bewährter Unterbrecher ist die präzise Beschreibung dessen, was gerade geschieht, und die anschließende Frage, ob es das ist, was der Partner gerade jetzt wirklich will. Oder man spricht über die eigenen Gefühle, zählt die unterschiedlichen Reaktionsmöglichkeiten auf, die man hat, und welche Folgen sich daraus ergeben. Wird das ohne Vorwurf, sondern vielmehr sachlich oder humorvoll (aus dem Erwachsenen-Ich heraus) vorgetragen, ist das Spiel, zumindest von Ihrer Seite, beendet, bevor es wirklich angefangen hat.

Aus ritualisierten, eingefahrenen Spielabläufen auszusteigen, ist allerdings kein leichtes Unternehmen. Damit daraus kein neues Spiel wird, müssen Sie bereit sein, notfalls Konsequenzen zu ziehen und Ihrem Spielpartner die Folgen seines Handelns zuzumuten. Halbherzige Drohungen und inkonsequentes Verhalten bewirken keine Veränderung, sie läuten nur eine neue Spielrunde ein.

Authentischsein

Jeder Mensch ist einzigartig und hat eigene Bedürfnisse, Werte und Ansichten. Er hat andere Erwartungen, Talente und Überzeugungen als andere und ein ureigenes Verständnis von sich und der Welt. Es macht daher wenig Sinn, ausgefeilte Rezeptvorschläge für eine funktionierende Paarbeziehung zu verteilen. „Die Praxis stört die Theorie", kommentiert Bert Hellinger die Versuche, seine Einsichten in ein standardisiertes Regelwerk zu pressen. Das gleiche läßt sich über gute und schlechte Voraussetzungen für eine Verbindung zwischen zwei Menschen sagen und über die Chancen ihrer Beziehung. Ausnahmen und Abweichungen von allgemeingültigen Regeln finden sich immer. Wichtiger als Voraussagen darüber, ob die Sternzeichen Löwe und Stier zueinander passen oder Menschen aus unterschiedlichen Kulturkreisen miteinander glücklich werden können, ist, daß zwei Menschen zu ihrer eigenen Persönlichkeit stehen. Wenn Sie in Wirklichkeit ein schüchterner, zurückhaltender Typ sind und den betörenden Vamp spielen, um einen Mann zu erobern, wirkt das eher lächerlich und aufgesetzt als erotisch. Ebenso wenig sollte eine lebenslustige, den sinnlichen Dingen des Lebens zugewandte Persönlichkeit sich übertrieben zurücknehmen, um einem asketisch oder intellektuell orientierten Menschen zu gefallen.

Wir Menschen verfügen über eine Art inneres Radarsystem, das sehr schnell jede Form von Unstimmigkeit und Abweichung vom normalen Verhalten spürt und darauf irritiert reagiert. Hinzu kommt der Zeitfaktor. Niemand kann ein gekünsteltes, aufgesetztes Verhalten über einen längeren Zeitraum aufrechterhalten. Am Ende solcher Vorspiegelungen falscher Tatsachen steht zwangsläufig die Enttäuschung. Hierzu ist es interessant zu wissen, daß 93 Prozent unserer zwischenmenschlichen Verständigung nicht sprachlich sondern unbewußt stattfindet, und nur sieben Prozent über den Austausch von Worten. Unser inneres Radarsystem reagiert in erster Linie auf körpersprachliche Signale (55%), auf den Klang der Stimme (38%) und erst danach kommt der Inhalt (7%) dessen, was jemand sagt. Stimmen Körpersprache, Tonfall und Inhalt der Worte überein, erleben wir einen Menschen intuitiv als authentisch, als überzeugend und echt. Klaffen Worte und Körpersprache hingegen auseinander, stellt sich ein Gefühl der Unstimmigkeit ein. Auf ein Beispiel übertragen: Ihr Partner versichert Ihnen, daß er sich über den Besuch Ihrer Mutter freut, dabei klingt seine Stimme ziemlich genervt und er verzieht unwillkürlich das Gesicht. Welcher Botschaft glauben Sie mehr? Seinen Worten oder Mimik und Tonfall?

Die diversen körpersprachlichen Signale waren und sind für das Zusammenleben von elementarer Bedeutung. Etliche Gesten und Signale sind biologisch verankert, uralt und haben weltumspannende Gültigkeit. Beispielsweise ziehen überall in der Welt Menschen instinktiv die Augenbrauen hoch, lächeln und zeigen ihre offenen Handflächen, wenn sie Fremden ihre friedlichen Absichten kundtun wollen. In welcher Stimmung sich jemand befindet, hören wir am Klang der Stimme, unabhängig davon, ob wir seine Sprache verstehen oder ihn sehen können. Und daß die Pupillen von Mann und Frau sich automatisch vergrößern, sobald sie einander Interesse signalisieren wollen, läuft zwar völlig außerhalb der bewußten Wahrnehmung ab, unbewußt erkennen wir das aber sehr wohl und reagieren darauf. Sobald wir diese Signale bei unserem Gegenüber sehen oder hören, wissen wir intuitiv, was die meisten körpersprachlichen Signale und Tonfälle bedeuten, weil wir sie in uns selbst nachvollziehen können und mit ihnen vertraut sind. Auf dieses instinkthafte Wissen greifen wir ständig unbewußt zurück, auch wenn wir uns im Moment entscheiden, sie lieber nicht ins Bewußtsein vordringen zu lassen. Heimliche Liebschaften z.B. bleiben nicht deshalb lange unentdeckt, weil sie so raffiniert getarnt werden, sondern weil jemand sich dafür entscheidet, die vielen kleinen Hinweise und Veränderungen nicht sehen zu wollen. Vielleicht, weil er das von Zuhause kennt und das elterliche Gebot „Sieh nicht, höre nicht, fühle nicht" befolgt, oder weil er die Folgen fürchtet.

Oft sind Körpersprache und Worte aber auch deshalb nicht deckungsgleich und damit nicht überzeugend, weil innere Wesensanteile einander widersprechen und unterschiedliche Bedürfnisse haben. Ein Mann, der auf die Nachricht, daß er Vater wird, unwillkürlich zusammenzuckt und betroffen guckt, und gleichzeitig „wie toll" sagt, ist nicht unbedingt ein Lügner. Wahrscheinlicher ist, daß er es wirklich toll findet, doch gleichzeitig ein Teil in ihm an die Folgen dieser Nachricht denkt, z.B. daran, daß die Jugend damit hinter ihm liegt und er Verantwortung übernehmen muß. Diese Erkenntnis kann schon betroffen machen. Seine aufmerksame Partnerin reagiert unbewußt sofort auf die doppelte Botschaft und beginnt nun ihrerseits zu deuten, ob er eher das meint, was er sagt, oder das, was seine Körpersprache zeigt. Welcher der widersprüchlichen Botschaften soll sie glauben? Ihre Zweifel versteht er wiederum falsch. Er freut sich doch wirklich! Daß sich sein kurzer Gedankenausflug so deutlich in seiner Reaktion widerspiegelte, ist ihm nicht bewußt. Solche widersprüchliche Botschaften sind oft der Ursprung für Mißverständnisse und Streit.

Wenn körpersprachliche Signale und unsere Wahrnehmung dieser Botschaften weitgehend unbewußt ablaufen, stellt sich natürlich die Frage, was wir bewußt tun können, um eine klarere Verständigung zu erzielen. Wie bereits am Anfang des Kapitels beschrieben, sollten Sie vor allen Dingen nicht versuchen, ihren Mitmenschen etwas vorzuspielen, das Sie nicht sind. Stehen Sie offen und unverfälscht zu Ihrer Persönlichkeit, zu Ihren Gefühlen und Gedanken, und drücken Sie sie unverstellt aus. Erinnern Sie sich: Im primären Gefühl sind wir im Einklang mit uns selbst, und das verleiht unseren Handlungen, unserer Körpersprache und Stimme Klarheit und Überzeugungskraft. Wir, der Sender, schicken klare, eindeutige Botschaften ab, die beim Gegenüber, dem Empfänger, ebenso klar und unzweideutig ankommen. Jeder weiß dann, woran er ist, und kann sich entscheiden, ob er sich darauf einlassen will oder nicht. Viele Probleme entstehen so erst gar nicht, und wenn doch, sind sie schnell wieder bereinigt.

Miteinander reden, aber wie?

„Ihr müßt miteinander reden!", lautet ein gern gegebener Rat. Nicht immer ist das ein guter Tip. Denn häufig entzündet sich eine heftige Diskussion oder ein Streit genau daran, daß zwei miteinander reden. Damit Menschen nicht nur Worte austauschen, sondern sich auch verstehen, müssen wesentliche Elemente ihrer Kommunikation aufeinander abgestimmt sein. Wenn das nicht gegeben ist, reden sie aneinander vorbei oder gegeneinander und verstehen schlicht und einfach nicht, was der andere meint. Als wäre es ganz selbstverständlich, gehen wir davon aus, daß der andere unter Worten wie Liebe, Glück, Erfolg, Partnerschaft usw. das gleiche versteht wie wir. Daß dem nicht so ist, stellt sich meist erst heraus, wenn der Alltag etwas ganz anderes zeigt, als das, was wir erwartet haben. Der eine redet von Liebe und meint Verliebtsein, solange es eben nett und „easy" ist, der andere versteht darunter Ehe, Treue und Verbindlichkeit. Fragt man zehn Leute, was sie sich unter so einem einfachen Begriff wie „Glück" vorstellen, kriegt man zehn teilweise sehr unterschiedliche Antworten.

Damit Menschen sich einander mitteilen können, müssen sie ihre sinnlichen Welt-Erfahrungen, ihre Gedanken und Gefühle in Sprache übersetzen. Das Dilemma verbaler Kommunikation ist aber, daß Worte nur sehr allgemein, abstrakt und ungenau beschreiben können, was wir tatsächlich meinen. Worte können zwangsläufig nicht die ganze Bandbreite und Tiefe dessen erfassen, was wir mit ihnen verbinden. Unsere Gedanken und Gefühle, die sinnlichen Eindrücke, die Hintergründe und die alten Erfahrungen, die daran gekoppelt sind, schwingen zwar in unserem inneren Erleben mit, bleiben aber weitgehend unausgesprochen. Was wir mit Worten ausdrücken können, bleibt immer eine lückenreiche, verallgemeinerte und bruchstückhafte Aussage dessen, was wir empfinden, beschreiben und ausdrücken wollen. Da aber unser Zuhörer die selben Worte kennt und verwendet, entsteht der Eindruck, beide würden auch das gleiche meinen. An der Oberfläche mag das auch stimmen, aber was Sprecher und Hörer an eigenen Erfahrungen, Gedanken und Gefühlen mit diesen Worten verbinden, wie jeder sie auslegt, hat mit dem, was der Gesprächspartner tatsächlich meint, meist nur noch wenig zu tun.

Dabei werden die Mißverständnisse um so größer, je gefühlsbeladener ein Thema ist. Erklärt uns jemand, wie die neue Waschmaschine zu bedienen ist, gibt es wenig Spielraum für freie Interpretationen. Die und die Knöpfe müssen gedrückt, dieses Sieb hin und wieder gereinigt werden – fertig! Schwieriger wird es schon beim gemeinsamen Autokauf. Beide sprechen von einem neuen Auto. Sie denkt dabei vielleicht an ein gebrauchtes, kleines Stadtauto, und die Marke ist ihr ziemlich egal; ihm schwebt dagegen schon länger ein bestimmtes Modell vor, groß, prestigeträchtig und nagelneu. Die Vorliebe für das eine oder andere Auto hängt bei beiden mit einer Fülle von Überlegungen, Überzeugungen, Gefühlen und Bewertungen zusammen, und wahrscheinlich werden sie eine Weile diskutieren, bis entweder einer den anderen von seiner Vorstellung überzeugt hat, oder sie finden einen Kompromiß, mit dem beide leben können.

Spätestens dann, wenn es um die eigene Person, um unsere Familie, um Glauben und Werte, um unsere innersten Gefühle und Lebenskonzepte geht, steigt die Rate der gegenseitigen Mißverständnisse unverhältnismäßig an, weil das an unsere tiefsten Ängste, Hoffnungen und Erinnerungen rührt. Verschärft wird die Situation durch unsere Neigung, dem Sprecher gar nicht bis zum Ende zuzuhören. Schon nach ein paar Worten sind wir innerlich mehr mit unserer Antwort beschäftigt als damit, dem Sprecher in seinen Ausführungen zu folgen. Oder wir sind längst in unsere eigene innere Erlebniswelt abgetaucht und hören nur noch, was wir verstehen wollen, während der andere noch versucht, seinen Standpunkt darzulegen.

Eine kleine Wunderwaffe gegen verbale Mißverständnisse ist die Methode des „aktiven Zuhörens". Jemandem „aktiv zuhören" heißt, die vom Sprechenden beabsichtigte Bedeutung ergründen zu wollen und sich für seine Sichtweise zu interessieren. So einfach die Methode ist, sie kostet Zeit. Zunächst müssen Sie also hören wollen, was der andere zu sagen hat. Wenn Sie gerade keine Zeit haben, verschieben Sie das Gespräch lieber. Des weiteren müssen Sie bereit sein, die Meinungen und Empfindungen Ihres Gegenübers anzunehmen, gleichgültig worum es sich handelt oder wie sehr sie sich von Ihren eigenen unterscheiden mögen. Machen Sie sich dabei bewußt, daß Gefühle vorübergehende Erscheinungen und nicht von Dauer sind. Empfindungen verändern sich laufend, Enttäuschung verwandelt sich in Einsicht, und an Stelle von Verzweiflung kann schnell neue Zuversicht treten. Demzufolge sollten Sie sich vor ehrlichen Äußerungen über Empfindungen und Gedanken nicht fürchten. Wie schnell sie sich verändern, wird Ihnen aktives Zuhören zeigen. Ebenfalls wichtig ist die innere Haltung, mit der Sie Ihrem Gesprächspartner begegnen. Ob Sie mit einem Kollegen, Ihrem Kind oder Partner reden, begegnen Sie Ihrem Gesprächspartner mit Respekt. Machen Sie sich immer wieder bewußt, daß er ein einzigartiges Wesen mit einer eigenen Persönlichkeit, mit einer eigenen Geschichte ist und ein Recht auf eine eigene Meinung hat. Seine Art zu denken und zu fühlen ist nicht besser oder schlechter als Ihre, sie ist einfach nur anders.

Mit diesen Voraussetzungen ausgestattet, ist aktives Zuhören ein Kinderspiel. Alles, was Sie tun müssen, ist das Gehörte mit Ihren eigenen Worten zusammenzufassen und Ihren Gesprächspartner zu fragen, ob es das ist, was er gemeint hat. In den meisten Fällen wird er den Kopf schütteln und es mit einer neuen Erklärung versuchen. Fassen Sie auch die neue Erklärung in eigenen Worten zusammen, und fragen Sie wieder nach, ob Sie es jetzt richtig verstanden haben. Mit großer Wahrscheinlichkeit werden Sie hin und wieder mehrere Anläufe brauchen, bis Ihr Gegenüber nickt und einverstanden ist.

Nehmen wir ein Beispiel: Anstatt auf den Satz: „Du bist genau wie deine Mutter", Ihrer Phantasie freien Lauf zu lassen und wilde Mutmaßungen darüber anzustellen, was damit gemeint ist, hinterfragen Sie diese Feststellung. „Willst du damit sagen, daß ich genau so aussehe, fühle, denke und handle wie meine Mutter?", wäre beispielsweise eine Möglichkeit zu erfahren, ob es das ist, was der Partner meint. Höchstwahrscheinlich wird er den Kopf schütteln: „Nein, so pauschal meine ich das natürlich nicht. Aber du fängst an, genau so pingelig sauber zu machen wie deine Mutter." „Heißt das, dir geht mein Putzen auf die Nerven?" „Ja, ich würde lieber mit dir ins Kino gehen oder irgendwas anderes machen, als dich dauernd mit Staubsauger und Putzlappen herumlaufen zu sehen." Der Satz zu Beginn des Gesprächs, der von den meisten Frauen als Beleidigung aufgefaßt wird („Du bist wie deine Mutter") entpuppt sich am Ende als eine Liebeserklärung: „Ich würde lieber mit dir ins Kino gehen."

Willst du damit sagen, daß …?, Meinst du damit …?, Bedeutet das …?, Heißt das …?, Verstehe ich dich richtig …?, Glaubst du …?, Was genau meinst du mit …?, mit diesen oder ähnlichen Worten beginnen die Zaubersätze aktiven Zuhörens.

Innere Programme

Kennen Sie das, Sie stellen einem Mitmenschen eine beiläufige Frage, wie: „Wie war denn dein Geburtstag?", und als Antwort erhalten Sie einen halbstündigen Vortrag. Danach wissen Sie bis in jede Kleinigkeit, wie langwierig und schwierig die exakte Vorbereitung war, wer eingeladen wurde und aus welchen Gründen andere nicht, was es im Einzelnen zu Essen und Trinken gab, wer sich mit wem gut unterhalten hat, und warum wer zuviel getrunken hat, wie die Tischdekoration aussah, und wer wie lange blieb. So genau wollten Sie es gar nicht wissen, und schon nach ein paar Minuten überlegen Sie verzweifelt, wie Sie den Redefluß entweder stoppen oder ihm möglichst schnell entkommen können. Hier sind zwei Menschen mit völlig unterschiedlichen inneren Programmen aufeinander getroffen. Sie waren an einem kurzen Überblick interessiert, Ihr Gesprächspartner hingegen liebt Details.

Oder Sie streiten sich, wie so oft, mit Ihrem Partner, weil er, wie alle Jahre davor, wieder an den selben Urlaubsort will und Sie endlich einmal den Rest der Welt kennenlernen wollen. Sein größtes Glück ist, von der Arbeit nach Hause zu kommen und jeden Abend ein ähnliches Programm abzuspulen. Sie dagegen brauchen Abwechslung, wollen neue Leute kennenlernen, andere Sportarten ausprobieren, etwas Aufregendes unternehmen.

Auf beiden Seiten herrscht völliges Unverständnis für die jeweiligen Vorlieben des anderen, denn hier treffen zwei Menschentypen aufeinander, die unterschiedliche Programme laufen haben. Für den einen sind Gleichförmigkeit und Beständigkeit hohe Werte, und seine Lieblingssätze könnten lauten: „Letztendlich gibt es nichts Neues unter der Sonne. Alles ist schon einmal dagewesen", oder: „Warum sollte ich etwas verändern? Was einmal gut war, bleibt gut."

Für den anderen dagegen machen erst der Unterschied

und die Abwechslung das Leben reizvoll. Sein Lieblingssatz heißt: „Das würde mich auch interessieren, und da und da will ich auch noch hin."

Innere Programme, wie beispielsweise eine Vorliebe für den Überblick oder das Detail, Gleichförmigkeit oder Abwechslung, sind Muster, die darüber entscheiden, was uns interessiert und wo der Schwerpunkt unserer Aufmerksamkeit liegt. Sie sind tief in unser Unbewußtes eingebettet, und wir können sie als Bausteine unserer Persönlichkeit bezeichnen. Sie formen aber nicht nur unsere Persönlichkeit, sondern strukturieren auch unsere Orientierung in Privatleben und Beruf. Die Mischung aus unterschiedlichen inneren Programmen ergibt das, was wir unseren Charakter, unsere Persönlichkeit nennen, also die Menge von Verhaltensweisen, die wir gewohnheitsmäßig nutzen und als wiederkehrende Eigenarten erleben. Da sie so tief im Unbewußten verankert sind, lassen sie sich nur schwer verändern, obwohl sie letztlich nur Gewohnheitsmuster sind, die wir schon früh verinnerlicht haben und durch Wiederholungen ständig vertiefen und verstärken.

Normalerweise erleben wir uns selbst und unser Handeln nicht als berechenbar und gleichförmig. Freunde und Partner erkennen von außen viel klarer, wie wir immer die gleichen Programme abspielen. Das hat den Vorteil, daß sie sich auf uns einstellen können und oftmals schon im Voraus unsere Antwort oder unsere Reaktion absehen können.

Das ist auch einer der Gründe, weshalb Partner und Freunde Veränderungen und Entwicklungen eher mißtrauisch verfolgen, als unterstützen. Denn ihr mühsam erworbenes und verläßliches Wissen über unsere Funktionsweise wird dann plötzlich wertlos.

Allerdings nutzen die wenigsten von uns in allen Situationen die gleichen Muster, vielmehr sind sie von unserem inneren Zustand und den äußeren Gegebenheiten abhängig.

Jemand, der normalerweise in erster Linie an Daten und Informationen und weniger an Menschen interessiert ist, wird im Zustand des Verliebtseins hauptsächlich an dem geliebten Menschen Interesse zeigen und vorübergehend seine Liebe zu Daten hinten anstellen.

Innere Programme fungieren auch als Filter, die dafür sorgen, daß wir nicht in einer Flut von Eindrücken ertrinken. Sie richten unsere Aufmerksamkeit auf die für uns wesentlichen Dinge und blenden andere als nicht bedeutend aus. Zusätzlich sortieren und verarbeiten sie die aufgenommenen Informationen im Inneren. Insofern sind sie einfach Muster und Strategien, um mit uns selbst, unserer Arbeit und unserer Umwelt klarzukommen, und die Frage, ob „richtiges" oder „falsches" Programm, spielt keine Rolle. Im entsprechenden Umfeld hat jedes seine Vorzüge. Einen Menschen, der Ihnen mit seinem inneren Programm „Detail" bei der Schilderung seiner Geburtstagsparty gehörig auf den Wecker gehen mag, werden Sie als Ihren Steuerberater sehr zu schätzen wissen, wenn er auch noch das letzte aus der Steuererklärung herausholt.

Menschen nutzen um die dreißig unterschiedliche Programme. Zwei wesentliche innere Programmarten haben wir schon eingangs geschildert. Natürlich halten sich die meisten Menschen nicht nur an einem der gegensätzlichen Pole, z.B. „Detail" oder „Überblick" auf, sondern nutzen je nach Umstand beide Seiten bzw. bewegen sich irgendwo dazwischen.

Auch wenn Sie im Wesentlichen kein Detail-Typ sind, müssen Sie sich beispielsweise, wenn Sie wissen wollen, wie Ihr Computer funktioniert, mit Detailfragen abgeben. Das gilt für jede Form von Verstehen. Am leichtesten lernen werden Sie es jedoch, wenn Sie sich zuerst einen Überblick verschaffen und dann in die Tiefe gehen.

Im Folgenden beschreiben wir noch einige weitere elementare Programme, die in vielen Partnerschaften zu Unverständnis und Reibereien führen. Möglicherweise hilft Ihnen allein schon das Wissen über das Vorhandensein dieser Programme, einige Diskussionen zu umgehen. Denn da die Programme weitgehend unbewußt ablaufen und nur schwer zu verändern sind, brauchen Sie sich darüber auch nicht aufzuregen und auf Veränderung zu drängen. Sie können sie nur als Teil der Persönlichkeit Ihres Partners annehmen und damit humor- und respektvoll umgehen lernen. Oder Sie trennen sich, wenn sie Ihnen unerträglich erscheinen.

Greifen wir noch einmal das Thema Urlaub auf. Wenn Sie sich für einen Urlaubsort entscheiden, worauf richtet sich Ihr Hauptinteresse? Auf die Menschen, die Sie dort treffen werden? Auf bestimmte Dinge, wie stilvolle Umgebung, Kleidung usw., die es dort gibt? Auf Aktivitäten (dazu gehört auch Ruhe), die Sie an diesem Ort ausüben können? Oder sind Sie im Wesentlichen an Informationen interessiert, an neuen Ideen, Daten und Bildung? Mißstimmung im gemeinsamen Urlaub ist sozusagen vorprogrammiert, wenn Ihre bevorzugten inneren Programme weit auseinanderklaffen. Der unermüdliche Studienreisende mit dem Reiseführer unterm Arm, der sich hauptsächlich von alten Gemäuern, verstreut herumliegenden Steinen und Geschichtsdaten faszinieren läßt, und sein ruhesuchender Partner, der am liebsten faul am Strand liegt und liest, werden entweder getrennte Wege gehen, einen goldenen Mittelweg finden oder sich gegenseitig den Urlaub vermiesen.

Was für die Wahl des Urlaubsortes gilt, findet sich auch in anderen Lebensbereichen wieder, z.B. bei der Suche nach und Entscheidung für einen bestimmten Arbeitsplatz, bei der Wohnungssuche oder der Wahl eines Hobbys. Worauf liegt Ihr Hauptaugenmerk? Auf Menschen, Dingen, Aktivitäten oder Informationen, die Sie dort finden? Selbst wenn wir in verschiedenen Lebensbereichen unterschiedliche Hauptinteressen haben mögen, werden Sie eines als Ihr Lieblingsprogramm identifizieren können, möglicherweise vermischt mit einem anderen.

Menschen bewegen sich auf zwei verschiedene Arten: Entweder gehen sie auf etwas zu oder sie bewegen sich von etwas weg.

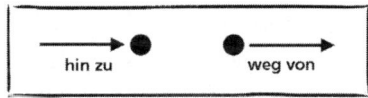

Die nach vorne gehen sind Sucher, die gerne etwas Bestimmtes erreichen möchten. Motiviert werden sie durch ihr Begehren, die Aussicht auf Belohnung und Anerkennung und durch ihre Ziele. Menschen dieses Typs sprechen am liebsten darüber, was sie für die Zukunft planen, was sie erreichen möchten und wie sie es machen werden. In ihrer Begeisterung vergessen sie leicht, auch darauf zu achten, was es zu vermeiden gilt, was nicht funktioniert oder was schon einmal schiefgelaufen ist. Sucher laufen der Karotte hinterher, und wer sie aufhalten will und mit der Peitsche droht, braucht sich über Bockigkeit nicht zu wundern.

Der andere Typ Mensch, der von etwas wegstrebt, handelt hauptsächlich, um unangenehme Dinge zu vermeiden oder wieder loszuwerden. Vermeider werden oft am stärksten von ihren Ängsten getrieben. Sie lassen sich durch unangenehme Situationen leicht aus der Fassung bringen und reagieren am stärksten auf Drohungen. Gewöhnlich haben sie Schwierigkeiten, sich auf ein Ziel zu konzentrieren und ihm Schritt für Schritt näherzukommen. Sie reden am liebsten über Dinge, die sie vermeiden wollen, und darüber, wie sie ihre augenblickliche, jämmerliche Lage verändern könnten.

Eine typische Mischform dieser gegensätzlichen Typen ist

der erfolgreiche Unternehmer, der auf den ersten Blick stark von seinen Plänen und Zielen motiviert scheint, hinter denen sich aber in Wirklichkeit eine ausgeprägte Existenzangst verbergen kann.

Andere Programme strukturieren unser Zeitempfinden. Einige Menschen leben so im Hier und Jetzt, daß sie ständig die Zeit vergessen und dauernd unpünktlich sind. Ein weiteres Programm sorgt dafür, daß einige Menschen in einem Land der unbegrenzten Möglichkeiten schwelgen, während andere mit einem gegenläufigen Programm überall nur Notwendigkeiten und Sachzwänge sehen. Es gibt auch Programme, welche die Entscheidungsfähigkeit steuern: Jemand weiß sofort, ob er einen Film, ein Buch oder ein Konzert gut fand, der andere muß seine Meinung erst von anderen bestätigt haben, damit er endgültig entscheiden kann, wie er es denn nun findet.

Über die Vielfalt innerer Programme und wie sie sich z.B. im Berufsleben und Business-Bereich gezielt einsetzen lassen, wie unsere private Kommunikation besser funktioniert, wenn wir das innere Programm des anderen berücksichtigen, und welche Aha-Erlebnisse sie uns bringen, darüber ließe sich ein eigenes Werk schreiben. Im Rahmen dieses Buches haben Sie vielleicht wieder ein kleines Puzzleteil zur Entschlüsselung Ihrer eigenen und der Persönlichkeit Ihres Partners entdeckt.

Durch deine Brille betrachtet ...

Die meisten Mißverständnisse und Diskussionen zwischen Menschen entstehen dadurch, daß jeder die Welt durch seine eigene Brille betrachtet, jeder andere Dinge für wichtig hält und auf äußere Reize anders reagiert – was den einen aufregt, läßt den anderen kalt. Anders ausgedrückt, in jeder zwischenmenschlichen Interaktion handelt jeder Beteiligte aus seinem Modell der Welt heraus. Bei Meinungsverschiedenheiten und in Konfliktsituationen führt das häufig dazu, daß jeder das Verhalten und Denken des anderen zur Ursache des Konflikts erklärt. Diese Betrachtungsweise führt allerdings zu keiner befriedigenden Lösung, sondern lediglich zu gegenseitigen Schuldzuweisungen und fruchtlosen Diskussionen. Sehr viel sinnvoller ist es, die Situation aus unterschiedlichen Blickwinkeln zu betrachten, und dadurch die Zusammenhänge besser zu durchschauen. Die Chancen, mehr Verständnis zu entwickeln und eine festgefahrene Situation in Bewegung zu bringen, steigen dadurch enorm. Denn mit der Fähigkeit, die Welt oder eine Situation aus der Sicht eines anderen zu betrachten, sammeln wir bisher unbekannte Informationen und gewinnen Einsichten, die helfen, einer Lösung näherzukommen. Sich auf neue Sichtweisen einzulassen, bringt allerdings das Risiko mit sich, daß die eigenen Meinungen und Verhaltensmuster fragwürdig werden. Schließlich werden Menschen durch das, was sie wirklich verstehen und nachempfinden können, nachhaltig verändert.

Wenn Sie also das Verhalten eines Menschen beim besten Willen nicht verstehen können, aber gleichzeitig bereit sind, die Auswirkungen Ihres eigenen Verhaltens aus seiner Perspektive zu erfahren, sollten Sie die folgende Übung ausprobieren.

Übung

Nehmen Sie drei Stühle. Der erste Stuhl steht für Ihre eigene Person, der zweite Stuhl verkörpert den anderen Menschen, dessen Verhalten, Denken, Fühlen Sie besser verstehen wollen, und der dritte Stuhl ist die Position eines neutralen Beobachters, der sich weder Ihnen noch Ihrem Partner verpflichtet fühlt. Er hört und sieht völlig vorurteilsfrei zu, und gibt Ihnen Tips, wie Sie die Situation zu einer guten Lösung bringen können. Stellen Sie zunächst Stuhl 1 (Sie selbst) und Stuhl 2 (der Partner) einander gegenüber. Überlassen Sie Ihrer Intuition, welcher Abstand sich richtig anfühlt. Den dritten Stuhl (der Beobachter) stellen Sie so auf, daß alle drei Stühle zusammen ein Dreieck bilden.

Setzen Sie sich jetzt auf Stuhl 1 und erinnern Sie sich an eine konkrete Konfliktsituation mit Ihrem Partner. Während Sie sich immer stärker in diese Situation vertiefen, nimmt Ihr Partner auf Stuhl 2 mehr und mehr Gestalt an, so daß Sie ihn vor Ihrem inneren Auge dort sitzen sehen. Nehmen Sie als erstes einfach nur wahr, wie Sie selbst die Situation erleben: Was Sie sehen und hören, und wie Sie sich fühlen. Achten Sie darauf, ob Sie selbst oder der Partner größer oder kleiner wirkt, als er tatsächlich ist, wie die Stimmen klingen, und ob Sie sich genervt, ängstlich, mächtig oder wie auch immer fühlen. Sammeln Sie alle Informationen, die Ihnen für Ihr eigenes Erleben dieser Situation bedeutsam erscheinen. Sobald Sie das Gefühl haben, alle wichtigen Informationen erhalten zu haben, stehen Sie auf und gehen Sie ein paar Schritte durchs Zimmer oder schütteln Sie Ihre Arme, um sich von diesen Eindrücken zu lösen,

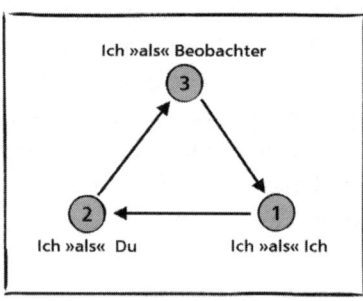

126

bevor Sie zu Stuhl 2 hinübergehen und sich auf diesen Platz setzen.

Auf Stuhl 2 tun Sie so, als ob Sie in die Empfindungen und Wahrnehmungen des Partners schlüpfen würden. Das ist viel leichter, als Sie sich das zunächst vielleicht vorstellen. Denn so zu tun „als ob" wir jemand anderes wären, ist uns von Kindesbeinen an vertraut. Als kleine Kinder verbringen wir einen großen Teil unserer Zeit damit, so zu tun, als ob wir Vater, Mutter, Hunde, fürchterliche Monster oder heldenhafte Typen wären, und wer Kindern zuschaut, weiß, daß sie sich tatsächlich in diesem Moment so fühlen. Sie wissen also bereits, wie es geht, und müssen sich nur wieder an längst Vertrautes erinnern.

Am einfachsten tauchen Sie in die Wahrnehmung und Gefühle des Partners ein, indem Sie die für ihn typische Körperhaltung einnehmen und Gesichtsausdruck, Gestik und Stimmlage der seinen angleichen. Tun Sie für eine Weile so, als ob Sie in seinem Kopf, in seinem Körper zu Hause wären und in seine Gedanken und Gefühle eintauchen würden. Erleben Sie mit allen Sinnen, wie die Situation sich aus dieser Perspektive darstellt, und wie Ihre Person auf Stuhl 1 auf ihn wirkt. Vielleicht haben Sie als Ihr Partner den Eindruck, Ihre eigene Person auf Stuhl 1 sei viel größer oder kleiner als in Wirklichkeit. Oder Sie stellen fest, daß der Tonfall oder ein bestimmter Gesichtsausdruck heftige Gefühle auslöst. Möglicherweise stellen Sie auf diesem Stuhl auch fest, daß Ihr Partner sich ganz anders fühlt, als Sie bisher angenommen haben, und daß er auf ganz andere Dinge achtet, als Sie bisher dachten. Lassen Sie sich einfach überraschen, welche Informationen Ihnen auf diesem Stuhl zufließen. Sobald sich das Gefühl einstellt, daß Sie vorerst genug Eindrücke gesammelt haben, stehen Sie auf, schütteln Sie sich und laufen Sie wieder ein paar Schritte.

Auf Stuhl 3 nehmen Sie die Position eines neutralen Beobachters ein, der miterlebt hat, was Sie sowohl auf Stuhl 1 als auch auf Stuhl 2 gesehen, gehört und gefühlt haben. Aus dieser unvoreingenommenen Beobachter-Position heraus, gibt er Ihrer eigenen Person auf Stuhl 1 Tips und Ratschläge, wie Sie sich anders verhalten oder worauf Sie in Zukunft achten könnten, um die Konfliktsituation zu entspannen oder sogar zu lösen. „Außenstehende Beobachter" sehen ja meistens viel klarer den Kern eines Problems und worin die Lösung liegen könnte, als die Konfliktpartner selber. Nachdem Sie als neutraler Beobachter Ihre Hinweise und Tips mitgeteilt haben, setzen Sie sich wieder auf Stuhl 1.

Inzwischen haben Sie auf Stuhl 2 und 3 eine Menge Informationen und neue Eindrücke gesammelt. Inwieweit hat sich dadurch Ihre eigene Wahrnehmung der Situation verändert? Was ist jetzt anders, nachdem Sie die Situation von unterschiedlichen Standpunkten betrachtet haben? Sehen Sie Ihren Partner jetzt mit anderen Augen? Welche Schlüsse ziehen Sie aus Ihren Erfahrungen, und inwieweit verändert sich dadurch ihr Verhalten? Und wenn Sie sich jetzt anders verhalten, welche Auswirkungen hat das, zunächst von außen betrachtet, auf Ihren Partner? Verändert sich sein Gesichtsausdruck und seine Haltung? Entsprechen die Größenverhältnisse nun mehr der Wirklichkeit? Fühlen Sie selbst sich verständnisvoller, gelassener, oder welcher Art sind Ihre Gefühle jetzt?

Wechseln Sie danach wieder auf Stuhl 2 und überprüfen Sie, wie Ihr verändertes Verhalten, Ihre neuen Einsichten und Gefühle sich wiederum auf ihn auswirken. Gefällt es ihm oder ihr, wie Sie jetzt reden, aussehen und handeln, oder gibt es weitere Dinge, die ihn stören? Und wenn ja, welche? Was braucht er, damit er Sie besser verstehen kann? Mehr Anerkennung, klarere Aussagen, oder sind ihm Ihre Bemühungen und Veränderungen völlig egal?

Danach setzen Sie sich wieder auf Stuhl 3 und teilen Ihrem

Selbst auf Stuhl 1 mit, was aus der Sicht des neutralen Beobachters noch zu beachten wäre. Beenden Sie diese Übung immer auf Stuhl 1, in Ihrer eigenen Person, indem Sie alle Eindrücke noch einmal Revue passieren lassen.

Diese Übung macht flexibler und offener gegenüber unseren Mitmenschen und bereichert uns um viele neue Eindrücke. Optimal ist es, wenn der Positionswechsel und die Fähigkeit, in andere hineinzuspüren oder einen neutralen Beobachterposten einzunehmen, automatisch gelingt. Mit einiger Übung brauchen Sie dann keine Stühle mehr aufzustellen, sondern können sich blitzschnell in die Erlebniswelt eines Menschen, in seine augenblicklichen Gefühle und Gedanken hineinversetzen, um dann entsprechend zu reagieren. Damit Sie diesen Prozeß in allen Lebenslagen nutzen können, sollten Sie ihn in vielen unterschiedlichen Lebenslagen wiederholen und einüben. Übrigens bewährt sich diese Vorgehensweise nicht nur bei Konflikten. Sie können sie auch einsetzen, um von anderen Menschen zu lernen, wie sie bestimmte Aufgaben und Herausforderungen angehen oder Ziele erreichen.

Das Instrument Familien-
Aufstellung

Das Ziel einer Aufstellung ist es, die vielfältigen Schwierigkeiten, mit denen sich Menschen herumschlagen, auf ihre systemischen Ursachen zurückzuführen und eine gute Lösung für Probleme zu finden. Es geht um die Eröffnung neuer Handlungsmöglichkeiten, die nicht selten schon auf der Hand liegen, wenn die Ursachen eines Problems erst einmal erkannt sind.

Jede Aufstellung wird von einem Anliegen geleitet, dem Anliegen desjenigen, der eine Aufstellung machen will. Das Anliegen umreißt das Thema, um das es geht, und nicht zuletzt definiert es die Zielsetzung, die der Auftraggeber mit seiner Aufstellung verfolgt. Solche Anliegen können z.B. lauten:

* Sollen wir uns trennen, oder haben wir noch eine Chance?
* Warum verlaufen alle meine Beziehungen nach einem ähnlichen Muster?
* Wie kann ich mich gut von meinem Partner trennen?

Hinter jeder dieser Fragen steht die Absicht, eine gegenwärtige Situation zu verändern und eine positive Wende herbeizuführen. Diese vom Auftraggeber selbst formulierte Absicht ist der Leitgedanke einer Aufstellung, ihre Zielvorgabe.

Bevor eine Aufstellung beginnt, werden gegebenenfalls zusätzliche Fragen geklärt, die sich aus dem Anliegen ergeben können. Dabei sind unter systemischen Gesichtspunkten aber nur die reinen Tatsachen der Familien- bzw. Beziehungsgeschichte interessant. Persönliche Interpretationen und Wertungen, wie „die erste Frau meines Mannes war herrisch und hat die ganze Familie unterdrückt", Familiengeschichten über „Onkel Fritz und seine Weiber", Einzelheiten über Personen oder Hinweise auf bestehende Spannungen und Abneigungen spielen für die Aufstellung keine Rolle. Denn diese Informationen sind zwar Ausdruck von gestörten Beziehungen, aber kein Hinweis auf deren systemische Ursachen. Sich an ihnen zu orientieren, hieße, an der Oberfläche eines gestörten Systems zu kratzen und den Kern des Problems unberührt zu lassen.

Sind die wichtigsten mit dem Anliegen verbundenen Tatsachen geklärt und in Form eines Genogramms (Familienstammbaum) festgehalten, entscheidet der Aufstellungsleiter, welche Personen aufgestellt werden sollen.

Von der Macht innerer Bilder

Der Aufstellungsleiter fordert den Auftraggeber auf, unter den anwesenden Seminarteilnehmern Stellvertreter für die aufzustellenden Personen oder Dinge auszuwählen. Auch für sich selbst wählt der Auftraggeber einen Stellvertreter aus, der den größten Teil der Aufstellung für ihn agiert. Das ermöglicht ihm, innerlich den notwendigen Abstand zu seinem Problem einzunehmen, um es aus einem ganz neuen Blickwinkel betrachten zu können. Nachdem alle Stellvertreter ausgewählt sind, stellt der Auftraggeber diese so im Raum auf, wie es ihm im Augenblick und angesichts seines Problems intuitiv richtig erscheint. Und hier passiert nun etwas Bemerkenswertes:

Das erste Aufstellungsbild drückt die Problemsituation oft schon vollkommen zutreffend aus – allerdings nicht so, wie das Problem an der Oberfläche erscheint, sondern wie es darunter tatsächlich ist. Da stehen sich zwei Menschen, die im Alltag scheinbar gut miteinander auskommen, plötzlich voller

Spannung gegenüber; im weiteren Verlauf der Aufstellung verdichtet sich der Eindruck, daß zwischen ihnen einiges nicht stimmt. Oder zwei, die sich gerade trennen, strahlen sich verliebt an, und die Aufstellung ergibt, daß ihre Liebe noch zu retten ist.

Diese Informationen, die sich häufig schon im ersten Aufstellungsbild zeigen, sind dem Auftraggeber selbst aber gar nicht bewußt. Er hätte sie auf Nachfrage nicht mitteilen können. Wie ist das möglich? Erinnern wir uns an den systemischen 7. Sinn (vgl. S. 28). Ganz offensichtlich ermöglicht er es uns, vielschichtige Situationen auf einer Ebene wahrzunehmen, die über das Offensichtliche weit hinausgeht. Diese uns bewußt nicht zugänglichen Informationen über vernetzte Beziehungen zwischen Menschen speichern wir in Form von inneren Bildern – wir machen uns ein Bild von ihnen. Aber nicht einmal von der Existenz dieser Bilder haben wir eine Ahnung. Bis wir sie dann aufstellen. Unser systemischer 7. Sinn liefert uns unzählige unbewußte Informationen über die uns umgebenden Beziehungsgefüge. Wir speichern sie in Form von inneren Bildern, die in einer Aufstellung in ein Raumbild übertragen und damit sichtbar gemacht werden. Das Raumbild spiegelt unsere Wahrnehmung der Situation wider und enthält all die unbewußten Informationen, die wir über die Beziehungen, Abhängigkeiten und Verstrickungen in unserem Leben haben. Das erste Aufstellungsbild wird so zu einem recht genauen Abbild der gegenwärtigen Problemsituation und der im System herrschenden Kräfte. Mit diesem Bild wird in der Aufstellung weiter gearbeitet.

Non-lokale Effekte

Der nächste Schritt besteht darin, daß der Aufstellungsleiter jeden Stellvertreter in der Aufstellung darüber befragt, wie es ihm an seinem Platz geht. Und was merkwürdig begann, wird nun vollends mysteriös. Obwohl sie das System nicht kennen, wissen die Stellvertreter recht genau, wie es den Personen geht, die sie darstellen: Sie spüren an dem Platz, an dem sie stehen, unterschiedliche Körperempfindungen und Gefühle. Ihnen ist kalt oder heiß; Arme, Beine oder der ganze Körper sind wie gelähmt; sie empfinden Beklemmungen, Schmerzen oder Spannungen; sie fühlen sich bedroht, übermächtig, wütend, bedrückt und ängstlich. Sie fühlen sich in Liebe zueinander hingezogen, sind zutiefst berührt, strahlen einander an, spüren Kraft und Zuversicht. Aber sie erfinden diese Empfindungen nicht, sie sind kein Produkt ihrer Phantasie; häufig sieht man ihnen diese Gefühle deutlich an.

Das Raumbild als Abbild einer Problemsituation wird sozusagen lebendig. Es entwickelt eine eigene Dynamik – die Dynamik des aufgestellten Systems. Diese Dynamik nehmen alle Stellvertreter deutlich wahr, und indem sie sich ihr aussetzen, werden sie in gewisser Weise selbst das System. So bekommen sie Zugang zu den Empfindungen und Gefühlen der Personen, die sie stellvertretend darstellen. Das heißt natürlich nicht, daß sie tatsächlich alles über diese Personen wissen, aber sie wissen, was es bezogen auf das Problem an Wissenswertem gibt. Sie entwickeln Einstellungen, Verhaltensweisen und Gefühle, die mit Sicherheit nicht ihre eigenen sind, sondern zu der Person gehören, die sie verkörpern; einer Person, die sie gar nicht kennen, und über die ihnen, außer wenigen Fakten aus dem Vorgespräch, auch niemand etwas erzählt hat.

Das erscheint unglaublich, entspricht aber den Tatsachen.

Da faßt sich beispielsweise ein Stellvertreter, seit er an seinem Platz in der Aufstellung steht, ständig an den Hals und teilt schließlich mit, daß ihn irgend etwas würge. Es stellt sich heraus, daß sich die Person, die er darstellt, erhängt hat. Ein anderer fängt an zu lallen und behauptet, wie besoffen zu sein. Man erfährt, er stellt einen Alkoholiker dar. Ein weiterer hat das Gefühl, in der Aufstellung fehle jemand. Beim Nachfragen stellt sich heraus, daß der Auftraggeber einen Halbbruder hat, den er zu erwähnen vergaß.

Nicht immer ist das, was Stellvertreter zurückmelden, derart erstaunlich. Es zeigt aber, daß sie in der Aufstellung verblüffend genaue Einsichten in die Situation einer ihnen völlig fremden Familie bekommen. Es sind dabei weniger absolute Wahrheiten, die sie erkennen, eher nehmen sie starke Energien wahr, die im System existieren. Bis heute gibt es keine Erklärung für dieses Phänomen, das die einen „wissendes Feld", die anderen „morphogenetisches Feld" und Dritte „Non-lokale Effekte" nennen.

Bert Hellinger bezeichnet es als „die große Seele". Es handelt sich um eine Erscheinung, die wir heute noch ebenso wenig verstehen können, wie andere Phänomene, z.B. aus der Quantenphysik. Eines soll hier beispielhaft erwähnt werden. Wenn zwei korrelierende* Partikel mit entgegengesetzten Spins (Eigendrehimpulsen) auseinanderfliegen, bewirkt die Veränderung des Spins eines Partikels augenblicklich eine Änderung beim anderen Partikel, auch wenn sich dieses Teilchen am anderen Ende der Welt befindet. Woher aber weiß der eine Partikel von der Veränderung des anderen? Und wie soll man erklären, daß ein ganz normaler Mensch namens Joe McMoneagle Ende der 70er Jahre den in der Entwicklung befindlichen amerikanischen XM-1 Panzer im Detail zeichnen konnte, ohne ihn jemals gesehen zu haben? Das alles sind

*(miteinander in Wechselwirkung stehende)

Phänomene, für die es heute noch keine sinnvolle Erklärung gibt. So wie es einmal keine Begründung dafür gab, warum Brotteig nach einer Zeit des Ruhens aufgeht, dadurch luftiger wird und besser schmeckt, oder warum ein Bernstein, wenn man ihn reibt, Papierschnipsel anzieht. Auch ohne es erklären zu können, nutzte man es einfach. Und so werden heute Aufstellungen gemacht, deren Mechanismen zwar nicht völlig begreiflich, die aber dennoch höchst nützlich sind. Halten wir es mit Humberto Maturana, der sagte: „Ein Phänomen ist etwas, was mir vorkommt."

Die Aufstellungsarbeit

Wenn das erste Aufstellungsbild im Raum steht und die einleitende Befragung der Stellvertreter abgeschlossen ist, beginnt die eigentliche Arbeit an der Aufstellung. Der Aufstellungsleiter stellt einzelne Stellvertreter an einen neuen Platz, läßt zwei sich ansehen und vorgegebene Sätze sagen oder von einem Stellvertreter versuchsweise etwas Übernommenes zurückgeben. Dieses Vorgehen wird so lange fortgesetzt, bis deutlich wird, worum es wirklich geht.

In diesem Prozeß wird das ursprüngliche Raumbild in ein neues Bild umgewandelt, das die Situation auf einer tieferen Ebene zeigt. Der Aufstellungsleiter führt quasi die Regie, die Stellvertreter sind die „Darsteller". Ihre Reaktionen, ihr Gesichtsausdruck, ihre Körpersprache und ihre Aussagen geben dem Aufstellungsleiter Hinweise darauf, ob er sich auf dem richtigen Weg befindet, ob die Umstellungen, die er vornimmt, und die Sätze, die er sagen läßt, stimmen und seine Vermutungen stützen, oder ob er sich gerade auf dem Holzweg befindet.

Der Aufstellungsleiter arbeitet in diesem Prozeß nur mit dem, was sich in der Aufstellung und in den Reaktionen der

Stellvertreter zeigt. Sein Vorgehen dient allein der Absicht, Informationen über die systemischen Ursachen eines Problems zu gewinnen. Das ermöglicht dem Auftraggeber der Aufstellung, sein Problem aus einem völlig neuen Blickwinkel zu betrachten und es in einem neuen, größeren Zusammenhang zu begreifen. Häufig wird dieser Prozeß von einem Aha-Erlebnis begleitet, das allein schon vieles verändern kann. Gerade die Aufdeckung eines Problems kann aber manchmal einige Zeit dauern, denn lebende Systeme haben die Tendenz, einen möglichst stabilen Zustand aufrechtzuerhalten und ihn gegen Veränderungen zu behaupten. Daher kann z.B. eine problematische Situation, die mit der Aufstellung verändert werden soll, systemisch gesehen durchaus eine stabilisierende Funktion haben. Die problematische Situation ist dann für das System die bisher beste Lösung, um mit Verletzungen von Zugehörigkeit, Ordnung und Ausgleich (vgl. S. 16 ff.) umzugehen. Es befindet sich dadurch zwar in einer Schieflage, die es aber immerhin stabil und funktionsfähig hält. Diesen Zustand versucht der lebende Organismus, den das System darstellt, zu bewahren. Jeder Versuch einer Veränderung wird als mögliche Gefahr abgewehrt.

Eine Aufstellung ist ein getreues Modell bzw. Abbild des Systems, und sie reagiert wie das System. Wehrt sich ein System gegen Veränderungen, oder will es etwas verbergen, zeigt sich das auch in der Aufstellung, und zwar an den Reaktionen der Stellvertreter. Die Stellvertreter werden zu „Komplizen" des Systems und verbergen das, worum es wirklich geht. Diesen Widerstand gilt es zusammen mit dem System zu überwinden, um eine gute Lösung zu finden.

Der Abschnitt der Informationsgewinnung in einer Aufstellung ist beendet, wenn die Ursachen des Problems erkannt sind. Einige Aufstellungen können damit auch schon beendet werden. Wenn dem Auftraggeber alle für eine Lösung notwendigen Informationen zur Verfügung stehen, werden weitere Schritte überflüssig. Angenommen, jemand ist nicht in der Lage, sich zwischen zwei Menschen zu entscheiden. Dann kann die Aufstellung zeigen, in welche Richtung die Energien gehen. Aber ob und welche Konsequenzen der Auftraggeber daraus zieht, liegt ganz in seiner Hand. Die eigentliche Lösung besteht also in diesen Fällen in einer neuen Erkenntnis.

Die Lösung

Im Verlauf der Aufstellung wird das ursprüngliche Aufstellungsbild allmählich in ein Lösungsbild gewandelt. Gradmesser für den Erfolg und die Angemessenheit der Lösungsschritte sind die Stellvertreter. So wie sie zu Beginn der Aufstellung die grundlegenden Probleme eines Systems wahrnehmen und zum Ausdruck bringen, nehmen sie auch seine Lösungsenergien wahr. Da die Aufstellung ein Familiensystem abbildet, ist an den Reaktionen der Stellvertreter ablesbar, ob die gefundene Lösung für das System bzw. den Auftraggeber die richtige ist.

In Aufstellungen gefundene Lösungen heben grundlegende Beziehungsstörungen auf und lassen nachhaltige Veränderungen zu. Meist besteht eine Lösung aus einer Abfolge verschiedener Einzelschritte, die erst in ihrer Gesamtheit eine gute Wirkung zeigen. Welches die richtigen Schritte und Verknüpfungen sind, hängt natürlich von der jeweiligen Aufstellung und dem Problem ab, daher lassen sich an dieser Stelle nur allgemeine Aussagen machen, der jeweilige Fall kann anders aussehen.

Die folgenden Beispiele sollen veranschaulichen, was im systemischen Sinne gute Lösungen sind:

Beispiele:
• Wurde die Ordnung gestört, weil jemand innerlich als Partnerersatz an der Seite von Vater oder Mutter stand,

muß die angemessene Rollenverteilung sichtbar wiederhergestellt werden. In der Aufstellung werden die Eltern als Paar nebeneinander gestellt und das Kind als Kind auf seinen Platz. Bekräftigt wird dies, indem die Eltern z.B. sagen: „Wir sind deine Eltern, und du bist nur unser Kind. Und du darfst uns jetzt als deine Eltern haben."

- Hat jemand von Vater oder Mutter starke Gefühle übernommen und sie auf den Partner übertragen, werden diese Gefühle dorthin zurückgegeben, wohin sie gehören. Dafür nimmt der Auftraggeber z.B. eine schwere Tasche oder ein Buch, um diese Gefühle zu verkörpern, in die Hand und gibt sie symbolisch an den Menschen zurück, zu dem sie gehören. Dazu sagt er: „Das hier habe ich von dir übernommen. Aber das ist nicht meins. Ich will es nicht, und ich brauche es nicht. Ich gebe es dir zurück."

- Auch jemand, der zugunsten eines Vorgeborenen auf eine befriedigende Partnerschaft verzichtet hat, gibt diese Last an den zurück, dem er sie abgenommen hat: „Für dich habe ich es gern gemacht. Aber es ist dein Schicksal, nicht meins. Ich gebe es dir zurück. Schau freundlich, wenn ich es mir in meinem Leben gutgehen lasse."

- Hat jemand seinen Partner mit Vater oder Mutter gleichgesetzt, wird diese Doppelbelichtung in der Aufstellung aufgelöst. Der Auftraggeber schaut von der einen zur anderen Person und macht sich z.B. klar: „Du bist meine Mutter, und du bist meine Frau. Ihr beide seid zwei völlig verschiedene Personen, und ihr habt nichts miteinander gemeinsam." In der Regel müssen diese Sätze mehrmals wiederholt werden, bis sie innerlich verstanden werden können. Anschließend wendet der Auftraggeber sich seinem Partner zu und sagt (auf unser Beispiel bezogen): „Ich sehe dich jetzt als meine Frau."

- Wird in einer Aufstellung deutlich, daß Partner sich innerlich bereits voneinander getrennt haben, wird diese Tatsache ausgesprochen und gegebenenfalls der Weg für eine gute Trennung bereitet. Die Partner sagen zueinander: „Ich danke dir für all das Gute, das ich von dir bekommen habe. Ich nehme es mit in mein Leben. Was du von mir bekommen hast, darfst du mitnehmen in dein Leben. Und für das, was zwischen uns schiefgelaufen ist, übernehme ich meinen Teil der Verantwortung, und deinen lasse ich ganz bei dir. Und jetzt darf es vorbei sein."

• Dieses Trennungsritual wird in abgewandelter Form auch dann eingesetzt, wenn jemand innerlich noch an einen früheren Partner gebunden ist. Eine neue Beziehung einzugehen oder einer bereits eingegangenen eine Chance zu geben, funktioniert nur, wenn man sich vom früheren Partner löst.

• Kann sich jemand mit der Tatsache, „nur" der zweite oder dritte Partner zu sein, nicht abfinden, muß auch hier die Rangfolge geklärt werden. Er wird in der Aufstellung an seinen Platz in der zeitlichen Abfolge der Partner gestellt und macht sich klar, welche Position er faktisch hat: „Du bist der Erste, ich bin der Zweite. Daß ich versucht habe, deinen Platz einzunehmen, war nicht richtig. Es tut mir leid."

• Wo der Ausgleich in einer Beziehung nicht stimmt, kann die Aufstellung eine Möglichkeit zum Ausgleich finden oder ihn sogar herstellen. Beispielsweise dann, wenn der Dank für ein großes Geschenk ansteht. Der Beschenkte sagt zum Partner: „Was du mir gegeben hast, kann ich niemals ausgleichen. Ich nehme es als ein Geschenk und danke dir dafür."

Bis zu diesem Zeitpunkt einer Aufstellung ist der Auftraggeber in der Regel noch immer außenstehender Beobachter, den größten Teil der Aufstellung durchlebt sein Stellvertreter für ihn. Wann er selbst in die Aufstellung hineingenommen wird, hängt vom Einzelfall ab und richtet sich danach, welche Schritte für das Verständnis und Erleben der Lösung notwendig sind. In der Regel wird er immer dann in die Aufstellung geholt, wenn wichtige Vollzüge anstehen. Denn diese Vollzüge, etwa eine Rückgabe oder ein Verabschiedungsritual, können innerlich oft nur umgesetzt werden, wenn die mit ihnen verbundenen Gefühle auch körperlich gespürt werden. In anderen Fällen genügt es, wenn der Auftraggeber im Schlußbild der Aufstellung seinen Platz einnimmt, von diesem Platz aus wahrnimmt, wie sich das neue Bild anfühlt und es in sein inneres Erleben integriert.

Vom Umgang mit der Lösung

Die eben beschriebenen Lösungsschritte können, so unscheinbar sie vielleicht auch aussehen mögen, eine sehr tiefgreifende Wirkung haben; vorausgesetzt, die dabei gesprochenen Lösungssätze werden nicht nur dahingesagt und die -schritte nicht nur mechanisch ausgeführt, sondern innerlich ernsthaft vollzogen. Dazu gehört, daß man anerkennt, was ist, und auf einer tiefen Ebene versteht, was bisher falsch gelaufen ist. Nur so wird Veränderung möglich. Denn die Aufstellung selbst verändert gar nichts. Sie zeigt zwar ein Abbild des Systems, aber sie ist nicht das System. Sie zeigt, worin die Lösung besteht, aber sie löst das Problem nicht.

Gelöst werden kann es nur im inneren Erleben, und zwar indem die Lösung angenommen wird. Dazu braucht es keine großen Gesten, in den meisten Fällen genügt die Änderung der inneren Haltung. Korrigierend einzugreifen ist nur selten nötig, und nichts zu tun ist meist wirkungsvoller als absichtsvoll zu handeln. Das liegt daran, daß die Aufstellung das innere Bild verändert, unabhängig davon wie aufregend neu oder still die Lösung auch erscheint. Die sichtbar gewordene Lösung prägt sich ein, und in den Wochen und Monaten nach einer Aufstellung taucht sie immer wieder auf, ob nun unvermittelt oder bewußt herbeigerufen.

Da diese inneren Bilder maßgeblich unser Verhalten bestimmen, bereiten sie auch den Weg für Veränderungen. Denn ein Verhalten, das wie die Lösung den Bedingungen von Zugehörigkeit, Ordnung und Ausgleich entspricht, wird auch im äußeren eine heilsame Wirkung entfalten. Eben weil die Familie ein System ist, in dem alle Teile miteinander zusammenhängen, kann die veränderte Einstellung an einem Ort ein ganzes System nachhaltig verändern.

Wer seinen Partner endlich als das sieht, was er ist, und ihn nicht mehr gleichsetzt mit Vater oder Mutter, oder wer sich von fremden Gefühlen befreit und seinen Partner davon entlastet, verhält sich anders und wird dem Partner endlich gerecht. Dadurch kann sich eine vormals problematische Situation entspannen, und der Weg für positive Entwicklungen ist wieder frei. Dazu gibt die Aufstellung einen Anstoß; sie liefert den Samen, der sorgsam gehegt und gepflegt werden will, damit er sich zu voller Blüte entfalten kann.

Die Rolle der Stellvertreter

Schon das erste Bild einer Aufstellung gibt oft wichtige Hinweise auf das eigentliche Problem. Aber erst die Rückmeldungen der Stellvertreter ermöglichen weitergehende Erkenntnisse, die zur Lösung führen. Damit wird die Aufstellungsarbeit zu einer Gemeinschaftsproduktion zwischen Aufstellungsleiter und Stellvertretern. Der Aufstellungsleiter bringt Wissen, Kompetenz und Erfahrungen mit der systemischen Arbeit ein und die Stellvertreter ihre Fähigkeit, die Energien eines Systems wahrzunehmen. So, wie sie schon im ersten Raumbild einer Aufstellung wichtige Beziehungsgeflechte erspüren, nehmen sie im weiteren Verlauf wahr, wie sich Veränderungen an der Aufstellung auswirken.

Stellvertreter handeln völlig unvoreingenommen. Sie nehmen einfach ihre Körperempfindungen und Gefühle wahr und drücken sie aus. Angesichts einer Person fühlen sie vielleicht Beklemmungen, oder sie strahlen, wenn es ihnen an ihrem Platz gut geht. Ihre Wahrnehmungskanäle sind offen für das, was unter der Oberfläche liegt. Da sie mit dem System nichts zu tun haben, sind sie auch nicht in dessen Kommunikations- und Verhaltensmuster eingebunden. Sie spiegeln diese zwar wider, haben aber kein eigenes Interesse an ihrem Erhalt – so wie sie auch kein Interesse an einer ganz bestimmten Lösung haben. Sie verhalten sich vollkommen absichtslos und erspüren, ob eine Umstellung, eine Handlung oder ein Satz für die Person, die sie darstellen, stimmt, wo es noch ungelöste Konflikte gibt, und ob sie am richtigen Platz stehen. Sie gehen anfangs mit der Problemenergie und später mit der Lösungsenergie des Systems, so wie sie sich zeigt.

Die Erfahrung zeigt, daß jeder Mensch diese Fähigkeiten besitzt. Man benötigt keine besonderen Fähigkeiten oder Qualifikationen. Offensichtlich entwickeln Aufstellungen eine Art von Kraftfeld, auf das man sich nur einlassen muß, um die dort vorherrschenden Energien zu erspüren. Erfahrungsgemäß kann man daher den Aussagen der Stellvertreter vertrauen. Daß sie ihre eigenen Probleme in eine Aufstellung einbringen, kommt nur in seltenen Fällen vor, etwa wenn ihre Rolle zu eigenen ungelösten Problemen paßt. Da solche Kontextvermischungen aber für erfahrene Aufstellungsleiter schnell erkennbar sind, haben sie kaum Konsequenzen für das Ergebnis der Aufstellung. Der betreffende Stellvertreter wird gegen eine andere Person ausgetauscht, die sich schnell in ihre Rolle einfühlt und dort weitermacht, wo der erste aufgehört hat.

Wenn Aufstellungen abgebrochen werden

Häufiger als man denkt, führen Aufstellungen nicht zu einer Lösung, sondern werden abgebrochen. Dafür gibt es mehrere Gründe. Zum einen fehlen häufig wichtige Informationen über Familienereignisse, die den Fortgang der Aufstellung ins Stocken bringen. Die Aufstellung zeigt zwar, hier gibt es ein Problem oder einen weiteren Menschen, doch die Art des Problems bzw. die Person ist aber nicht bekannt. Erst wenn das Informationsdefizit beseitigt ist, kann eine erneute Aufstellung die Lösung bringen. Auch wenn Anliegen, Familienereignisse und die Aussagen der Stellvertreter nicht übereinstimmen oder keinen Sinn ergeben, ist ein Abbruch die bessere Wahl.

Und nicht zuletzt bleiben Aufstellungen dann unbeendet, wenn der Auftraggeber zum Zeitpunkt der Aufstellung noch nicht bereit oder in der Lage ist, innerlich einen notwendigen Schritt zu vollziehen. Wenn er z.B. eine liebgewonnene Verantwortung, für die er nicht zuständig ist, nicht zurückgeben oder den eigenen Anteil an einer Fehlentwicklung nicht erkennen will oder kann. In diesen Fällen zeigt die Aufstellung zwar die Lösung, aber der Auftraggeber entscheidet sich gegen sie – im Moment. Manchmal ist es leichter zu leiden, als eine Verstrickung oder ein Problem zu lösen, denn das Leiden kann die Bindung an die Herkunftsfamilie garantieren. Die Lösung dagegen erscheint wie Verrat.

Aber sogar abgebrochene Aufstellungen geben wichtige Anstöße, und nicht selten führen sie zu sehr persönlichen aber nicht weniger guten Lösungen. Und ob abgebrochen oder nicht, jede Aufstellung ist der Auslöser für eine weitergehende innere Entwicklung und fast immer auch für Veränderungen.

Teil 2
Die Fallbeispiele

Bevor Sie zu lesen beginnen

Aufstellungen verbreiten eine eigentümliche Faszination und lassen niemanden unberührt, der an ihnen teilnimmt und sich ihrer Wirkung aussetzt. Was zunächst wie ein Theaterstück wirkt, entwickelt sich bald zu einem Sprung mitten ins Leben.

Wer zum erstenmal an Aufstellungen von Familien oder Organisationen teilnimmt, wird meist von ganz unterschiedlichen Gefühlen überflutet. Der Verstand reagiert verwirrt auf das, was sich vor seinen Augen abspielt und was er sich nicht erklären kann; ein anderer Teil in uns ist fasziniert und verfolgt das Geschehen mit der gleichen Atemlosigkeit, die ein spannender Film hervorruft. Und dort, wo Parallelen zum eigenen Leben auftauchen, sind wir tief berührt und arbeiten ein Stück eigene Geschichte auf. Ob man als Zuschauer in der Runde sitzt, als Stellvertreter für andere Personen in der Aufstellung steht oder in der eigenen Aufstellung nach einer Lösung sucht, Aufstellungen ziehen einen unwiderstehlich in ihren Bann.

Die faszinierende Wirkung dieser Methode läßt sich durch Beschreibungen und Erklärungen natürlich nur ungenügend vermitteln, das bleibt dem unmittelbaren Erleben vorbehalten. Eine theoretische Abhandlung über die Liebe zu lesen ist eben eine Sache, tatsächlich verliebt zu sein, eine ganz andere. Bleiben wir bei diesem Gleichnis, dann haben Sie im ersten Teil dieses Buches etwas über die Hintergründe, Ursachen und Gesetzmäßigkeiten von Liebe erfahren, in diesem Teil lesen Sie Geschichten, die von Liebe handeln. So wie eine Geschichte sich auf ihre Hauptpersonen konzentriert und Nebenpersonen, Nebenstränge und viele andere Dinge nur anreißt, beschränken sich die folgenden Fallbeispiele auf das wesentliche Geschehen, das vom Problem zur Lösung führt.

Alle hier vorgestellten Fallbeispiele beruhen auf tatsächlichen Aufstellungen. Und wie das im Leben so ist, nehmen auch Aufstellungen manchmal Umwege, Nebenschauplätze tun sich auf, oder das, was sich zeigt, läßt sich nicht sofort entwirren und einordnen. Damit die einzelnen Beispiele nicht zu langatmig werden, vor allem aber um die Wege zur Lösung klarer hervortreten zu lassen, wurden die ursprünglichen Aufstellungen auf das Wesentliche gekürzt, so daß der Weg vom Problem zur Lösung leichter nachzuvollziehen ist.

In realen Aufstellungen teilen die Stellvertreter zwar ihre Empfindungen aus ihrer jeweiligen Position heraus mit. Die Test- und Lösungssätze werden ihnen jedoch vom Aufstellungsleiter vorgegeben, und die Stellvertreter sprechen sie nach. Damit der Erzählfluß nicht durch ständige Wiederholungen von vor- und nachgesprochenen Sätzen unterbrochen wird, haben wir auf die Einfügungen: Der Aufstellungsleiter sagt: „...", und der Stellvertreter wiederholt: „...", in den Fallbeispielen verzichtet. Dadurch kann leicht der Eindruck entstehen, als würden die Stellvertreter selbst die lösenden Sätze finden. Dem ist nicht so. Stellvertreter sind viel zu tief in das Geschehen eingebunden, als daß sie den Weg zur Lösung alleine finden könnten. Fügen Sie in Gedanken also den Aufstellungsleiter ein, der durch die Aufstellung führt, Umstellungen vornimmt und die entscheidenden Sätze vorgibt.

In den Fallbeispielen werden die Auftraggeber mit ihren Vornamen angesprochen und auch ihre Stellvertreter agieren unter diesem Namen. Um besser unterscheiden zu können, wann der Auftraggeber gemeint ist und wann sein Stellvertreter redet, wird der Stellvertreter (z.B. *Ruth*) immer kursiv gedruckt, während der Auftraggeber (Ruth) dem normalen Schriftbild folgt.

Angefangen vom ersten Aufstellungsbild über wichtige Umstellungen bis hin zum lösenden Schlußbild illustrieren Grafiken den Verlauf der Aufstellungen. In diesen Zeichnungen symbolisiert ein Quadrat eine männliche und ein Kreis eine weibliche Figur; ihre „Nasen" zeigen die Richtung an, in die sie schauen. In der Zeichnung des Familienstammbaums (Genogramm) und den Grafiken zur Aufstellung, wird derjenige, um dessen Aufstellung es sich handelt, durch einen Punkt in seinem Symbol gekennzeichnet.

Die Fallbeispiele sollen all denen, die noch keine Aufstellungen erlebt haben und sich nicht vorstellen können, wie diese Methode funktioniert, einen ersten Eindruck vermitteln. Gleichzeitig dienen sie als Anschauungsmaterial für den dritten Teil dieses Buches, in dem es darum geht, mit Symbol-Aufstellungen einen ersten Blick auf die Hintergründe eigener Probleme zu werfen und einer guten Lösung vielleicht etwas näherzukommen. Am Ende jeder Aufstellung finden Sie daher eine Erklärung, in der in kurzer Form erläutert wird, warum welche Stellvertreter ausgewählt wurden, welche systemischen Störungen das Problem hervorriefen und welche Handlungen zur Lösung führten.

Beispiel 1: Der Auftrag

Mama, ich mach's für dich

Kinder übernehmen von Familienangehörigen ausgesprochene oder unausgesprochene Aufträge und gestalten ihr Leben danach. Die einen werden aufgefordert, erfolgreich zu sein, und zu verwirklichen, was die Eltern nicht geschafft haben, die anderen werden unterschwellig gewarnt, die Eltern nur ja nicht zu überflügeln. Manche werden für die Familie dienstverpflichtet und müssen sich auf vielerlei Arten um ihre Angehörigen kümmern. Die Jüngsten hören vielleicht: „Sei unser Sonnenschein, und mach uns keinen Kummer"; die Älteren bekommen gesagt: „Du bist doch schon groß und vernünftig…". Manche dieser Aufträge können sogar eine positive Wirkung haben. Wenn sie den eigenen Fähigkeiten und Neigungen entsprechen, treiben sie an, die eigenen Grenzen zu überschreiten und etwas zu erreichen. Und das kann durchaus sehr befriedigend sein. Viel häufiger aber sind Aufträge beschränkend, zwängen Kinder in eine Rolle hinein und verhindern deren selbstbestimmte Entwicklung.

Wie sich in Aufstellungen immer wieder zeigt, sind aber die meisten Aufträge bei weitem nicht so ernst gemeint, wie sie verstanden werden. Denn in aller Regel wünschen sich Eltern, daß es ihren Kindern besser geht als ihnen selbst und ihnen die eigenen Fehler erspart bleiben. Daß sie mit ihrer gutgemeinten Einflußnahme aber oft gerade das Gegenteil erreichen, ist Eltern selten bewußt. Schockiert stehen ihre Stellvertreter dann in der Aufstellung und erkennen, welche Folgen ihr Verhalten hat. Und fast immer sind sie bereit, diese Aufträge schnellstens wieder zurückzunehmen – wie in unserem nächsten Beispiel.

Die Aufstellung

Christian ist vierzig Jahre alt, wirkt aber wie ein Halbwüchsiger. Er ist hochaufgeschossen, hat kindliche Gesichtszüge, kaum Bartwuchs und seine Bewegungen sind linkisch. Als er neben der Aufstellungsleiterin sitzt und sein Anliegen nennen soll, ist er völlig verkrampft, druckst herum und sagt schließlich halbherzig: „Ich hab' ein Problem mit Frauen." „Welcher Mann hat das nicht", scherzt die Aufstellungsleiterin und wirft ihm einen aufmunternden Blick zu. Christian grinst verhalten: „Ich möchte wissen, warum ich keine Beziehung eingehen kann." „Was genau meinst du damit? Ziehst du dich zurück, wenn eine Beziehung ernst wird, oder ist schon nach der ersten Nacht alles zu Ende?" Unter Händereiben und -kneten bringt er endlich heraus: „Zu Ende ist es schon vor der ersten Nacht. Ich bin einfach nicht attraktiv für Frauen." „Sind denn für dich Frauen attraktiv?" „Eigentlich schon", erwidert er, schränkt aber diese Aussage sofort wieder ein und meint: „Ich bin nicht ganz sicher. Vom Kopf her ja, aber der Bauch spielt nicht richtig mit. Da fehlt noch was." „Und das würdest du gerne ändern?" Christian nickt zustimmend und äußert dann ein etwas festeres „Ja." Dann setzt er hinzu: „Ich habe jahrelang geglaubt, eines Tages würde es einfach so passieren, und darauf hab' ich gewartet. Aber bisher ist gar nichts passiert, und jetzt bekomme ich Panik, daß mein Leben mit Warten vergeht, ohne daß sich etwas verändert." „Stell dir mal vor, es wäre schon etwas geschehen. Du hättest eine tolle Frau getroffen, und sie würde sich ernsthaft für dich interessieren und fände dich attraktiv. Woran würdest du merken, daß sich etwas verändert hat, daß es passiert ist?" Christian hebt den Kopf und antwortet: „Ich wäre selbstbewußter." „Und was würde es für dich bedeuten, selbstbewußter zu sein?" „Ich könnte mich ganz fühlen." „Und was würde es bedeuten, dich ganz zu fühlen?" Nach einem kurzen Zögern und mit einem leichten Lächeln sagt Christian: „Ich wäre glücklich." „Und darf das sein?" Christians Mundwinkel ziehen sich nach unten, er sinkt in sich zusammen und sieht mit einem mal alt und vergrämt aus: „Nein." „Wen würdest du verraten, wenn du glücklich wärst?" Und wie aus der Pistole geschossen antwortet Christian: „Meine Mutter."

„Was war mit der Beziehung deiner Eltern?" Die Aufstellungsleiterin beginnt mit dem Zeichnen von Christians Genogramm. Daraus ergibt sich folgende Situation:

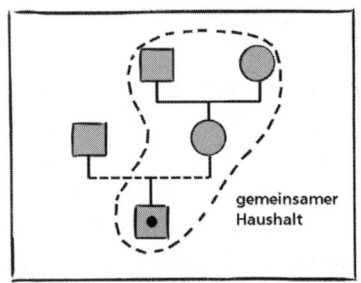

gemeinsamer Haushalt

Christians Vater hat die Mutter verlassen, als diese mit Christian schwanger war; über die Gründe weiß Christian nichts. Seinen Vater hat er nie kennengelernt, und der väterliche Zweig der Familie ist ihm völlig unbekannt; seine Mutter konnte oder wollte ihm nichts darüber erzählen. Er ist das einzige Kind seiner Mutter, die, soweit Christian weiß, nie wieder eine Beziehung zu einem Mann einging. Die ersten Lebensjahre verbrachte Christian im Haushalt seiner Großeltern mütterlicherseits. Sein Großvater starb, als er drei Jahre alt war, danach zog seine Mutter mit ihm in eine andere Stadt. Christian soll nun Stellvertreter für seine Mutter, seinen Vater, sich selbst und eine mögliche Partnerin aufstellen.

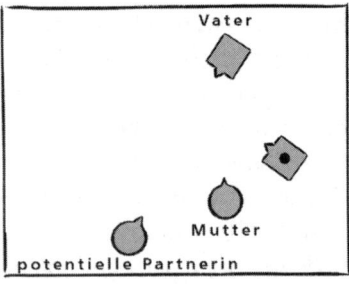

Vater

Mutter

potentielle Partnerin

Der Stellvertreter für Christians Vater ist ein Riese, mit seinen fast zwei

Metern Körpergröße blickt er sprichwörtlich von oben auf die Aufstellung herab. Er fühlt sich sichtlich unwohl, als er mit einem gequälten Lächeln mitteilt: „Ich komme mir vor wie der Leuchtturm im Nebel. Was da unten", er deutet mit der Hand auf *Christian* und seine Mutter, „vor sich geht, sehe ich überhaupt nicht, mein Blick geht in weite Ferne. Die Frau ist mir völlig fremd, und zu dem Jungen habe ich keinerlei Beziehung. Schon der Gedanke, daß er mein Sohn sein soll, scheint mir absurd. Und warum mir seine zukünftige Partnerin gegenübersteht, verstehe ich nicht. Was habe ich mit ihr zu schaffen?"

Christians Mutter fixiert mit bösem Blick den „Leuchtturm". Heftig stößt sie hervor: „Mir dröhnt der Kopf, und ich habe eine schreckliche Wut auf den Mann." Dann blickt sie hinüber zu *Christian*. „Mit meinem Sohn ist es schön", und mit Genugtuung in der Stimme fährt sie fort: „Er ist anders als sein Vater." Sie deutet mit der Hand nach hinten, ohne sich umzudrehen, und setzt hinzu: „Und diese Frau da gefällt mir überhaupt nicht."

Christian löst mühsam den Blick vom Boden und erklärt: „Ich fühle mich wie zerrissen. Von vorne zieht es mich und von der linken Seite auch. Ich habe das Gefühl, ich muß hier irgendwas machen, aber ich weiß gar nicht, was das sein soll. Am liebsten würde ich mich ganz klein machen, damit mich keiner sieht."

Die mögliche Freundin schüttelt verständnislos den Kopf, beschreibt mit der Hand einen großen Bogen über die Aufstellung und stellt fest: „Die sollen erstmal ihren eigenen Kram klären, ich habe hier nichts verloren. Das geht mich nichts an, und ich will damit auch nichts zu tun haben." Und in *Christians* Richtung deutend fügt sie hinzu: „Und den registriere ich nicht mal, es ist, als wäre er Luft."

Die Aufstellungsleiterin bedankt sich bei ihr und nimmt sie erst einmal aus der Aufstellung heraus. Dann führt sie Christians Mutter näher zu seinem Vater, so daß die Eltern sich ansehen können. Die beiden geben ein seltsames Bild ab, er ein Riese von Mann, sie eine kleine, zierliche Person, die den Kopf in den Nacken legen muß, um ihn sehen zu können.

„Sie guckt so vorwurfsvoll, als hätte ich ein Verbrechen begangen", sagt Christians Vater endlich. „Ich bin mir aber keiner Schuld bewußt." „Du hast sie verlassen, als sie mit eurem Sohn schwanger war", berichtigt ihn die Aufstellungsleiterin. Nach diesen Worten verändert sich seine Mimik, er sieht betroffen aus und gibt nach kurzem Zögern zu: „Mir wird ganz heiß, und ich fühle mich auf einmal ziemlich schuldbewußt." Jetzt sagt Christians Mutter zu ihm: „Ich war wütend auf dich, weil du mich verlassen hast. Das war sehr schlimm für mich." Sie überlegt einen Moment und spricht nachdenklich weiter: „Und ich wollte nicht, daß unser Sohn ein Mann wird wie du."

Aus der Zuschauerrunde kommt ein Stöhnen von Christian. „Sagt dir das was?" fragt ihn die Aufstellungsleiterin. Er nickt und erzählt: „Meine Mutter hat immer zu mir gesagt: Du bist mein ‚kleiner Mann'. Und so hat sie mich auch anderen gegenüber bezeichnet." „Das ist der Auftrag, den du hast. Den gibst du ihr am besten gleich zurück." Christian nimmt in der Aufstellung den Platz seines Stellvertreters ein und bekommt ein schweres Buch in die Hände gelegt. Er wiegt es bedächtig und kommt zu dem Schluß, daß das Gewicht noch nicht reicht. Ein weiteres schweres Buch kommt dazu, und Christian ist zufrieden.

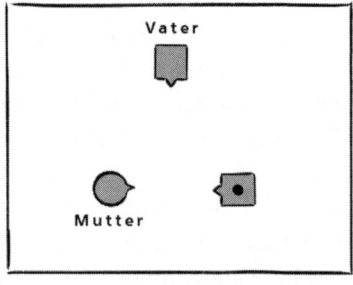

Mit den Büchern auf den Armen sagt er zu seiner Mutter, die ihm jetzt gegenübersteht: „Liebe Mama. Für dich war ich gern dein kleiner Mann." Er wirkt bestürzt und verletzlich, und während er spricht, spürt er die ganze Last in seinen Armen. Im nächsten Augenblick geht er leicht in die Knie und stöhnt lachend, „das ist echt schwer." „Es ist gut, wenn du spürst, wie schwer es ist, denn das hast du bisher getragen", sagt die Aufstellungsleiterin zu ihm. Christian wird wieder ernst und sagt seiner Mutter: „Was ich hier trage, ist dein Auftrag an mich, dein kleiner Mann zu sein. Aber der ist viel zu schwer für mich. Ich will ihn nicht, und ich brauche ihn nicht. Ich gebe ihn dir zurück, mit Liebe." Er reicht seiner Mutter die Bücher und läßt die Arme sinken.

„Hast du den Auftrag wirklich zurückgegeben?" fragt die Aufstellungsleiterin. Christian antwortet nicht, dafür schüttelt seine Mutter den Kopf: „Bei mir ist außer Büchern nichts angekommen. Keine Spur von einem Auftrag." Christian zuckt hilflos die Schultern und erklärt: „Ich hab' das Gefühl, ich kann ihr das nicht antun. Sie hat doch nur mich. Wenn ich sie jetzt im Stich lasse, was soll dann werden?" „Dann fragen wir sie doch mal, ob sie das auch so empfindet." Fragend sieht die Aufstellungsleiterin Christians Mutter an, die verneinend den Kopf schüttelt. Tief bewegt sagt sie zu ihrem Sohn: „Es stimmt, ich wollte nicht, daß du so wie dein Vater wirst, der sich mir gegenüber rücksichtslos und verantwortungslos verhalten hat. Und ganz heimlich habe ich auch gehofft, daß du überhaupt kein Mann und nicht richtig erwachsen wirst. Aber das war falsch. Was zwischen deinem Vater und mir vorgefallen ist, ist allein unsere Sache. Du hast damit nichts zu tun. Und wenn ich dich damit belastet habe, tut es mir leid. Das war nicht richtig."

Christian macht einen tiefen Atemzug und nickt verstehend seiner Mutter zu, dann greift er nach den Büchern. Und als er die Sätze noch einmal wiederholt und die Bücher erneut überreicht hat, tritt er erleichtert einen Schritt zurück: „Puh, das war gut." Seine Mutter prüft das Gewicht der Bücher und bestätigt: „Ja, das gehört zu mir, nicht zu dir." Sie legt die schweren Bücher auf den Boden und wendet sich noch einmal ihrem Sohn zu, der sie bittet: „Mama, bitte schau freundlich, wenn ich auch von meinem Vater nehme. Er ist der einzig richtige für mich." Die Antwort sind ein Lächeln und die Worte: „Meinen Segen hast du."

Als sich Vater und Sohn endlich gegenüberstehen, schießen Christian Tränen in die Augen, und mit zitternder Stimme sagt er: „Lieber Papa. Ich hab mich so nach dir gesehnt." Verlegen wühlt er in seiner Hosentasche nach einem Taschentuch und putzt sich umständlich die Nase. Sein Vater lacht: „Jetzt lenkt er ab." Nachdem Christian das Taschentuch wieder verstaut hat, sehen sie sich lange an, bis vom Vater spontan kommt: „Langsam dämmert mir, was ich verpaßt habe." Er ergreift die Hände, die sein Sohn nach ihm ausstreckt und zieht ihn vorsichtig, als erwarte er von Christian Widerstand, in seine Arme. Aber Christian denkt nicht daran, sich zu wehren, er läßt sich einfach fallen und vom Vater umarmen. Ein paar Tränen laufen über seine Wangen, und er atmet schwer, als wäre er gerannt. Schließlich trennen sich Vater und Sohn voneinander, beide mit Tränen in den Augen, aber zufrieden und befreit. Mit einem glücklichen Lächeln sagt Christian: „Es ist, als wäre ich zu Hause angekommen." „So ist das, wenn man sich ganz fühlt", sagt die Aufstellungsleiterin, und Christian strahlt.

Dann stellt er sich an die Seite seines Vaters und schaut lange zwischen ihm und der Mutter hin und her, die liebevoll und stolz ihren Sohn betrachtet. Mit den Worten: „Das war jetzt so ein tiefer Prozeß, dabei lassen wir es mal", beendet die Leiterin die Aufstellung.

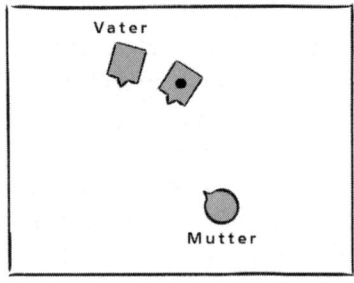

Erklärung der Aufstellung

1. Anliegen und Auswahl der erforderlichen Stellvertreter

Christians Anliegen ergab sich aus dem, was er als sein Problem schilderte: Mit vierzig Jahren hatte er noch nie eine Beziehung zu einer Frau gehabt. „Ich bin einfach nicht attraktiv für Frauen", schilderte er seine Lage und gibt dann zu, daß gleichzeitig auch sein Gefühl für Frauen nicht stimmt: „Vom Kopf her ja, aber der Bauch spielt nicht richtig mit. Da fehlt noch was." Diese Situation wollte Christian gerne ändern.

Gleichzeitig ergab sich aus dem Vorgespräch, daß für Christian eine glückliche Beziehung nicht möglich war, weil er fürchtete, seine Mutter dadurch zu verraten. Damit war klar, daß die Ursache für Christians Problem, in der Beziehung der Eltern und seiner Rolle als Kind zu finden war. Aufgestellt wurden daher:

- Christians Vater,
- seine Mutter,
- Christian selbst,
- eine potentielle Partnerin.

Daß Christians potentielle Partnerin im weiteren Verlauf der Aufstellung nicht die entscheidende Rolle spielen würde, war zu Beginn noch nicht abzusehen. Sie stand gleichsam als Symbol für sein Anliegen und konnte wichtige Hinweise geben, wie sich die Lösung auf das Mann-Frau-Verhältnis auswirken würde. Diese Absicht wurde aber von einem für Christian weit wichtigeren Thema überlagert.

2. Bildsprache und vermutete Störung

Aus Christians Schilderungen und dem Genogramm ergaben sich bereits eindeutige Hinweise auf Dynamiken, die Ursache für sein Problem sein konnten:

- Er kannte seinen Vater nicht, weil der die Mutter während der Schwangerschaft verlassen hatte. Er hatte ihn nie gesehen und von seiner Mutter kaum etwas über ihn und den väterlichen Zweig der Familie erfahren. Die erste, offensichtliche Vermutung war also, daß Christian seinen Vater nicht als Vater hatte nehmen können.

- Christian wuchs bei einer Mutter auf, die nach dem Bruch mit seinem Vater scheinbar nie wieder eine Beziehung zu einem Mann eingegangen war. Und Christian fürchtete außerdem, durch sein eigenes Glück die Mutter zu verraten; sein Glück schloß das der Mutter aus. Daraus ergab sich als zweite Vermutung, daß er möglicherweise als Partnerersatz an ihrer Seite stand und für eine Frau nicht frei war.

- Ein weiterer, versteckter Hinweis konnte aus der Art, wie Christian wirkte, abgeleitet werden: er sah nicht aus und gab sich nicht wie ein erwachsener Mann. Trotz seiner vierzig Jahre hatte sein Auftreten etwas Kindliches behalten. Die Frage war also, ob es etwas gab, das Christian am Erwachsenwerden hinderte.

Im weiteren Verlauf der Aufstellung zeigte sich aber, daß nur zwei der Vermutungen tatsächlich für Christians Problem von Bedeutung waren:

- Christians große Sehnsucht nach dem Vater drückte sich schon im ersten Aufstellungsbild aus. Er stand zwar an der Seite seiner Mutter, an dem Platz, der eigentlich ihrem Partner gehört, aber sein Blick ging allein zum Vater. Sein Stellvertreter sagte: „Ich fühle mich wie zerrissen. Von vorne zieht es mich und von der linken Seite auch." Das war Christians Konflikt: Die Liebe zur Mutter hinderte ihn, zum Vater zu kommen.

• In ihrer Wut über den Mann, der sie verlassen hatte, wirkte Christians Mutter darauf ein, daß ihr Sohn nicht so wurde wie sein Vater. Schon mit ihrer ersten Aussage am Beginn der Aufstellung deutete sie das an: „Mit meinem Sohn ist es schön. Er ist anders als sein Vater." Und wenig später wird es noch viel klarer: „Ich wollte nicht, daß unser Sohn ein Mann wird wie du."

• Dieser starke Wunsch gipfelte in ihrem Auftrag: „Bleib mein kleiner Mann", der Christian daran hinderte, erwachsen zu werden. Der Begriff „Mann" verschleierte, worum es wirklich ging, denn ein „kleiner" Mann ist eben kein vollwertiger Mann. Und zu einem vollwertigen Mann wäre Christian zwangsläufig geworden, hätte er die Erlaubnis gehabt, erwachsen zu werden.

• Zum Mann zu werden und damit auch für eine Frau attraktiv, war also unter diesen Bedingungen unmöglich und wäre einem Verrat an der Mutter gleichgekommen. Christians potentielle Partnerin konnte das genau spüren; den „kleinen" Mann nahm sie gar nicht wahr: „Die sollen erstmal ihren eigenen Kram klären, ich hab hier nichts verloren. Und den (Christian) registriere ich nicht mal, es ist, als wäre er Luft."

• Damit stand Christian aber nicht wirklich als Partnerersatz an der Seite seiner Mutter. Obwohl es im ersten Aufstellungsbild durchaus Anzeichen dafür gab, bestätigte sich diese Vermutung im weiteren Verlauf nicht. Und selbst wenn es solche Elemente gab, für die Lösung war das nicht ausschlaggebend.

3. Lösung

Zur Lösung der Aufstellung führten fünf wichtige Schritte:

- Christian mußte zunächst erkennen, daß er aus Liebe zu seiner Mutter einen großen Verzicht geleistet hatte, indem er nicht erwachsen, nicht zum Mann geworden war. Das drückte sich in dem Satz aus: „Liebe Mama. Für dich war ich gern dein kleiner Mann."

- Danach galt es, diesen Auftrag zurückzugeben. Das war für Christian nicht auf Anhieb möglich, wieder kam ihm die Treue zu seiner Mutter in die Quere. Die Barriere überwand er erst, als sie ihm versicherte: „Ganz heimlich habe ich auch gehofft, daß du überhaupt kein Mann und nicht richtig erwachsen wirst. Aber das war falsch. Was zwischen deinem Vater und mir vorgefallen ist, ist allein unsere Sache. Du hast damit nichts zu tun. Und wenn ich dich damit belastet habe, tut es mir leid. Das war nicht richtig."

- Dieser kleine Schubs seiner Mutter wäre nicht wirklich notwendig gewesen. Denn die Rückgabe ist Ausdruck einer Entscheidung desjenigen, der etwas zurückzugeben hat. Diese Entscheidung ist unabhängig davon, ob der andere das Päckchen annimmt, und man braucht dazu auch keine Erlaubnis. Wie die Aufstellung zeigt, kann aber eine „Erlaubnis" die Sache sehr erleichtern. So war Christian in der Lage, den Auftrag endgültig zurückzugeben: „Was ich hier trage, ist dein Auftrag an mich, dein kleiner Mann zu sein. Aber der ist viel zu schwer für mich. Ich will ihn nicht, und ich brauche ihn nicht. Ich gebe ihn dir zurück, mit Liebe."

- Auch für Christians nächsten Schritt waren Zustimmung und Segen der Mutter eine schöne Unterstützung, aber keine Voraussetzung. Dieser Schritt bestand darin, den Vater als Vater zu nehmen und sein Sohn zu sein; etwas, das Christian bis dahin noch nie erlebt hatte. Mit dem Satz: „Lieber Papa. Ich hab mich so nach dir gesehnt", wurde die ganze unterdrückte Sehnsucht und Liebe des kleinen Kindes zum Vorschein gebracht, das sich, wie Christian selbst sagte, nicht „ganz" fühlte. Indem er die Sehnsucht beim Namen nannte, konnte er sie innerlich spüren und endlich dort hinfließen lassen, wo sie hingehörte – zum Vater. Daß das gelungen war, zeigte Christians anschließende Bemerkung: „Es ist, als wäre ich zu Hause angekommen."

- Das letzte Bild der Aufstellung war Christians neues inneres Bild: Er steht als Sohn an der Seite seines Vaters und damit an dem einzigen Platz, an dem er zum Mann werden kann.

Beispiel 2: Die Treue zum System

Ein neuer Anfang

Vor schweren Schicksalsschlägen ist niemand gefeit. Wen es trifft, dessen gewohnte Welt bricht von einer Sekunde zur anderen auseinander, und nichts ist mehr so, wie es gerade eben noch war. In Aufstellungen wird immer wieder sichtbar und hautnah spürbar, welche tragischen Folgen das Unglück oder der Tod eines nahen Angehörigen für eine ganze Familie haben kann. Ein Verbrechen, ein schlimmer Unfall, eine schwere Krankheit oder der Tod halten oft eine ganze Familie in Bann und reißen Eltern, Kinder, Geschwister und Partner in einen Strudel immer neuen Leids. In einer Art Kettenreaktion ergreift das Schicksal eines Menschen den Rest der Familie und belastet das Leben aller.

Eine Möglichkeit, solche Kettenreaktionen zu verhindern, besteht darin, sich dem schlimmen Schmerz zu stellen und ihn in seiner ganzen Bitterkeit und Heftigkeit in Herz und Seele einzulassen. Wenn man sich auf diese Weise dem Schicksal öffnet und es annimmt, ist der Schmerz in der Regel relativ kurz, selbst wenn er anfangs endlos und unerträglich scheint. Wenn jemand anerkennt, „Ja, so ist es", verharrt er nicht in Selbstmitleid oder im Schockzustand, sondern kann sich der veränderten Wirklichkeit stellen, und das tun, was das Leben jetzt von ihm verlangt. Das macht frei und tut allen Familienmitgliedern gut.

Einem behinderten oder todkranken Kind hilft es wenig, wenn die Eltern in Selbstmitleid ertrinken oder sich mit Schuldgefühlen martern. Was es braucht sind Eltern, die sagen: „Was immer das Leben von uns fordert, wir sind deine Eltern, und wir stehen zu dir und zu dem, was ist." Wenn sie gemeinsam das Schwere tragen, kann die Partnerschaft eine Tiefe und Kraft erreichen, die einer unbeschwerten Paarbeziehung versagt bleibt. Dann fällt es auch Geschwistern leichter, sich selbst, trotz des beeinträchtigten Lebens oder des Todes von Bruder oder Schwester, ein glückliches Leben und eine erfüllte Partnerschaft zu erlauben.

Die Aufstellung

Peter und Marie sind ein junges, sympathisches Paar, das seit vier Jahren zusammenlebt. Marie hat Peter gedrängt, an diesem Seminar teilzunehmen, weil sie die Hoffnung hegt, durch eine Aufstellung neue Perspektiven für ihre Partnerschaft zu gewinnen. Im Moment sieht sie in ihrer Beziehung keine gemeinsame Zukunft mehr. „Peter ist meine große Liebe", sagt sie zu Beginn der Aufstellung, „aber seit sein jüngerer Bruder vor drei Jahren verunglückt ist, danach lange im Koma lag und jetzt schwerbehindert im Heim lebt, ist Peter nicht mehr derselbe. Anfangs dachte ich, daß er sich wieder fängt und es im Laufe der Zeit wieder besser würde, aber die Hoffnung habe ich inzwischen aufgegeben. In all den Jahren ist es immer nur noch schlimmer geworden." Sie wirft einen schnellen Blick auf Peter, der zusammengesunken neben ihr sitzt und regungslos auf den Boden starrt. „Wir leben im Haus seiner Eltern, und alle drei sind seit dem Unfall wie tot. Im Haus herrscht eine so entsetzlich trübselige Stimmung, es ist einfach unerträglich. Ich halte das nicht mehr aus." Marie bricht in Tränen aus, und Peter schaut hilflos zu ihr hinüber und sackt noch mehr in sich zusammen. Nervös knetet er seine Hände und lächelt traurig.

„Ich kann Marie gut verstehen, nur, was soll ich machen?" sagt er mit leiser, eintöniger Stimme und zuckt resigniert die Schultern.

„Ich weiß, daß Marie leidet und ich kein guter Partner bin. Aber ich kann doch das, was passiert ist, nicht ändern. Ich würde es ja auch am liebsten ungeschehen machen, wenn ich könnte." Peters Augen schwimmen in Tränen: „Seit mein Bruder den Unfall hatte, bin ich wie gelähmt und habe einfach keine Kraft. Ich kann Marie verstehen, aber ich kann einfach nichts machen. Mir kommt es vor, als wäre zwischen mir und dem Leben eine undurchdringliche Wand."

„Bist du bereit, dir das in einer Aufstellung anzuschauen?" fragt die Leiterin. Peter denkt eine Weile in sich gekehrt nach und schaut dann zu Marie, die ihn angespannt ansieht. „Ja!" sagt er und klingt plötzlich sehr entschlossen. „Vielleicht hilft es uns ja weiter."

Peter soll je einen Stellvertreter für seine Eltern, den verunglückten Bruder, sich selbst und Marie aussuchen und seinem inneren Bild entsprechend aufstellen. Unsicher und zögernd wählt er die Stellvertreter aus, stellt sie dann aber schnell und sicher in den Raum, so als ob er ein klares, inneres Bild nur im Äußeren nachstellen müßte.

Marie hat ihm aufmerksam zugesehen. „Wie würdest du sie aufstellen?" wendet sich die Leiterin an Marie. „Genau so wie es ist. Alle starren wie hypnotisiert auf den Bruder und sind in ihrem Unglück irgendwie gleich, während ich abseits stehe und ein Fremdkörper bin. Dabei tut er mir doch auch leid." Mit einer fahrigen Geste zeigt sie zum Bruder hinüber und seufzt. „Aber wir

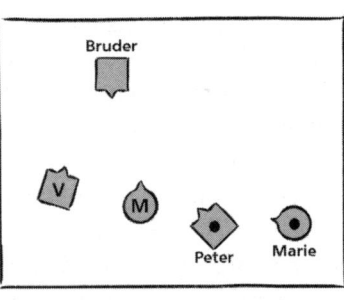

können doch nicht unser ganzes Leben lang trauern. Peter und ich sind doch noch jung …", fügt sie hinzu und läßt den Rest des Satzes vage in der Luft hängen.

Auf die Frage, wie er sich fühle, sagt Peters Vater lange nichts. Stumm und wie eingefroren steht er da und schaut zu seinem behinderten Sohn hinüber. „Ich sehe nur meinen Sohn, auf ihn konzentriert sich meine ganze Aufmerksamkeit. Alles andere ist irgendwie verschwommen", teilt er nach einer Weile stockend mit. „Meine Frau nehme ich nur am Rande wahr. Ich glaube, es wäre etwas leichter, wenn ich sie neben mir spüren könnte, aber ich bin nicht in der Lage, mich zu ihr umzudrehen oder irgend etwas zu machen. Ich fühle mich total leblos und in meinem Kopf kreisen immer nur die Worte: Warum er? Warum? Warum? Und je länger ich zu ihm hinschaue, desto lebloser und schwerer fühle ich mich."

Seine Frau steht wie von einer ungeheuren Last gebeugt neben ihm und starrt auf den Boden. „Mir ist kalt und meine Beine zittern so stark, daß ich kaum stehen kann. Der Rest meines Körpers fühlt sich taub an, und ich kann den Kopf nicht heben. Als mein Mann geredet hat, wurde es etwas besser, aber als ich gehört habe, wie schlecht es ihm geht, wurde es nur noch schlimmer." Sie schielt kurz zu ihrem Mann und dem Sohn hinüber, schlingt fröstelnd die Arme um die Brust und schaut wieder auf den Boden. „Den anderen Sohn sehe ich gar nicht. Ich ahne, daß er da steht, aber ich bin wie in einem schwarzen Loch gefangen. Ich kann mich nicht bewegen."

Auch Peters Stellvertreter steht wie in Trance da und rührt sich nicht. Das einzig Lebendige sind seine Augen, die langsam von einer Person zur anderen schweifen, dort einen Moment verweilen und zum nächsten wandern, unermüdlich gehen sie hin und her. „Leer, wie gelähmt, unendlich müde", beschreibt er im Telegrammstil seine Empfindungen und verfällt wieder in seine Trance.

„Ich explodiere gleich!" meldet sich *Marie*. „Ich halte das hier nicht mehr aus. Am liebsten würde ich meinen Freund rütteln und ihn anschreien, damit er endlich aufwacht. Die kommen mir alle wie tot vor.

Der einzig Lebendige ist er", sagt sie und deutet zu dem behinderten Bruder hinüber. Der grinst übers ganze Gesicht und nickt ihr strahlend zu. „Das stimmt. Wir beide sind die einzigen Lebendigen hier", bestätigt er, während seine Augen langsam von Gesicht zu Gesicht wandern und schließlich bei *Marie* hängenbleiben. „Sie ist die einzige, die mich wirklich sieht und zu der ich Kontakt habe. Meine Eltern und mein Bruder kommen mir völlig weggetreten vor."

„Das sind sie auch. Die stehen noch immer unter Schock", wirft die Leiterin ein. „Mir kommt es eher so vor, als würden sie an meinem Grab stehen und um mich trauern", erwidert der Bruder und verzieht unwillig das Gesicht. „Ich bin aber nicht tot!" stellt er mit Nachdruck klar. „Ich bin vielleicht behindert, aber mir geht es gut. Ich fühle mich ruhig, friedlich und klar. Jedenfalls solange ich nicht dorthin gucke", er wirft einen raschen Blick auf seine Familie. „Wenn ich da hingucke, dann werde ich unruhig und fühle mich schuldig, weil ich für ihren Zustand verantwortlich bin." Er schüttelt sich unwillkürlich und geht einige Schritte zurück. „Was der Stellvertreter deines Bruders sagt, ist jetzt ziemlich überraschend für dich, nicht wahr?" wendet sich die Leiterin an Peter. Der nickt nur stumm und sieht sehr verdutzt und nachdenklich aus.

Als nächsten Schritt stellt die Leiterin die Stellvertreter um. Vater und Mutter kommen nebeneinander, die beiden Söhne ihnen gegenüber, *Marie* führt sie auf die andere Seite, an den Rand.

Allein durch das Umstellen geht es jetzt allen deutlich besser. Peters Eltern wirken längst nicht mehr so starr, sie tauschen Blicke, nicken sich verständnisvoll zu und rücken noch ein wenig näher zueinander. „Mit meiner Frau an meiner Seite wird mir ganz warm, das tröstet und beruhigt mich. Ich fühle mich jetzt auch nicht mehr so benommen und versteinert. Und wenn ich meine beiden Söhne nebeneinander stehen sehe, dann ist es fast wie früher", sagt er wehmütig. „Aber so ist es nicht mehr, und so wird es nie wieder sein." Er beißt sich auf die Lippen und kämpft mit den Tränen.

Seine Frau hat ihn aufmerksam angesehen, jetzt hakt sie sich bei ihm ein und drückt aufmunternd seinen Arm. „Mir geht es ganz eigentümlich", beschreibt sie ihre Gefühle, „einerseits ist da immer noch eine bodenlose Traurigkeit in mir, und

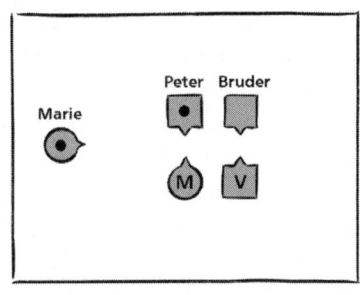

ich mag da nicht hinsehen", ihre Hand wedelt in Richtung des jüngsten Sohnes, „aber seit ich hier stehe, fühle ich mich nicht mehr so allein und verloren. Und meinen Mann zu spüren und meinen älteren Sohn zu sehen, tut mir gut."

„Schau zu deinem behinderten Sohn hinüber", fordert die Leiterin Peters Mutter auf, und als diese zögert und unschlüssig weiter vor sich hinguckt, wiederholt sie noch einmal mit Nachdruck: „Schau hin, und sag' ihm: Ich bin deine Mutter, und du bist mein jüngster Sohn. Du hattest einen schweren Unfall und bist seitdem körperlich und geistig behindert." Mit leiser, brüchiger Stimme wiederholt Peters Mutter die Worte, ihre Augen schweifen immer wieder ab. „Sag es noch einmal, mit ganz normaler Stimme, und schau ihn wirklich an. So wie du das sagst, hat es noch keine Kraft."

Die Leiterin legt der Mutter die Hand auf den Rücken und bittet sie, sich gerade hinzustellen, einige Male tief durchzuatmen und dann den Satz noch einmal zu wiederholen. Dieses Mal klingt ihre Stimme kraftvoll, und es gelingt ihr, den Blickkontakt mit ihrem Sohn die ganze Zeit aufrechtzuerhalten. Danach wirkt sie gefaßter und ruhiger: „Als wäre ich in die Wirklichkeit zurückgekommen und hätte mich endlich den Tatsachen gestellt", antwortet sie auf die Frage wie es ihr jetzt geht. „Obwohl das schwer ist, ist es gleichzeitig leichter", sie schüttelt verwundert den Kopf und schaut wieder zu ihrem Sohn hinüber. Beide lächeln sich liebevoll zu.

„Ich fühle mich, als wäre ich von den Toten auferstanden", Peters Bruder grinst und wendet sich seinem Vater zu, als wolle er überprüfen, was der dazu meint. Dessen Gesichtsausdruck ist völlig verändert. Mit wachen Augen und einem warmherzigen Lächeln sieht er zu seinem Sohn hinüber. „Ich sehe ihn jetzt ganz klar und deutlich. Als meine Frau gesagt hat, daß sie sich jetzt den Tatsachen stellt, war das wie ein Ruck in mir, als würde ich aufwachen. Und dabei schoß mir der Gedanke durch den Kopf: Der Junge braucht uns, der braucht aktive Eltern und keine Trauerklöße."

„Schau deiner Frau in die Augen und sag zu ihr: Wir tragen es gemeinsam", bittet ihn die Leiterin. „Wir tragen es gemeinsam", wiederholt er ernst und sehr gesammelt, während er seiner Frau tief in die Augen schaut. Gerührt und dankbar drückt sie seine Hand: „Ja, wir tragen es gemeinsam", bestätigt sie und rückt ganz nahe an ihn heran.

Peter atmet mit einem tiefen Seufzer aus: „Das war jetzt sehr entlastend. Wenn meine Eltern sich gegenseitig Halt geben, fühle ich mich von einem enormen Druck befreit", er schlenkert mit den Armen und atmet noch ein paarmal tief ein und aus. „Aber er", er wendet sich seinem jüngeren Bruder zu und die Tränen steigen ihm in die Augen, „tut mir immer noch unendlich leid. Er ist so hilflos." Sein Bruder schüttelt den Kopf. „Ich muß dir nicht leid tun, mir geht es gut", sagt er. „Wirklich!" setzt er beschwörend hinzu, als *Peter* ihn ungläubig anguckt. Aber erst als er sagt: „Ich bin dein jüngerer Bruder und seit meinem Unfall schwerbehindert. Das ist nicht deine Schuld, du kannst dafür nichts. Das ist mein Schicksal, nicht deins, und ich bin mit meinem Schicksal versöhnt", entspannen sich *Peters* Gesichtszüge. „Mir hilft es auch nicht, wenn deine Beziehung in die Brüche geht, weil du dich nicht mehr um sie kümmerst. Mir wäre es viel lieber, wenn euer Leben glücklich weitergeht."

Peter hat nachdenklich zugehört, und dieses Mal scheinen

die Worte angekommen zu sein. Zum erstenmal seit Aufstellungsbeginn schaut er zu *Marie* hinüber. Lange schauen sich die beiden nur still an und dann, ganz allmählich, breitet sich erst ein zaghaftes Lächeln und dann ein glückliches Strahlen über ihre Gesichter aus. „Das gefällt mir ausgesprochen gut", feixt der Bruder und boxt *Peter* leicht in die Rippen. Der lacht, knufft zurück, und dann fallen sich die beiden Brüder in die Arme und umarmen sich herzlich.

Anschließend bittet die Leiterin *Peter*, seinen Bruder an die Hand zu nehmen und zu den Eltern hinüberzuführen. Vor den Eltern bleiben sie stehen. „Lieber Papa, liebe Mama. Ich lasse ihn in eurer Obhut. Bei euch hat er einen guten Platz", sagt *Peter*, führt den Bruder neben seine Mutter und geht wieder einige Schritte zurück. Eltern und Bruder nicken voller Zustimmung. „Laß ihn bei uns, wir sind für ihn da, und wir sorgen für ihn. Du bist einfach nur sein älterer Bruder, und dein Platz ist bei Marie", beteuern die Eltern und weisen mit einer aufmunternden Geste zu *Marie* hinüber. *Peter* nickt, dreht sich um und mit jedem Schritt, den er näher zu *Marie* kommt, wird sein Gesicht heiterer. Als er sich neben sie stellt, strahlt er übers ganze Gesicht. *Marie* freut sich wie ein Kind und umarmt ihn stürmisch.

„Gut so?" fragt die Leiterin, nachdem *Peter* eine Weile dort gestanden hat. „Sehr gut! Jetzt habe ich wieder einen Mann", erwidert *Marie* mit leuchtenden Augen und kuschelt sich verliebt an *Peter*. Der legt den Arm um sie und drückt sie zärtlich an sich. Nach einer Weile schaut er zu Eltern und Bruder hinüber. „Ich fühle mich meinem Bruder sehr verbunden, aber der Abstand tut sehr gut, und bei den El-

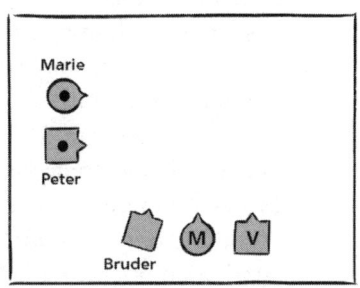

tern ist er wirklich gut aufgehoben", sagt er, wendet sich wieder *Marie* zu und deutet in den leeren Raum vor sich. „Am liebsten würde ich jetzt ihre Hand nehmen und losgehen." „Dann mach das mal", lacht die Leiterin. *Peter* schaut fragend auf *Marie* hinunter, und als sie freudestrahlend nickt, packt er sie entschlossen an der Hand und setzt sich in Bewegung.

Marie und Peter sitzen währenddessen Hand in Hand nebeneinander in der Zuschauerrunde und sehen sehr gerührt aus. Als sie sich selbst in das Schlußbild stellen, strahlen sie sich genauso verliebt an, wie zuvor ihre Stellvertreter. Hin und wieder schauen sie zu den Eltern und Peters Bruder hinüber, deren wohlwollende Blicke und herzliches Einvernehmen ihnen offensichtlich guttun. Schließlich weist Peter mit einer einladenden Kopfbewegung nach vorne. „Wollen wir?" Marie leuchtet vor Glück und ist schon mitten im Laufen. Einer aus der Runde applaudiert, und der Rest fällt begeistert ein. „Das war jetzt richtig schön", sagt am Schluß jemand, und alle freuen sich für Marie und Peter.

Erklärung der Aufstellung

1. Anliegen und Auswahl der Stellvertreter

Der Unfall von Peters Bruder hat seine ganze Familie in einen tiefen Schock versetzt. Drei Jahre nach dem Unfall war es ihnen noch immer nicht gelungen, den Schock zu überwinden und aus ihrer Starre zu erwachen. Marie litt sehr unter diesem Zustand. Obwohl sie Peter liebte, beschäftigte sie sich mit Trennungsgedanken, weil sie inzwischen jede Hoffnung auf Veränderung verloren hatte. „In all den Jahren ist es immer nur noch schlimmer geworden. Aber wir können doch nicht ewig trauern, wir sind doch noch so jung", beschrieb sie die Situation.

Von der Aufstellung erhoffte sie sich neue Perspektiven, um ihre Beziehung vielleicht doch noch zu retten. Peter wirkte anfangs abwesend und unentschlossen. Seine ganze Körperhaltung, seine Stimme und Mimik wirkten resigniert und kraftlos. „Mir kommt es so vor, als sei zwischen mir und dem Leben eine unsichtbare Wand", beschrieb er seinen Zustand, und erst mit Blick auf die angespannt wartende Marie entschloß er sich wirklich zu einer Aufstellung.

Für die Aufstellung sollte er je einen Stellvertreter für alle von dem Unfall betroffenen Personen aussuchen:

- seinen Vater,
- seine Mutter,
- seinen behinderten Bruder,
- seine Partnerin Marie,
- Peter selbst.

2. Bildsprache und vermutete Störung

Schon das Anfangsbild sprach eine sehr deutliche Sprache und brachte das Problem auf den Punkt:

- Peters Aufmerksamkeit war völlig auf seine Eltern und den schwerbehinderten Bruder ausgerichtet. Marie, die in seinem Rücken stand, hatte er völlig aus den Augen verloren. In der ersten Befragungsrunde spielte sie weder für seine Gefühle noch für seine Wahrnehmung der Situation eine Rolle. Es war, als hätte er Maries Anwesenheit völlig ausgeblendet.
- Obwohl Peters Eltern relativ nahe nebeneinander standen, nahmen auch sie sich nicht wirklich wahr. Vater und Mutter wirkten hilflos und bedürftig, und obwohl beide sich nach gegenseitiger Nähe sehnten, fanden sie keinen Weg aus ihrer Isolation. Auf diese Weise konnten sie weder sich selbst noch ihrem Sohn eine Stütze sein.

- Peters tiefe Bindung an Eltern und Bruder bewirkte, daß er sich selbst nicht erlaubte, was ihnen versagt blieb. Angesichts der schweren Beeinträchtigung des Bruders und der Verzweiflung seiner Eltern erschien ihm auf einer unbewußten Ebene ein glückliches Leben mit Marie wie Verrat und Treuebruch. Seine Stellung, leicht versetzt hinter seiner Mutter, und seine unablässig zwischen Vater, Mutter und Bruder schweifenden Augen, deuteten darauf hin, daß er sich für seine Eltern, besonders seine Mutter, und den Bruder verantwortlich fühlte. Den Eltern indessen waren der gesunde Sohn und seine Freundin völlig aus dem Blickfeld entschwunden.

- Obwohl Peters Bruder über sich selbst sagte, er sei innerlich „ruhig, friedlich und klar", fühlte er sich an seinem Platz im Zentrum der familiären Aufmerksamkeit alles andere als wohl. In Anbetracht des Zustandes, in den sein Unfall Eltern und Bruder versetzt hatte, fühlte er sich für deren Leid verantwortlich und schuldig. Nur zu Marie bestand ein herzliches, unkompliziertes Verhältnis. „Sie ist die einzige, die mich wirklich sieht und zu der ich Kontakt habe. Meine Eltern und mein Bruder kommen mir völlig weggetreten vor", beschrieb er seine Gefühle.

3. Lösung

Schon das Umstellen entlastete alle Beteiligten. Sie konnten miteinander Blickkontakt aufnehmen, und es wurde eine familiäre Ordnung sichtbar, die schnell zur weiteren Klärung beitrug:

- Die Eltern nahmen sich plötzlich wieder als Paar wahr und konnten sich gegenseitig trösten und Halt geben. So gelang es ihnen endlich, aus ihrem Schockzustand zu erwachen und sich den Tatsachen zu stellen. Jetzt erst konnten sie ihren verunglückten Sohn anschauen und klar und deutlich sehen. „Ich fühle mich wie von den Toten auferstanden", freute der sich. Peters Vater faßte die veränderte Situation so zusammen: „Als meine Frau sagte, daß sie sich jetzt den Tatsachen stellt, war das, als würde ich aufwachen, und dabei schoß mir der Gedanke durch den Kopf: Der Junge braucht uns, der braucht aktive Eltern und keine Trauerklöße." Danach versicherten sie sich gegenseitig: „Wir tragen es gemeinsam."

- Die Eltern als Paar und sich gegenseitig Halt gebend zu erleben, war für Peter sehr entlastend. Wenn die beiden sich gegenseitig Trost spendeten, konnte er sein Gefühl der Verantwortung für Mutter und Vater loslassen. Doch das Schicksal seines Bruders hielt ihn noch immer gefangen. Erst als dieser ihm sagte: „Ich bin seit meinem Unfall schwerbehindert. Das ist nicht deine Schuld, du kannst nichts dafür. Das ist mein Schicksal nicht deines, und ich bin mit meinem Schicksal versöhnt", entspannte er sich. Und als der Bruder hinzusetzte: „Mir hilft es auch nicht, wenn deine Beziehung in die Brüche geht. Mir wäre es lieber, wenn euer Leben glücklich weitergeht", nahm er zum ersten Mal Kontakt zu Marie auf. Auf einer unbewußten Ebene brauchte er die Erlaubnis seines Bruders dazu, daß sein Leben trotz dessen Unglück gut weitergehen durfte.

- Im nächsten Schritt übergab Peter die Verantwortung für seinen Bruder an seine Eltern. Mit den Worten, „Lieber Papa, liebe Mama, ich lasse ihn in eurer Obhut. Bei euch hat er einen guten Platz", und indem er seinen Bruder neben die Eltern stellte, machte er auch äußerlich sichtbar, wo der Bruder am besten aufgehoben war. „Laß ihn bei uns, wir sind für ihn da, und wir sorgen für ihn. Dein Platz ist bei Marie", versicherten ihm die Eltern, und jetzt endlich war Peter frei, seinen Platz an Maries Seite einzunehmen. Im Schlußbild lag vor Peter und Marie der freie Raum, ihre gemeinsame Zukunft.

Beispiel 3: Partnerschaft und Beruf

Wenn sich privates und berufliches System
überschneiden

In der systemischen Ordnung der Paarbeziehung sind Mann
und Frau gleichrangig. Keiner von beiden hat größeres Gewicht oder mehr Rechte als der andere, und beide sind in
gleicher Weise für die Belange von Beziehung und Familie
zuständig. Besondere Leistungen, etwa die Rolle des Hauptverdieners, der die Existenz der Familie sichert, werden zwar
durch einen besonderen Platz gewürdigt, aber unter den Partnern gibt es keine Rangfolge. Der besondere Platz ist weder
mit Privilegien noch mit einer Vorrangstellung verbunden, er
ist „nur" die Würdigung einer besonderen Leistung.

Wenn die Partner aber nicht nur zusammenleben, sondern auch noch zusammenarbeiten, kann es leicht zu Problemen kommen. Einerseits führt die Überschneidung von privatem und beruflichem System dazu, daß Paarkonflikte im
Berufsleben ausgetragen und berufliche Konflikte ins Privatleben übertragen werden. Das belastet natürlich beide
Beziehungsebenen, die private und die berufliche. Andererseits müssen sich die Partner im Beruf fast immer mit einer
vom Privatleben abweichenden Rangfolge auseinandersetzen.
Denn zwei, die privat gleichrangig sind, sind es nicht automatisch im Beruf auch. In beruflichen Systemen hat immer Vorrang, wer in der Hierarchie höher steht, die bessere Qualifikation hat, länger dabei oder Gründer bzw. Eigentümer der
Firma ist – unabhängig davon, wie groß oder wie klein eine
Firma ist. Dadurch kann ein Partner, der privat auf derselben Ebene steht, im Beruf durchaus vorgeordnet sein und in
der betrieblichen Rangfolge weit vor einem selbst stehen.

Diese Tatsache wird von vielen Paaren aber gar nicht erkannt. Sie gehen wie selbstverständlich davon aus, daß die

Gemeinsamkeiten der Partnerschaft auch im Beruf gelebt werden können, daß Verantwortung gemeinsam getragen und Entscheidungen einstimmig getroffen werden. Aber genau das funktioniert nicht. Die berufliche Zusammenarbeit gelingt nur, wenn die berufliche Rangfolge eingehalten wird, und die richtet sich nach der jeweiligen Funktion der beiden Partner. Eine Frau, die von ihrem Vater eine Firma geerbt hat, ist Inhaberin und erste und einzige Chefin, und auch wenn ihr Mann eine wichtige Position in ihrer Firma hat, bleibt er ihr auf der beruflichen Ebene doch nachgeordnet. Und ein Vorgesetzter, der mit einer Mitarbeiterin liiert ist, bleibt in der Firma immer ihr Vorgesetzter, mit all seiner Verantwortung und seiner Weisungs- und Entscheidungsbefugnis, obwohl zu Hause beide gleichrangig sind.

Versucht der Nachgeordnete, sich als Gleichrangiger in die Belange seines vorgeordneten Partners einzumischen, würdigt er ihn nicht mehr in seiner Funktion und maßt sich etwas an. Und wälzt der Vorgeordnete seine eigene Verantwortung auf den nachgeordneten Partner ab, nimmt er seinen Platz nicht ein und belastet damit den Partner, der für diese Aufgabe gar nicht zuständig ist. Die Ordnung ist gestört, und es kommt zu weitreichenden Konflikten – auch in der Partnerschaft. Denn es ist kaum anzunehmen, daß es für die Paarbeziehung ohne Konsequenzen bleibt, wenn einem Partner die berufliche Würdigung verweigert wird oder einer sich aus seiner Verantwortung stiehlt.

Darum ist es wichtig, daß die Partner beide Systeme voneinander trennen und sich klarmachen, an welcher Position im beruflichen System sie jeweils stehen und welche Verantwortung und Kompetenzen mit dieser Position verbunden sind. Und nicht zuletzt sollten die Partner die Bedingungen ihrer Zusammenarbeit klären. Viele Selbständige arbeiten als Paar zusammen, weil es sich so ergeben hat, in der Startphase aus finanziellen Gründen notwendig war und eigentlich ganz vernünftig schien, aber nicht, weil beide sich bewußt dafür entschieden haben. Schnell ist dann einer der Partner in einer Situation gefangen, aus der er nicht mehr entkommt, obwohl seine persönlichen Wünsche heimlich in eine ganz andere Richtung gehen. So ist es auch in unserem folgenden Beispiel.

Die Aufstellung

Martin ist Softwarespezialist und entwickelt Programme für Datenbanksysteme. Vor sechs Jahren machte er sich mit seiner eigenen Firma selbständig, seine Frau unterstützte ihn tatkräftig dabei. Er kümmerte sich um Softwareentwicklung und Kundenbetreuung, seine Frau übernahm die interne Organisation. Inzwischen hat er acht festangestellte Mitarbeiter, denn die Geschäfte liefen erwartungsgemäß gut – bis vor zwei Jahren. Damals kam er auf die Idee, seinen Kunden alles aus einer Hand anzubieten und neben der Software auch spezielle Hardwarekomponenten zu verkaufen. Er nahm Kredite auf, führte umfangreiche Umbaumaßnahmen durch und eröffnete wenig später die neuen Geschäftsräume. Inzwischen mußte er feststellen, daß der neue Bereich ein Verlustgeschäft ist und sich nicht rentiert und daß finanzielle Sorgen und Zukunftsängste nun auch seine Ehe belasten.

Martins Anliegen für die Aufstellung ist: „Ich möchte wissen, warum der neue Geschäftsbereich nicht läuft, und was ich tun kann, um die Probleme wieder in den Griff zu bekommen. So geht es einfach nicht weiter, die Sache macht uns beide fertig, mich und meine Frau. Wir sind total verschuldet und wissen nicht, wie wir da wieder rauskommen sollen." Auf die Frage, ob er glaubt, daß seine damalige Entscheidung für den neuen Geschäftsbereich falsch war, antwortet er mit fester Stimme: „Nein, ganz im Gegenteil. Ich bin heute mehr denn je davon überzeugt, daß es ein richtiger

Schritt war. Darum bin ich auch so verunsichert, weil es nicht läuft." „Wer ist denn für den neuen Geschäftsbereich verantwortlich, wer macht den Verkauf und die Beratung", fragt die Aufstellungsleiterin. „Das macht meine Frau, sie hat sich da inzwischen ganz gut eingearbeitet." Die Aufstellungsleiterin hakt nach: „Heißt das, deine Frau hat eigentlich was anderes gelernt?" „Als wir uns kennenlernten, war sie Krankenschwester, aber als die Kinder kamen, hat sie den Job an den Nagel gehängt. Und als ich dann die Firma gründete, ist sie mit eingestiegen. Erst nur halbtags, aber seit die Kinder aus dem Gröbsten raus sind, arbeitet sie voll."

„Wem gehört denn die Firma? Wenn ich das richtig verstanden habe, war es deine Entscheidung, sie zu gründen, und du bist derjenige, der die fachliche Qualifikation hat. Ist das richtig?" „Ja, stimmt. Auf dem Papier gehört die Firma mir. Aber wir machen alles zusammen, es ist unsere gemeinsame Firma." „Ist deine Frau an der Firma beteiligt? Hat sie Geschäftsanteile", fragt die Aufstellungsleiterin. Martin guckt völlig verblüfft und meint: „Nee, wozu auch? Wir wissen doch, daß sie uns beiden gehört." „Zahlst du ihr ein Geschäftsführergehalt dafür, daß sie den neuen Bereich übernommen hat?" „Natürlich nicht. Was am Ende übrigbleibt, gehört uns doch sowieso zusammen."

„Dann sehen wir uns das doch mal an", sagt die Aufstellungsleiterin und fordert Martin auf, je einen Stellvertreter für sich, seine Frau und den alten und neuen Geschäftsbereich aufzustellen. Martin scheint genau zu wissen, was er will, zügig wählt er die Stellvertreter aus und stellt sie im Raum auf.

Martins Stellvertreter steht mit auf dem Rücken verschränkten Händen in der Aufstellung und schaut verlegen grinsend umher. Auf die Frage, wie es ihm an seinem Platz geht, meint er: „Och, im Prinzip ganz gut. Aber irgendwie kann ich das hier nicht so ganz ernst nehmen, es kommt mir vor, als wäre es ein Spiel. Ich hab' ein unwiderstehliches Bedürfnis zu lachen. Und daß ich was mit dieser Firma", er wedelt unbestimmt mit der Hand in Richtung der beiden Geschäftsbereiche, „zu tun haben soll, glaube ich nicht so recht. Irgendwas stimmt nicht."

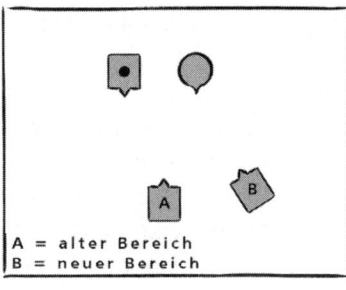

A = alter Bereich
B = neuer Bereich

Seine Frau sieht ihn resigniert von der Seite an und nickt. „Das ist auch mein Gefühl, er nimmt das nicht ernst. Und das macht mich wütend, denn an mir bleibt's hängen. Ich muß hier scheinbar alles alleine machen. Die beiden Geschäftsbereiche kommen mir vor wie eine unendliche Last. Als nur der alte dastand dachte ich, okay, das schaffe ich. Aber als der neue dazu kam, war's vorbei; seit er dort steht, fühle ich mich bleischwer und unendlich erschöpft, als wäre ich achtzig. Am liebsten würde ich ganz schnell verschwinden."

Nach seinem Befinden gefragt, antwortet der alte Geschäftsbereich: „Ich stehe ganz unsicher auf meinen Beinen und bin innerlich sehr aufgewühlt. Ich weiß nicht, an wen ich mich halten soll und welche Rolle ich für die beiden spiele." Und mit einem Blick über die Schulter setzt er hinzu: „Den neuen Geschäftsbereich nehme ich kaum wahr, der interessiert mich auch nicht sehr. Hier geht es, glaube ich, erst einmal um mich." „Ich fühle mich wie ausgesetzt", erklärt der neue Geschäftsbereich, „allein und verlassen. Dabei könnte aus mir was Nettes werden." Und mit einem eifrigen Nicken erklärt er: „In mir stecken unheimliche Potentiale, aber scheinbar will die keiner."

Die Aufstellungsleiterin wendet sich Martins Frau zu: „Möchtest du immer noch ganz schnell verschwinden?" Und auf deren bestätigendes Nicken sagt sie: „Dann folge deinem

Impuls und geh." Martins Frau dreht sich um und eilt förmlich Richtung Tür. Zwei Schritte davor bleibt sie stehen und
wendet sich wieder der Aufstellung zu: „Hier ist es gut." *Martin*
sieht betreten zu ihr hinüber, schüttelt verwundert den Kopf
und meint spontan: „Das geht doch nicht."

„Sieh deine Firma an und den neuen Geschäftsbereich.
Wie geht's dir jetzt, wo deine Frau nicht mehr da ist", wird er
gefragt. „Ich glaube jetzt wird's ernst", lautet die Antwort.
Die Aufstellungsleiterin nickt und sucht in der Zuschauerrunde nach Martin und fordert ihn auf, selbst seinen Platz in
der Aufstellung einzunehmen. Sie wartet einen Moment, damit er sich einfühlen kann und fragt dann: „Wie ist es für
dich, wenn du ohne deine Frau vor der Firma und dem neu-
en Geschäftsbereich stehst?" „Hilflos und total unter Druck."
Martin knetet nervös die Hände. „Als müßte ich etwas tun,
aber ich weiß nicht was." „Wie wäre es, wenn du die Verantwortung für deine Firma und den neuen Geschäftsbereich
übernimmst?" Über Martins Gesicht zieht ein zustimmendes
Lächeln, aber seine Hände wehren ab. Die Aufstellungsleiterin
holt seine Frau zurück an ihren alten Platz und fordert die
beiden auf, sich anzusehen. Ihre Blicke sind vorsichtig und
distanziert.

Nach einer Weile drückt sie seiner Frau einen schweren
Aktenkoffer in die Arme und läßt sie zu Martin sagen: „Das
hier ist deine Verantwortung für die Firma. Weil du sie nicht
übernommen hast, habe ich sie für dich getragen. Aber sie
gehört nicht mir, sondern dir. Du hast dich entschieden, eine
Firma zu gründen, und du hast die fachliche Qualifikation,
sie zu leiten. Und es war deine Idee, den neuen Geschäftsbereich aufzubauen. Die Firma gehört dir, nicht mir. Ich habe
dich so gut ich konnte unterstützt, aber deine Verantwortung
kann ich nicht übernehmen. Ich will sie nicht, und ich brauche
sie nicht. Ich gebe sie dir zurück." Vorsichtig reicht sie den
Koffer an ihren Mann, der sich erst ein bißchen ziert, dann

aber doch zugreift. Anschließend tritt sie einen Schritt zurück und wischt sich über die Arme, als wollte sie auch noch den letzten Rest der fremden Verantwortung abstreifen. Dann atmet sie erleichtert auf.

Martin macht zunächst einen verwirrten Eindruck, aber dann scheint ihm auf einmal etwas zu dämmern. Seine Körperhaltung spannt sich, er nimmt die Schultern zurück und hebt den Kopf. Forschend schaut er seiner Frau ins Gesicht und sagt: „Ja, das stimmt. Ich wollte die Firma, und ich habe sie gegründet. Ich wollte den neuen Geschäftsbereich und habe ihn eingerichtet. Die Firma ist auf meinen Namen eingetragen, und nur ich habe die fachliche Qualifikation, um sie zu leiten. Die Firma gehört mir, und ich bin für sie zuständig, nicht du. Und wenn ich meine Verantwortung auf dich abgeschoben habe, dann tut mir das leid, es war nicht richtig."

Der alte und der neue Geschäftsbereich werden jetzt nebeneinander und Martin gegenübergestellt, seine Frau kommt einen Schritt hinter ihn auf seine linke Seite.

Martin geht es jetzt gut, er sieht mit einem klaren Blick auf die Firma und den neuen Bereich und lächelt, als freue er sich auf seine Verantwortung. Die beiden Bereiche schauen sich erst wie zwei Fremde an, die sich gerade kennenlernen und stoßen sich dann spielerisch in die Rippen. Sie blicken auf Martin und seine Frau und der neue Geschäftsbereich sagt nachdenklich: „Irgendwas stimmt bei den beiden noch nicht. Ich bin mir gar nicht sicher, ob ich wirklich ihr Bereich bin. Ich hänge irgendwie noch in der Luft." Martins Frau bestätigt das, sie ist noch nicht zufrieden und platzt heraus: „Ich bin immer noch stinkwütend. Irgendwas ist da noch. Die

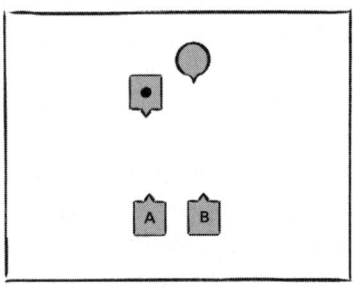

Last ist weg, aber ich bin richtig sauer auf ihn." Sie ballt die Fäuste, und auf ihrem Gesicht zeigen sich hektische rote Flekken; sie ist sichtlich aufgewühlt.

Die Aufstellungsleiterin wendet die Partner einander zu und fordert Martin auf, ihr nachzusprechen: „Weil ich mir und dir vorgemacht habe, daß die Firma uns gemeinsam gehört, habe ich deine Leistung und deine Arbeit für selbstverständlich gehalten. Aber das war falsch, und es tut mir leid. Ich danke dir für deine Unterstützung und für deine Arbeit, die du in all den Jahren für mich geleistet hast. Ich werde dafür den angemessenen Ausgleich schaffen, den du dir wünschst." Martins Frau beruhigt sich langsam wieder und meint: „Das ist ja wohl das mindeste, was er mir schuldig ist." „Was wäre denn das Maximale", fragt die Aufstellungsleiterin sie. Und wie aus der Pistole geschossen kommt die Antwort: „Daß er sich jemand anderen für die Firma sucht. Ich möchte raus und in meinem eigenen Beruf arbeiten."

„Hat deine Frau sowas mal verlauten lassen", wird Martin gefragt. Der schüttelt erst den Kopf, doch dann windet er sich und sagt gedehnt: „Naja, sie hat so etwas mal angedeutet, aber das hab ich nicht so ernst genommen." „So wie's aussieht, hast du einiges nicht so ernst genommen", lautet der trockene Kommentar. „Die Frage ist, welche Alternative gibt es für dich. Könntest du einen Geschäftsführer einstellen, oder ist vielleicht einer deiner Mitarbeiter geeignet, den Bereich zu übernehmen?" Martin überlegt einen Augenblick: „Darüber habe ich noch nie nachgedacht, aber das ist eine Idee. Einer meiner Mitarbeiter ist sowieso nicht ganz zufrieden mit seinem Job, vielleicht wäre das etwas für ihn. Die Fachkompetenz hat er, und er kann gut mit Menschen umgehen." „Dann such mal einen Stellvertreter für ihn aus."

Martin trifft seine Wahl. Der Mitarbeiter wird an seine Seite gestellt, und kaum steht er dort, beginnt er über das ganze Gesicht zu strahlen. Es scheint, als hätte er seine Aufgabe gefunden. Und auch die Geschäftsbereiche äußern sofort ihre Zustimmung: „Jetzt ist es richtig. So können wir erfolgreich werden." „Sieht ganz so aus", sagt die Aufstellungsleiterin. Dann wendet sie sich Martins Frau zu, die am Rand der Aufstellung steht: „Wie ist es jetzt für dich?" „Ich bin sehr erleichtert. Ich kann endlich machen, was für mich am besten ist. Mir geht's prima", antwortet sie glücklich lächelnd.

„Das sieht man, aber eine Kleinigkeit machen wir hier noch", sagt die Aufstellungsleiterin, winkt Martin herbei, stellt ihn seiner Frau gegenüber und läßt ihn sagen: „Ich sehe, daß du in meiner Firma nicht mehr glücklich warst. Und ich freue mich, daß du jetzt deinen Weg gefunden hast. Und auch wenn sich unsere beruflichen Wege trennen, bleiben wir doch als Mann und Frau und als Eltern unserer Kinder weiter miteinander verbunden." Die Augen von Martins Frau strahlen, als sie ihm antwortet: „Auch wenn sich unsere beruflichen Wege trennen, als Mann und Frau und als Eltern unserer Kinder bleiben wir weiter miteinander verbunden." Dann geht sie einen Schritt auf Martin zu und beide umarmen sich herzlich. Als sie sich wieder trennen, scherzt Martin: „Die Aufstellung hat vielleicht meine Ehe gerettet."

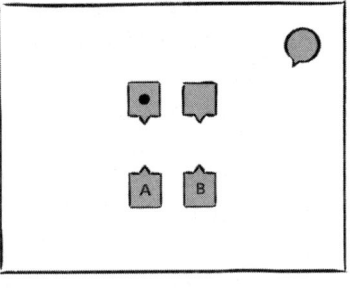

„Das ist durchaus möglich", sagt die Aufstellungsleiterin und setzt hinzu, „du solltest mal bei Gelegenheit schauen, warum du deine Rolle und Verantwortung nicht nimmst. Für den Augenblick haben wir das jetzt geklärt, aber das heißt nicht, daß es in einer anderen Situation nicht wieder passieren kann", und damit beendet sie die Aufstellung.

Erklärung der Aufstellung

1. *Anliegen und Auswahl der erforderlichen Stellvertreter*

Martin wollte wissen, warum ein neuer Bereich seiner Firma, von dem er sich viel versprochen hatte, seine Erwartungen nicht erfüllte und sich als Verlustgeschäft entpuppte. Da er seit Jahren in seinem Beruf arbeitete, und bis zur Gründung des neuen Zweiges sehr erfolgreich eine Firma aufgebaut hatte, war anzunehmen, daß die Geschäftserweiterung keine dumme Idee, sondern eine reale Chance war. Das bestätigte sich, als Martin sagte: „Ich bin heute mehr denn je davon überzeugt, daß es ein richtiger Schritt war." Daher lag die Vermutung nahe, daß es sich bei der gegenwärtigen Krise um ein internes Problem handelte, an dem nur Martin und seine Frau beteiligt sein konnten, da außer ihnen niemand Führungsaufgaben wahrnahm.

Aufgestellt wurden daher:

- Martin,
- seine Frau,
- die Firma,
- der neue Geschäftsbereich,
- später: einer von Martins Mitarbeitern.

2. *Bildsprache und vermutete Störungen*

Bereits das Vorgespräch zur Aufstellung ergab einige Merkwürdigkeiten, die erste Hinweise auf die mögliche Störung lieferten:

- Martin behauptete steif und fest, die Firma gehöre seiner Frau und ihm gemeinsam, obwohl er der Inhaber war: Er hatte die Firma gegründet, und sie lief auf seinen Namen. Also lag eigentlich auch die Verantwortung für den neuen Geschäftsbereich bei ihm.

Auf die Frage, wer sich um den neuen Bereich kümmere, antwortete er aber: „Das macht meine Frau, sie hat sich da inzwischen ganz gut eingearbeitet." Damit war fraglich, ob Martin seine Verantwortung für die Firma bzw. den neuen Bereich ausreichend übernahm.

- Das bestätigte sich im ersten Aufstellungsbild, als er sowohl den alten als auch neuen Geschäftsbereich seiner Frau gegenüberstellte und sich selbst, eher unbeteiligt, am Rande plazierte. Die zunächst nicht sehr ernsthafte Haltung seines Stellvertreters, dem das Ganze wie ein Spiel erschien, war ein weiteres deutliches Signal.

- Die Aussage von Martins Frau ging in dieselbe Richtung, sie drückte klar aus, daß sie Martins Verantwortung übernommen hatte: „Ich muß hier scheinbar alles alleine machen. Die beiden Geschäftsbereiche kommen mir vor wie eine unendliche Last. ... seit er dort steht, fühle ich mich bleischwer und unendlich erschöpft, als wäre ich achtzig." Last, Schwere, Müdigkeit und Erschöpfung sind ganz typische Empfindungen eines Menschen, der Fremdes trägt und damit völlig überfordert ist.

- Im Vorgespräch wurde aber noch etwas anderes deutlich. Da Martin die Verantwortung für den neuen Firmenbereich an seine Frau übertragen hatte, stellte sich die Frage, ob sie dafür angemessen entschädigt wurde, sprich, ob sie ein Gehalt bekam. Martin verneinte diese Frage: „Natürlich nicht. Was am Ende übrigbleibt, gehört uns doch sowieso zusammen." Auch wenn Martin mit seiner Schlußfolgerung letzten Endes vielleicht sogar Recht hatte, bestand doch die Gefahr, daß Martin mit seiner Frau nicht im Ausgleich war und ihre Leistung nicht angemessen würdigte.

- Auch diese Vermutung bestätigte sich in der Aufstellung. Selbst nachdem sie Martin die übernommene Verantwortung zurückgegeben hatte, war für seine Frau der Fall noch nicht erledigt. „Ich bin immer noch stinkwütend. Irgendwas ist da noch. Die Last ist weg, aber ich bin richtig sauer auf ihn." Wie sich kurz darauf zeigte, war es tatsächlich der fehlende Ausgleich, der sie so wütend machte.

- Daß Martins Frau aus der Firma aussteigen wollte, äußerte sie bereits in der ersten Befragungsrunde: „Am liebsten würde ich ganz schnell verschwinden." Wie ernst ihr dieser Gedanke war, war zu diesem Zeitpunkt aber noch nicht klar.

3. Lösung

Die Lösung für die beiden lag in vier Schritten:

- Martins Frau mußte ihrem Mann die von ihm übernommene Verantwortung für die Firma zurückgeben, und Martin mußte sie annehmen und begreifen, daß es seine Firma war, um die es ging. „Die Firma gehört mir, und ich bin für sie zuständig, nicht du. Und wenn ich meine Verantwortung auf dich abgeschoben habe, dann tut mir das leid, es war nicht richtig." Als er das innerlich vollzogen hatte, war die erste Hürde genommen.

- Im zweiten Schritt mußte Martin seiner Frau die ausstehende Würdigung und den Dank für ihre Arbeit ausdrücken und einen angemessenen Ausgleich in Aussicht stellen: „Ich habe deine Leistung und deine Arbeit für selbstverständlich gehalten. Aber das war falsch, und es tut mir leid. Ich danke dir für deine Unterstützung und für deine Arbeit, die du in all den Jahren für meine Firma geleistet hast. Ich werde dafür den angemessenen Ausgleich schaffen, den du dir wünschst."

- Der dritte Lösungsschritt kam sozusagen ungeplant, weil der Wunsch, aus der Firma auszusteigen, von Martins Frau mit sehr viel Nachdruck geäußert wurde. Martin mußte diesen Wunsch ernst nehmen und sich Alternativen überlegen. Die Beförderung eines Mitarbeiters schien für alle eine geglückte Lösung darzustellen.

- Da sich die Phase der beruflichen Zusammenarbeit dem Ende zuneigte, war es zum Schluß der Aufstellung sinnvoll, nicht den Gedanken der beruflichen Trennung, sondern den der verbleibenden Gemeinsamkeiten zu betonen. Das geschah durch den Satz: „Auch wenn sich unsere beruflichen Wege trennen, als Mann und Frau und als Eltern unserer Kinder bleiben wir weiter miteinander verbunden."

Beispiel 4: Eine Identifizierung

So eine wie mich kann man nicht lieben

Manche Menschen führen ein Leben oder glauben Dinge über sich selbst, die sich aus ihrer Biographie nicht erklären lassen, und für die es scheinbar keinen Anlaß gibt. Häufig liegen die Hintergründe dafür in der Herkunftsfamilie, und schon ein Blick in die Familiengeschichte offenbart Parallelen zwischen dem eigenen Leben und dem eines früheren Familienmitgliedes. Unbewußte Ausgleichskräfte innerhalb des Familiensystems sorgen dafür, daß nicht gewürdigte oder ausgegrenzte Angehörige, schwere Schicksale oder verdrängte Schuld im Familiengedächtnis weiterwirken und nach Ausgleich drängen. Ein Nachkomme der nächsten oder übernächsten Generation wiederholt dann das Leben dieses Angehörigen in ähnlicher Form, indem er sich wie dieser eine glückliche Partnerschaft, Lebensfreude oder Gesundheit versagt: Der Nachgeborene vertritt den „vergessenen", schuldigen oder ausgegrenzten Angehörigen noch einmal im System und lebt, als wäre er dieser – er identifiziert sich mit ihm.

Eine Identifizierung wird in der Aufstellungsarbeit aufgelöst, indem das ausgeklammerte Familienmitglied und die mit ihm identifizierte Person erstmals wirklich miteinander in Kontakt treten. Wer ein fremdes Leben nachlebt, nimmt den, dessen Schicksal er übernimmt, nicht als eigenständige, von sich getrennte Person wahr, sondern in seinem inneren Erleben sind er und der andere eins. Wer dagegen einem Gegenüber in die Augen schaut, muß zwangsläufig erkennen, daß er und der andere zwei ganz verschiedene Personen sind, zwei Menschen mit unterschiedlichen Körpern, Charakteren und Lebenswegen.

Diese Einsicht macht eine weitere Identifizierung unmöglich, und der Nachgeborene ist frei, sein eigenes Leben zu leben. Dem Wunsch nach einer befriedigenden Beziehung stehen allerdings nicht nur Verstrickungen in die Herkunftsfamilie entgegen, sondern auch eigene Entscheidungen und Handlungen führen dazu, daß wir mehr oder weniger bewußt Abbitte leisten und uns eine glückliche Partnerschaft versagen. Eine solche Entscheidung ist z.B. eine Abtreibung, in deren Folge die meisten Paare auseinandergehen. Nicht wenige büßen später für ihre Entscheidung gegen das Kind, indem sie z.B. auf eine Familie verzichten, krank werden oder sich Partner suchen, die nicht frei sind.

Auch ein abgetriebenes Kind muß als Gegenüber wahrgenommen werden. Während es bei einer Identifizierung aber darum geht, das Schicksal einer anderen Person bei ihr zu lassen, weil man selbst damit gar nichts zu tun hat, geht es bei einer Abtreibung darum, zu seiner eigenen Verantwortung und Schuld zu stehen. Schuld und Sühne dürfen vorbei sein, wenn anerkannt wird, daß das Kind auf sein Leben verzichten mußte, damit es den Eltern besser geht. Fühlt sich ein abgetriebenes Kind gewürdigt und angenommen und gibt man ihm einen Platz im Herzen, sind Eltern und Kind versöhnt und die Seelen finden Frieden. Die folgende Aufstellung ist ein Beispiel dafür, wie eine Identifizierung und eine Abtreibung das Fühlen, Denken und Handeln einer jungen Frau beeinflussen und worin die Lösung liegt.

Die Aufstellung

Andrea ist eine attraktive, junge Frau, um die eine Aura von Traurigkeit zu schweben scheint. Diese Traurigkeit und ihre leise, schwermütige Stimme stehen in seltsamem Kontrast zu ihren wild geringelten, blonden Locken und dem ständigen Lächeln, das wie eine Maske über ihrem Gesicht liegt. Mit ihrer mädchenhaften, etwas hilflosen Ausstrahlung wirkt sie auf viele Männer sehr anziehend, und sie ist sich dessen auch durchaus bewußt. Aber trotz ihrer großen Sehnsucht nach einem Partner, hatte sie damit bisher kein großes Glück. Zum Seminar ist sie gekommen, weil sie verstehen will, was einer Partnerschaft im Wege steht. Schnell kristallisiert sich im Vorinterview heraus, daß Andrea sich nicht für liebenswert hält und deshalb übertrieben große Angst hat, verlassen zu werden. Um die Männer trotzdem an sich zu binden, nimmt sie sich völlig zurück und gibt ihnen viel mehr, als diese zurückgeben wollen oder können. „Ich versuche sie mit allen Mitteln zu halten, bis zur Selbstaufgabe", schildert sie die Situation und lächelt dabei zufrieden in sich hinein.

Ein Blick in die Familiengeschichte zeigt, daß Andrea das einzige Kind ihrer Eltern ist. Ihre Kindheit beschreibt sie als umsorgt und unbeschwert. Vater und Mutter erlebt sie als glückliches Paar, das auch nach vielen Jahren Ehe noch liebevoll miteinander umgeht. Ihre Großmutter mütterlicherseits hatte weniger Glück in der Liebe. Als Andreas Mutter neun Jahre alt war, ließen ihre Eltern sich scheiden und Andreas Großmutter mußte die Stadt verlassen. Andreas Mutter hat ihre Mutter nie wieder gesehen und nie wieder etwas von ihr gehört, und über die Großmutter und die mysteriösen Umstände der Scheidung durfte in der Familie nicht gesprochen werden. Auch Andrea hielt sich an dieses Tabu, und wagte nicht zu fragen, was denn damals passiert war.

Andrea selbst war einmal verheiratet gewesen, aber nach zwei Jahren ließ ihr Mann sich scheiden. Einige mehr oder weniger lange Beziehungen folgten, bis sie vor einem Jahr ihre große Liebe traf. Obwohl beide sich sehr lieben, können sie nicht wirklich zusammenkommen, denn er traut sich nicht, seine manisch-depressive Frau zu verlassen.

Andrea soll zunächst Stellvertreter für sich selbst, ihren ersten Mann und den jetzigen Freund aussuchen und aufstellen. Andreas Stellvertreterin steht mit hängendem Kopf da und starrt auf einen unsichtbaren Punkt vor ihren Füßen. Als ihr erster Mann und dann der Freund dazukommen, schielt sie vorsichtig von einem zum anderen. Ihr geschiedener Mann steht gebeugt, wie von einer schweren Last niedergedrückt, an seinem Platz, und Andreas Freund starrt verträumt in die Ferne.

„Anfangs war ich einfach nur müde und bleischwer. Ich konnte den Kopf über- 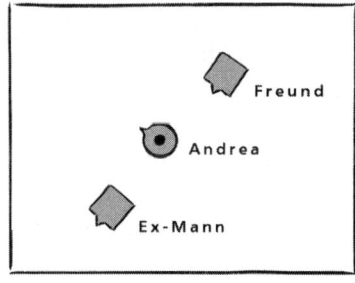 haupt nicht bewegen. Mein Nacken, meine Schultern, alles ist ganz steif." *Andrea* reibt Nacken und Schultern und verzieht unwillig ihr Gesicht. „Als dann mein Freund kam, fing es an zu kribbeln, und in mir keimte so etwas wie Hoffnung auf. Und zu meinem geschiedenen Mann hinüber ist alles total verkrampft."

Ihr geschiedener Mann fühlt sich von der Hüfte abwärts kalt und steif. „Unten bin ich wie eingefroren, und oben zieht es mich ganz stark nach hinten zu meiner geschiedenen Frau. Ansonsten bin ich einfach traurig; mir kommt alles so sinnlos vor", resigniert hebt er die Hände und läßt sie kraftlos wieder fallen.

Auf die Frage, wie es ihm geht, antwortet Andreas Freund: „Ich fühle mich ganz stark zu ihr hingezogen, da ist sehr viel Liebe und Zuneigung", er lächelt zärtlich zu *Andrea* hinüber, „aber gleichzeitig merke ich, es geht einfach nicht. Ich lebe in einer Art poetischer Trauer. Anders kann ich es nicht aus-drücken. Seit ich hier stehe, fallen mir dauernd irgendwelche Zeilen aus Liebesgedichten ein. Aber bewegen kann ich mich keinen Millimeter", fügt er hinzu und schaut wie zuvor ver-träumt in die Ferne.

Daraufhin soll Andrea noch eine Stellvertreterin für ihre Großmutter dazustellen. Zögernd probiert sie unterschiedliche Plätze aus, bevor sie sie genau vor ihrer eigenen Stellvertreterin
plaziert. Die starrt wie gebannt auf den Rücken der Großmutter.

„Für wen hat sich etwas
verändert, als die Großmutter dazu kam?" fragt die Leiterin in die Runde. Nur *Andrea* hebt die Hand: „Ich
fühle mich jetzt noch schwerer und sehe nur noch ganz
verschwommen und höre al-
les wie durch Watte. Aber das

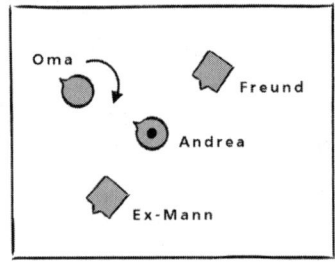

da vorne", sie zeigt zur Großmutter hinüber, „ist ungeheuer
faszinierend. Ich möchte gern zu ihr hin."

Die Großmutter verspürt dagegen „keinen Kontakt zu
irgend jemandem. Mich gibt's gar nicht. Jedenfalls kann ich
mich nicht spüren", sagt sie mit monotoner Stimme. Die Se-
minarleiterin dreht die Großmutter um und führt *Andrea* zu
ihr hinüber. Stumm schauen sich die beiden Frauen an. Nach
einer langen Weile glimmt ein Lächeln in den Augen der Großmutter auf und breitet sich allmählich über ihr ganzes Gesicht aus.

Andrea sieht ihre Großmutter mit weit aufgerissenen Augen
an: „Es ist ungeheuer anstrengend hinzuschauen", murmelt sie,
„aber ich kann gar nicht anders." Und nach einer Weile sagt sie:
„Langsam kommt richtig Leben in mich. Es wird überall warm
und kribbelig, und die Verkrampfung löst sich, je länger ich sie
anschaue." Bei den letzten Worten beginnt sie, Kopf und Schultern zu bewegen, und über ihr immer noch maskenhaft starres
Gesicht breitet sich ein zaghaftes Lächeln aus.

„Liebe Oma, ich mach's genau wie du und werde auch
nicht glücklich", wiederholt sie lebhaft und mit glänzenden

Augen den von der Leiterin vorgegebenen Satz. Sie sieht fast ein wenig stolz aus. Ihre Großmutter schüttelt den Kopf und antwortet: „Daß ich gehen mußte und niemand in der Familie über mich reden durfte, das ist mein Schicksal, nicht deins. Du bist einfach meine Enkelin und hast damit nichts zu tun." Dabei läßt sie *Andrea* keinen Moment aus den Augen.

Andrea reagiert ungläubig: „Aber sie sieht so hilflos aus, sie braucht meine Unterstützung. Ich muß ihr irgendwie helfen." „Das glaubst du nur", wirft die Leiterin ein, „aber schau sie mal an. So hilflos sieht sie gar nicht aus." Die Großmutter nickt zustimmend und hebt abwehrend die Hände. „Was auch immer in meinem Leben war, es gehört zu mir, und ich trage die Folgen. Nicht du. Um meine Angelegenheiten kümmere ich mich selbst. Misch dich da nicht ein", setzt sie mit Nachdruck hinzu.

Andrea antwortet ihr: „Liebe Oma. Auch du gehörst dazu, und in meinem Herzen hast du einen ganz besonderen Platz. Schau freundlich, wenn ich es mir in meinem Leben gutgehen lasse." Sie atmet sichtlich erleichtert auf. „Ich fühle mich plötzlich viel kleiner, und sie sieht jetzt viel größer aus. Ich sehe sie auch viel klarer", staunt sie.

„Genau, und jetzt will ich endlich das Kind umarmen", meldet sich die Oma und nimmt *Andrea* in die Arme. Alle lachen und schauen gerührt zu, wie die beiden sich lange innig umarmen. Schließlich schiebt die Großmutter ihre Enkelin auf Armeslänge von sich und schaut ihr still in die Augen. „Ich wünsche dir alles Gute für dein Leben. Und auch, daß du einen Mann findest, der dich um deiner selbst willen liebt. Meinen Segen hast du", sagt sie wohlwollend, streichelt *Andrea* zärtlich über den Kopf und geht langsam einige Schritte zurück.

„Jetzt könnte ich Tschüß sagen." *Andrea* peilt über die Schulter ihren Freund an und trippelt ungeduldig von einem Fuß auf den anderen. Aber erst wird Andrea selbst in die Aufstellung geholt. Und auch ihr macht die Großmutter klar, daß sie allein für ihr Leben verantwortlich ist und ihr Schicksal selbst tragen muß. „Du bist einfach nur ein unschuldiges Kind", versichert sie. Andrea stürzt in ihre Arme und läßt sich lange umarmen und streicheln. Endlich richtet sie sich mit einem tiefen Seufzer auf und geht automatisch einige Schritte zurück. Sie sieht aus, als wären Zentnerlasten von ihren Schultern gefallen. Einen Moment bleibt sie stehen, verneigt sich leicht vor der Oma, und verläßt dann wieder die Aufstellung.

Als ihre Stellvertreterin Andreas geschiedenem Mann gegenübersteht, schaut sie ihn mit zusammengekniffenen Augen forschend an. „Ich bin stocksauer auf ihn, und je länger ich ihn anschaue, desto wütender werde ich." Sie ballt die Fäuste und kämpft gleichzeitig mit den Tränen. „Wirfst du deinem Ex-Mann etwas vor?" wendet sich die Leiterin an Andrea draußen in der Runde. Andrea kämpft wie ihre Stellvertreterin mit den Tränen: „Ungefähr ein Jahr nach der Hochzeit wurde ich schwanger und wollte das Kind unbedingt haben. Aber mein damaliger Mann hat noch studiert und wollte nicht. Und ich habe mich überreden lassen, das Kind abzutreiben", erzählt sie fast flüsternd. „Das nehme ich ihm heute noch übel", setzt sie hinzu und klingt plötzlich sehr wütend.

Aufgefordert, eine Person für das abgetriebene Kind auszusuchen und in die Aufstellung zu stellen, wählt sie eine zierliche, junge Frau aus und quetscht sie zwischen sich und ihren Ex- Mann. „Das drückt zwar deine Gefühle aus, aber es entspricht nicht ganz den Tatsachen. Ich stelle das gleich um", sagt die Leiterin; das Paar kommt nebeneinander und zu ihren Füßen, mit dem Rücken an die Beine der Eltern gelehnt, sitzt das Kind.

Andreas Ex-Mann meint: „Mir geht es zwar nicht gut, aber besser als vorher. Als sie das Kind zwischen uns gequetscht hat, kamen so massive Schuldzuweisungen rüber, daß ich am liebsten einige Schritte rückwärts gerannt wäre.

Jetzt, mit dem Kind da unten, habe ich ein schlechtes Gewissen und bin traurig. Aber es geht besser."

Andrea ist noch immer wütend: „Ich bin ein einziger Vorwurf", sprudelt sie mit sich überschlagender Stimme los. „Ich nehme ihm die Abtreibung total übel und denke die ganze Zeit, das hätte er nicht machen dürfen. Er ist schuld." Abwesend streichelt sie dem Kind über den Kopf. „Schau deinen Mann an und sag' ihm: Ich habe mir so gewünscht, daß du dich zu mir und unserem Kind bekennst." *Andrea* wiederholt den Satz, hält inne, schaut auf den Boden und weint. „Schau ihn noch mal an und sag: Das ändert aber nichts an meiner eigenen Verantwortung. Ich habe mich genauso entschie-

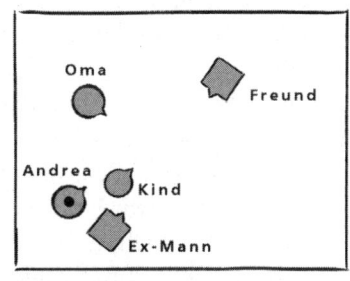

den, wie du dich entschieden hast. Und ich stehe jetzt zu dieser Entscheidung." Während *Andrea* die Sätze wiederholt, nickt sie die ganze Zeit über leise vor sich hin und wirkt zunehmend nachdenklicher. „Die Wut ist weg!" stellt sie nach einer Weile überrascht fest. Ihre Augen suchen die ihres Mannes, „und ich kann ihn jetzt ohne Groll ansehen. Wir sind quitt."

Ihr Mann nickt: „Es ist ungeheuer erleichternd, nicht mehr der Sündenbock zu sein. Ich bin jetzt viel weicher und offener. Und auf einmal sehr, sehr traurig, daß wir dieses Kind nicht bekommen haben." „Dann schaut euer Kind an und macht euch klar, das wäre euer Kind gewesen. Legt beide ganz sanft eine Hand auf seinen Kopf und laßt eure Trauer zu", fordert die Leiterin sie auf. *Andrea* ist sehr bewegt und läßt ihren Tränen freien Lauf. Ihr Mann steht gebeugt und sichtlich um Fassung ringend daneben. Nach einer Weile sagen beide nacheinander zu ihrem Kind: „Mein liebes Kind, du warst bereit, alles zu geben. Ich habe es genommen. Ich habe mich so entschieden, und ich stehe dazu." Sie schweigen betroffen und blicken auf das Kind hinunter.

Während es ihrem Mann nach einer Weile besser geht, steht *Andrea* noch immer zusammengesunken da. „Ich kann mir das einfach nicht verzeihen", klagt sie mit weinerlicher Stimme und wieder strömen ihr die Tränen über das Gesicht. „Deine Selbstanklage und dein Sühneprogramm machen weder deine Entscheidung rückgängig, noch helfen sie dir oder dem Kind", unterbricht die Leiterin ihr Schluchzen, „und es nimmt dir die Kraft, doch noch etwas Gutes daraus entstehen zu lassen." Das abgetriebene Kind nickt zustimmend und schielt zur Mutter hoch. „Also, ich fühle mich jetzt ganz ruhig und friedlich und habe hier einen guten Platz", faßt es seine Gefühle zusammen. „Aber wenn ich ihre Verzweiflung spüre, wird es wieder kalt und schwer."

„Genau", pflichtet ihm die Leiterin bei. „Solange eine Mutter versucht, ihre Schuld zu sühnen, indem sie es sich schlechtgehen läßt, geht es auch dem Kind schlecht. Solange sie nicht zu ihrer Entscheidung steht, darf das Schlimme kein Ende haben, und das bringt keinem Frieden. Bist du bereit, etwas anderes zu probieren? Etwas, das mehr Kraft hat?" fragt die Leiterin. Als Andrea und ihre Stellvertreterin nicken, läßt sie *Andrea* zu dem Kind sagen: „Ich bin deine Mutter. Ich nehme dich jetzt als mein Kind, und du darfst mich nehmen als deine Mutter. Es tut mir leid. Ich gebe dir jetzt einen guten Platz in meinem Herzen. Und ich mache es gut, soweit ich es kann. Du sollst Anteil haben an dem Guten, das ich im Andenken an dich und mit dir vor Augen vollbringe. Und dann darf es vorbei sein." Nach diesen Worten wirkt *Andrea* wie von einem enormen Druck befreit und lächelt zum erstenmal ihrem Kind zu. „Das fühlt sich richtig gut an", grinst es und kuschelt sich an die Beine der Eltern.

Nach einer letzten Umstellung steht *Andrea* ihrem Freund gegenüber. Schließlich hält sie es nicht mehr aus; sie macht einen Schritt auf ihn zu, und bleibt, als er nicht reagiert, unschlüssig stehen. Ihr Freund schüttelt den Kopf: „Ich bin hin- und hergerissen. Einerseits möchte ich zu ihr hin und sie umarmen, gleichzeitig ist da eine Sperre." Er deutet mit den Händen eine unsichtbare Wand an. „Es macht mich unendlich traurig, aber es geht nicht. Hinter mir steht meine Frau und läßt mich nicht los."

Als eine weitere Stellvertreterin in der Rolle seiner Frau hinter ihn tritt, bleibt er einen Augenblick in sich gekehrt stehen und wendet sich ihr dann zu. „Ich kann hier nicht weg. Jedenfalls im Moment nicht", stellt er fest und dreht sich wieder

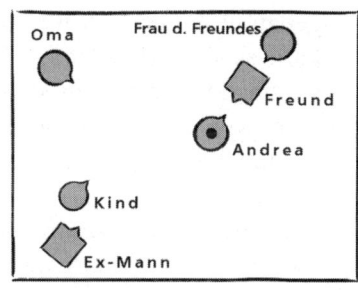

zu *Andrea* um. „Schade um uns", sagt er leise. *Andrea* nickt und kämpft mit den Tränen. „Es tut mir unendlich weh, wenn du das sagst. Und gleichzeitig liebe ich dich dafür noch mehr." Und dann, nach einer kleinen Pause, in der sie still in sich hineinspürt, sagt sie: „Aber so, wie ich mich jetzt fühle, kann ich damit umgehen." Sie richtet sich auf und schaut ihrem Freund gerade in die Augen. „Ich kann warten", versichert sie ihm ernst und mit fester Stimme, und wirkt dabei sehr selbstbewußt und überzeugend.

Erklärung der Aufstellung

1. Anliegen und Auswahl der erforderlichen Stellvertreter

Andreas Beziehungen verliefen alle nach dem gleichen Schema. Da sie sich selbst für nicht liebenswert hielt, versuchte sie, ihr vermeintliches Manko auszugleichen,

indem sie den Männern viel mehr gab, als die ihr zurückgeben wollten oder konnten. Doch ihre Bemühungen, sie damit an sich zu binden, schlugen jedesmal fehl.
„Ich versuche, sie mit allen Mitteln zu halten, bis zur
Selbstaufgabe", schilderte sie die Situation mit einem zu-
friedenen Lächeln. Dieses Lächeln war ein erster Hinweis darauf, daß es in Andrea einen Teil gab, der sich
genau gegenteilig zu ihrer Aussage verhielt. Ihr Mann
hatte sie nach zwei Jahren Ehe verlassen, und nun liebte
sie einen verheirateten Mann, den sie nicht wirklich bekam, weil er sich von seiner kranken Frau nicht lösen
konnte. Die Frage war, was trug Andrea selbst zu dieser
Situation bei?

Um einen ersten Eindruck von der Situation zu bekommen, wurden zunächst aufgestellt:
• Andrea,
• ihr erster Mann,
• ihr neuer Freund,

später:
• ihre verstoßene Großmutter,
• das abgetriebene Kind,
• die kranke Frau ihres Freundes.

2. Bildsprache und vermutete Störungen

• Im ersten Bild stand Andrea zwischen Ex-Mann und
Freund, zu denen sie aber keine wirkliche Verbindung
hatte. Zudem ging ihr Blick eindeutig aus der Aufstellung hinaus ins Leere. Das war ein Hinweis darauf, daß
Andreas Problem vielleicht nicht nur mit ihren Männern,
sondern auch mit einer anderen Person zusammenhing,
und daß sie vermutlich stark auf diese Person ausgerichtet war. Aus ihrem Genogramm ergab sich dafür
nur ein Ansatzpunkt: die Großmutter. Die Vermutung

bestätigte sich, als diese in der Aufstellung den Platz einnahm, auf den Andrea schaute.

- In Andreas Familie war für die Großmutter kein Platz, und über sie und die Umstände ihrer Scheidung durfte nicht geredet werden. Also übernahm es die Enkelin, diese Leerstelle zu füllen, indem sie selbst den Platz der Großmutter einnahm und ihr Schicksal wiederbelebte. Genau wie die Großmutter wurde auch Andrea in ihren Beziehungen nicht glücklich. Wie stolz sie darauf war, ihrer Großmutter die Treue zu halten, zeigte sich an ihrer Reaktion auf den Satz: „Liebe Oma. Ich mach's genau wie du und werde auch nicht glücklich."

- Andreas geschiedener Mann wandte ihr zwar den Rücken zu, fühlte sich aber zum Teil zu seiner Ex-Frau hingezogen, während Andrea ihm gegenüber verkrampft und steif blieb. Offensichtlich mußte zwischen den beiden noch etwas geklärt werden. Wie sich später herausstellte, ging es um eine Abtreibung, zu der sich Andrea hatte „überreden" lassen. Sie sah sich als Opfer seiner Überredungskünste und blendete ihren eigenen Anteil an der Entscheidung aus. Gleichzeitig fühlte sie sich schuldig: „Ich kann mir das einfach nicht verzeihen", jammerte sie angesichts des abgetriebenen Kindes.

- Andreas neuer Freund ließ anfangs bei ihr „so etwas wie Hoffnung" aufkeimen, aber trotz Liebe und Zuneigung konnte er sich keinen Millimeter von der Stelle bewegen. Alles deutete darauf hin, daß er, jedenfalls im Augenblick, an seine Frau gebunden war.

3. Lösung

- Der erste wichtige Schritt in Richtung Lösung bestand darin, Andreas Großmutter mit ins Spiel zu bringen. Indem sie zu ihrer Großmutter sagte: „Liebe Oma. Ich mach's genau wie du und werde auch nicht glücklich", konnte ihr ihr eigener Beitrag zu ihrer unbefriedigenden Situation erstmals bewußt werden. Das allein genügte aber noch nicht, Andrea glaubte noch immer, für ihre Großmutter in die Bresche springen zu müssen. Erst mußte diese ihr klarmachen: „Was auch immer in meinem Leben war, es gehört zu mir und ich trage die Folgen. Nicht du. Um meine Angelegenheiten kümmere ich mich selbst. Misch dich nicht ein." An diesem Punkt konnte Andrea das Schicksal der Großmutter dort lassen, wohin es gehörte, und ihren Platz als Enkelin wieder einnehmen. Mit dem Satz: „Liebe Oma. Auch du gehörst dazu, und in meinem Herzen hast du einen ganz besonderen Platz. Schau freundlich, wenn ich es mir in meinem Leben gutgehen lasse", befreite sie sich von ihrem Drang zur Nachahmung und machte sich bereit, das eigene Glück anzunehmen.

- Bevor Andrea sich ihrem Freund zuwenden konnte, mußte ein Stück eigene Lebensgeschichte geklärt werden: Andreas Sühneprogramm für die Abtreibung und ihre Vorwürfe an ihren früheren Mann. Solange Andrea ihre eigene Verantwortung für die Abtreibung leugnete, konnte es nicht vorbei sein, und zwischen den Ex-Partnern gab es keinen Frieden. Mit den Worten: „Ich habe mich genauso entschieden, wie du dich entschieden hast. Und ich stehe jetzt zu dieser Entscheidung", entspannte sich die Situation. Damit gab es endlich auch Raum für den gemeinsamen Schmerz und die Trauer über den Verlust des Kindes. Endgültig lösten sich Andreas persönliche Schuldgefühle allerdings erst, nachdem sie eingesehen hatte, daß ihre Sühne weder ihr noch dem Kind gut taten und sie dem Kind kraftvoll versicherte: „Ich bin deine Mutter. Ich nehme dich jetzt als mein Kind, und du darfst mich nehmen als deine Mutter. Es tut mir leid. Ich gebe dir jetzt einen guten Platz in meinem Herzen. Ich mache es gut, soweit ich es kann. Du sollst Anteil haben an dem Guten, das ich im Andenken an dich und mit dir vor Augen vollbringe. Und dann darf es gut sein." Das Kind zu ihren Füßen fühlte sich jetzt angenommen, und Eltern und Kind konnten in Frieden Abschied nehmen.

• Durch die vorangegangenen Schritte konnte Andrea ihre gegenwärtige Situation und die Liebe zu ihrem Freund neu betrachten. Obwohl klar wurde, daß im Moment ein gemeinsames Leben noch nicht möglich war, blieb Andrea gefaßt und ruhig und erklärte sich bereit, auf ihre Liebe zu warten: „So wie ich mich jetzt fühle, kann ich damit umgehen. Ich kann warten."

Beispiel 5: Eine Doppelbelichtung

Warum kann ich mich nicht trennen?

Wer frisch verliebt ist denkt selten daran, daß die Gefühle auch vergehen können, denn diese Liebe ist doch ganz anders und einmalig. Daß sie irgendwann vorbei sein soll ist völlig undenkbar. Und trotzdem geschieht es täglich, daß sich einstmals verliebte Paare trennen, weil ihre Liebe entgegen jeder Absicht und Erwartung zerbrochen ist. Aber sich zu trennen ist meist schwerer, als es klingt, denn neben der Liebe gibt es auch die Bindung. Man spürt sie fast nicht, solange man mit einem Partner zusammen ist, aber will man sich trennen, macht sie sich unmißverständlich bemerkbar. Darum ist der Gedanke an eine Trennung noch leicht, die Durchführung dagegen langwierig und schwer und fast immer mit Schuldgefühlen verbunden.

Wenn zwei Menschen nicht voneinander loskommen, obwohl sie die Absicht haben, sich zu trennen oder schon getrennt sind, ist das ein Hinweis für ihre Bindung. Obwohl ihre Beziehung beendet ist, beziehen sie sich weiter aufeinander und fühlen sich gebunden. Vielleicht haben sie nicht wirklich genommen, was sie einander gegeben haben, vielleicht können sie in ihrem Schmerz nicht würdigen, daß es ihre Liebe gab, oder zwischen ihnen gibt es noch etwas auszugleichen. Aber vielleicht fühlen sie sich auch gebunden, weil sie im Partner etwas sehen, was er gar nicht ist und niemals war.

Was auch immer der Grund ist, die Chance für eine neue, gute Partnerschaft eröffnet sich erst nach der guten Trennung und der endgültigen Lösung vom früheren Partner. Wenn er und die gemeinsame Liebe weder verdammt noch verherrlicht werden, sondern einen würdigen Platz in der eigenen Vergangenheit eingeräumt bekommen, kann es gut weitergehen.

Die Aufstellung

Auch Antje ist zu einem Aufstellungsseminar gekommen, weil sie und ihr langjähriger Lebensgefährte, Georg, sich nicht voneinander lösen können. „Ich hab das Gefühl, unsere ganze Beziehung steht unter dem Motto: „Trennung unmöglich", erzählt sie. „Als unsere Beziehung anfing, dachten wir, es wäre die große Liebe, so gut haben wir uns verstanden. Aber nach einigen Jahren merkten wir, daß die Liebe vorbei war, also haben wir uns getrennt. Nicht weil wir Streß gehabt hätten oder so, wir verstehen uns noch heute wunderbar, sondern weil wir wußten, daß wir Liebe nur mit einem anderen Partner finden können, nicht zwischen uns. Diese Chance wollten wir uns nicht verbauen. Die Trennung hat aber nur ein halbes Jahr gedauert, dann sind wir wieder zusammengezogen, um es noch einmal zu versuchen. Jetzt sind wir wieder getrennt, inzwischen seit zwei Jahren. Ich weiß, daß es so richtig ist, aber ich bin nicht wirklich frei für eine neue Partnerschaft. Wenn wir ein Paar sind, fehlt die Liebe, und wir trennen uns. Aber wenn wir getrennt sind, dann fehlt auch was. Das ist im Moment die Lage."

Nach ihrem Anliegen an die Aufstellung gefragt, formuliert Antje es so: „Ich möchte mich von Georg lösen und frei werden für eine neue Partnerschaft." Antjes Genogramm zeigt folgendes Bild:

- Antje und Georg haben ein gemeinsames Kind, einen achtjährigen Sohn,
- beide hatten vor ihrer Beziehung eine wichtige Partnerschaft, aus diesen Beziehungen gibt es keine Kinder,
- aus der Ehe von Antjes Eltern gibt es zwei Töchter, eine ältere Schwester und Antje selbst,

- außerdem hat Antje einen älteren Halbbruder aus einer
  außerehelichen Verbindung ihres Vaters.
  Das Genogramm zeigt darüber hinaus keine Auffälligkeiten.

„Kennst du deinen Halbbruder?" wird Antje gefragt. „Nein.
Ich wußte bis vor kurzem nicht einmal, daß es ihn gibt." Sie
stockt und schluckt die aufsteigenden Tränen hinunter: „Ich
hab's erst nach dem Tod meines Vaters erfahren, als ich seine
Papiere durchsah. Dabei sind mir regelmäßige Überweisun-
gen an eine Frau aufgefallen. Das kam mir natürlich komisch
vor. Also habe ich meine Mutter danach gefragt, aber sie hat
sehr abweisend reagiert. Sie hat mir nur mitgeteilt, daß es den
Bruder gibt, sich ansonsten aber geweigert, darüber zu sprechen."
„Okay", sagt die Aufstellungsleiterin, „dann stell mal jemanden auf für deinen früheren Lebenspartner (Georg), für
deinen Sohn und für dich."

Die drei Stellvertreter
scheinen sehr entspannt in
der Aufstellung zu stehen,
sie wirken harmonisch und
zufrieden und ganz auf sich
konzentriert. Sie schauen
sich aufmerksam an und
lächeln dazu. „Mir geht es
gut hier", sagt Georg ge-

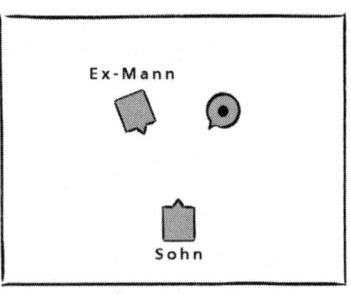

lassen, „es ist schön, die beiden bei mir zu haben, aber ich bin
nicht auf sie fixiert. Ich freue mich über meinen Sohn, und für
meine Partnerin – äh, meine ehemalige Partnerin – habe ich
nur gute Gefühle. Ich fühle mich wohl." „Mir geht es ganz
genauso", bestätigt *Antje* voller Freude. „Wir drei gehören zusammen, das ist sehr schön." Sie lächelt und schaut liebevoll
ihre beiden „Männer" an.

Als Antjes Sohn gefragt wird, meint er von einem Bein auf das andere tretend: „Naja, mir geht's eigentlich auch recht gut. Aber gleichzeitig bin ich ein bißchen unruhig." Er zuckt mit den Schultern und setzt grübelnd hinzu: „Ich weiß aber nicht, warum. Irgendwas irritiert mich."

Die Aufstellungsleiterin wendet sich an Antje in der Zuschauerrunde: „Ist es dir recht, wenn ich der Kürze halber deinen ehemaligen Lebenspartner als Ex-Mann bezeichne?" Antje nickt: „Er war's ja auch, wenn auch ohne Trauschein."

Die Ex-Partner werden nun aufgefordert sich anzusehen, währenddessen beobachtet die Aufstellungsleiterin sie aufmerksam. *Antje* wirkt ein bißchen abwesend und in sich versunken, darum fragt die Leiterin Antjes Ex-Mann: „Hast du das Gefühl, daß sie dich sieht?" Nach einem kurzen Moment des Überlegens antwortet er: „Doch, ich glaube schon." „Okay, dann probieren wir es aus." Die Aufstellungsleiterin neigt sich zu *Antje*: „Sag mal zu ihm: Ich liebe dich noch immer. Für mich ist es nicht vorbei." *Antje* wartet einen Augenblick, als prüfe sie innerlich den Wahrheitsgehalt dieses Satzes, dann spricht sie ihn nach. Aber sie zeigt keinerlei Reaktion, und erst auf die Frage: „Stimmt der Satz für dich?" nickt sie zustimmend. „Wie geht es dem Ex-Mann, wenn er das hört?" Der seufzt kurz auf und sagt dann mit bestimmter, fester Stimme: „Ich weiß das. Aber ich liebe dich nicht mehr. Für mich ist es vorbei."

Mit *Antje* geht eine Veränderung vor, auf einmal wirkt sie wie verloren und sehr unsicher; sie schaut im Raum umher, als suche sie etwas, woran ihr Blick sich festhalten kann. Dann nickt sie und murmelt leise: „Ich weiß." Schließlich bleibt ihr Blick wieder an ihrem Ex-Mann hängen. Sie schaut ihm in die Augen und wiederholt, was ihr die Aufstellungsleiterin vorgegeben hat: „Es ist vorbei." Und auch er bestätigt ihr noch einmal: „Es ist vorbei." Und plötzlich breitet *Antje* die Arme aus und sagt aus tiefstem Herzen: „Ich habe das Ge-

fühl, ich verliere viel mehr als nur einen Partner." „Bingo",
die Aufstellungsleiterin schmunzelt. Daraufhin bittet sie einen
weiteren Mann aus der Zuschauerrunde in die Aufstellung
und gruppiert die Stellvertreter um. Der neue Stellvertreter
wird hinter Antjes Ex-Mann gestellt und *Antje* den beiden
gegenüber. Sie starrt ihrem Ex-Mann unverwandt ins Gesicht, aber ihr Blick ist leer, und scheint nun endgültig wie
weggetreten.

Darauf wird Georgs Stellvertreter aus *Antjes* Blickfeld
gezogen, und hinter ihm erscheint der andere Mann, und auch
ihn starrt *Antje* ebenso unverwandt an, wie zuvor ihren Ex-
Mann. Dann wird sie langsam zu ihm geführt, und mit jedem
Schritt, den sie auf ihn zu macht, wird ihr Gesicht weicher

und verträumter, fast ein
wenig kindlich.

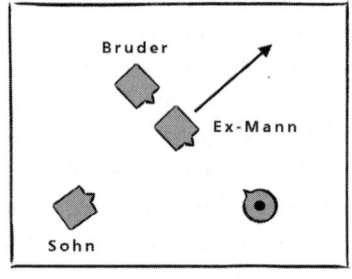

Als die beiden sich eine
Weile angesehen haben,
sagt *Antje* zu ihm: „Du bist
mein älterer Bruder, und
ich bin deine kleine Schwester. Auch du gehörst da-
zu." Sie nickt und lacht und
fährt dann fort: „Schade, daß wir nicht zusammen aufwach-
sen konnten. Ich hab' geahnt, daß es dich gibt und hab' mich
so nach dir gesehnt." Ihre Stimmung schlägt bei diesen Worten um, und wieder steigen ihr Tränen in die Augen. Der
Bruder lächelt seine kleine Schwester liebevoll an und sagt
mit einem verlegenen Grinsen: „Komisch, plötzlich ein großer Bruder zu sein." Und in einer spontanen Geste öffnet er
die Arme und zieht *Antje* in einer innigen Umarmung an
sich. *Antje* lehnt unter Schluchzern den Kopf an seine Schulter und hält sich an ihrem Bruder fest. Nach einer Weile löst
sie sich mit einem befreiten Aufatmen von ihm, und dann
kommt aus tiefstem Herzen: „Schön!"

„Zeig doch deinem Sohn mal seinen Onkel", rät die Auf-stellungsleiterin. *Antje* nimmt ihr Kind an die Hand und führt es zum Bruder: „Das ist mein Bruder, dein Onkel. Auch er gehört dazu." Und an den Onkel gerichtet: „Das ist mein Sohn, dein Neffe." Onkel und Neffe sehen sich neugierig an, und dann sagt Antjes Bruder gerührt: „Es tut mir so gut, daß die was von mir wissen wollen." Er schluckt schwer und fährt fort: „Ich hab' das Gefühl, ich habe auf einmal eine richtige Familie." „Hast du auch", flüstert *Antje* und drückt voller Zu-neigung seine Hand. Und dann schaut sie vom Bruder wieder zum Ex-Mann und macht sich deutlich: „Du bist mein Bruder, und du bist mein Ex-Partner. Ihr beide seid zwei völlig ver-schiedene Personen und habt nichts miteinander zu tun." Und langsam dämmert ihr, was das bedeutet. „Stimmt, was ich von ihm brauche, kann mir ein Partner nicht geben", sagt sie.

Noch einmal werden *Antje* und ihr Ex-Mann nebenein-ander gestellt. Sie schauen sich lange an, bis *Antje* verwundert lachend äußert: „Jetzt ist alles ganz anders. Er kommt mir vor wie ein anderer Mensch." „Na klar, jetzt siehst du ihn endlich", sagt die Aufstellungsleiterin und fordert *Antje* auf, ihr nachzusprechen: „Du warst mein Mann, und ich war dei-ne Frau. Aber unsere Beziehung ist vorbei." An dieser Stelle unterbricht *Antje* und stimmt ganz spontan zu: „Jetzt stimmt es!" Dann fährt sie tief berührt fort: „Ich danke dir für all das Gute, das ich von dir bekommen habe; ich nehme es mit in mein Leben. Und was du von mir bekommen hast, darfst du mitnehmen in dein Leben. Für das, was zwischen uns schiefgelaufen ist, übernehme ich meinen Teil der Verantwor-tung, und deinen lasse ich ganz bei dir. Und jetzt darf es gut sein."

Auch Antjes Ex-Mann wiederholt diese Sätze noch einmal. Er spricht sie mit ernster Stimme aus, und beide schauen sich währenddessen tief in die Augen. Und dann kommt von bei-den Seiten ein bedauerndes: „Schade." So bleiben sie lange stehen und nehmen innerlich voneinander Abschied. *Antje* wischt sich verstohlen die Augen und schließlich geht ihr Blick zu ihrem Sohn, und gegenseitig versichern die ehemaligen Partner sich: „Als Mann und Frau haben wir uns getrennt, aber als Eltern unseres gemeinsamen Sohnes werden wir immer miteinander verbunden sein." Danach wird das Kind zwischen seine Eltern gestellt.

Auf die Frage, wie es dem Sohn jetzt geht, strahlt dieser, schaut zwischen den Eltern hin und her und meint: „So ist es richtig gut. Jetzt ist alles in Ordnung, und ich bin sicher. Und daß ich meinen Onkel jetzt habe, ist auch sehr schön."

Als Antje am Ende der Aufstellung den Platz ihrer Stellvertreterin einnimmt, sieht sie sich mit glänzenden Augen um und wirft immer wieder einen Blick auf ihren Bruder. Und endlich sagt sie: „Ich wußte nicht, daß mein Bruder so eine Rolle spielt. Aber jetzt fühlt es sich richtig an, und ich bin endlich frei."

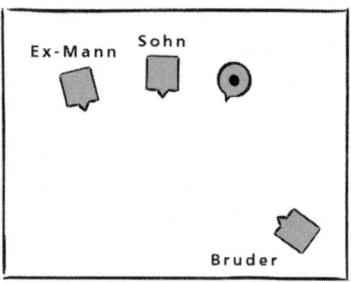

Erklärung der Aufstellung

1. *Anliegen und Auswahl der erforderlichen Stellvertreter*

Antje kam in die Aufstellung, weil sie trotz zweijähriger Trennung ihren Mann innerlich nicht loslassen konnte, obwohl ihr diese Trennung richtig erschien. Daraus folgte als Anliegen: „Ich möchte mich von Georg lösen und frei werden für eine neue Partnerschaft."

Um zunächst zu klären, wie der Stand der Dinge zwischen den ehemaligen Partnern überhaupt war, wurden die drei Menschen aufgestellt, um die es in erster Linie ging:

- Antje selbst,
- ihr Ex-Partner Georg,
- der gemeinsame Sohn,
- später: Antjes Halbbruder.

2. Bildsprache und vermutete Störungen

Das erste Aufstellungsbild entsprach vollkommen der von Antje geschilderten Situation: Ein Paar, das zu weit auseinanderstand um zusammenzugehören, aber nicht weit genug, um voneinander getrennt zu sein. Daß sie sich von dieser Beziehung aber noch etwas erhoffte, deutete sie an, indem sie sagte: „Wir drei gehören zusammen". Das bestätigte sie wenig später durch die Aussage: „Ich liebe dich noch immer. Für mich ist es nicht vorbei." Wie sich schnell herausstellte, war das aber nur Antjes Wunsch, nicht der ihres ehemaligen Partners. Er formulierte seine Situation so: „Es ist schön, die beiden bei mir zu haben, aber ich bin nicht auf sie fixiert." Und wenig später sagte er: „Aber ich liebe dich nicht mehr. Für mich ist es vorbei."

Nachdem Antje das akzeptiert hatte, rückte sie mit dem heraus, um was es wirklich ging: „Ich habe das Gefühl, ich verliere viel mehr als nur einen Partner." Was also konnte dieses Mehr sein? Die Vermutung war, daß sie einen Bruder verlor. Den Bruder, von dem sie erst kürzlich erfahren hatte, und der in ihrer Familie ein Tabu war. Ganz offensichtlich lag bei Antje eine Doppelbelichtung vor, durch die sie ihren ehemaligen Partner mit ihrem unbekannten Bruder gleichsetzte. Mit dem Mann hätte sie gleichzeitig den Bruder verloren, und um das zu verhindern, ließ sie den Mann innerlich nicht los.

Wenn der Partner unbewußt mit einer anderen Person

aus der eigenen Geschichte verwechselt wird und geben soll, was diese Person nicht geben konnte, bekommt Trennung eine neue Dimension. Dann bedeutet sie nicht nur den Verlust des Lebenspartners und das Ende einer Liebe, sondern auch den Verlust eines weiteren Menschen und die Aufgabe all der unerfüllten Sehnsüchte, die sich mit diesem Menschen verbinden. Darum hält man an einem Partner fest, den man nicht mehr liebt, weil er für einen anderen steht, den man nicht aufgeben kann. So war es bei Antje.

3. Lösung

Der entscheidende Lösungsschritt bestand darin, Antjes Doppelbelichtung aufzulösen. Das geschah in zwei Phasen. Die erste bestand darin, daß sie ihren Bruder überhaupt erst einmal „kennenlernte" und erkannte, daß auch er, der bis dahin ausgeschlossen war, zu ihrem Herkunftssystem gehörte und dort seinen Platz hatte: „Du bist mein älterer Bruder, und ich bin deine kleine Schwester. Auch du gehörst dazu." Das Kennenlernen des Bruders konnte Antjes unbestimmtes Gefühl für ihn in ein „reales" inneres Bild von ihm wandeln; sie konnte ihn als Bruder sehen.

Die zweite Phase bestand darin, ihr klarzumachen, daß der Bruder nicht identisch war mit dem Mann. Diese Tatsache war ihr ja bisher völlig entgangen: „Du bist mein Bruder, und du bist mein Ex-Partner. Ihr beide seid zwei völlig verschiedene Personen und habt nichts miteinander zu tun."

Indem Antje ihrem Sohn dann noch den Onkel vorstellte, prägte sie auch für ihn ein inneres Bild der Familie, in dem alle ihren Platz haben. Es war gewissermaßen eine vorbeugende Maßnahme, denn häufig werden ausgegrenzte Familienmitglieder von einem später Geborenen vertreten. Die weiteren Schritte der Aufstellung schafften nur noch Ordnung und besiegelten, was Tatsache war.

- Mit der Doppelbelichtung lösten sich auch Antjes auf ihren Ex-Partner projizierten Wünsche in Nichts auf. Die bereits erfolgte Trennung konnte nun auch innerlich vollzogen, der Schlußpunkt gesetzt werden. „Ich danke dir für all das Gute, das ich von dir bekommen habe; ich nehme es mit in mein Leben. Und was du von mir bekommen hast, darfst du mitnehmen in dein Leben. Für das, was zwischen uns schiefgelaufen ist, übernehme ich meinen Teil der Verantwortung, und deinen lasse ich ganz bei dir. Und jetzt darf es gut sein." Mit diesen Sätzen würdigten sie ihre Liebe und übernahmen beide die Verantwortung für deren Scheitern. Und mit dem kleinen Wörtchen „Schade" drückten sie ihre Trauer über diese Entwicklung aus.

- Da Antje und Georg aber nicht nur ein Paar, sondern auch Eltern waren, mußte diese Gemeinsamkeit zugleich hervorgehoben werden. Das geschah durch den Satz: „Als Mann und Frau haben wir uns getrennt, aber als Eltern unseres gemeinsamen Sohnes werden wir immer miteinander verbunden sein." Der Platz ihres Sohnes im letzten Aufstellungsbild machte Trennung und Gemeinsamkeit gleichermaßen sichtbar: als das verbindende Glied stand er zwischen seinen Eltern.

Beispiel 6: Eine Symbol-Aufstellung

Trotz aller Liebe

Die meisten Menschen mittleren Alters haben schon etliche Beziehungen hinter sich, wenn sie sich neu verlieben, und nicht wenige haben aus diesen früheren Beziehungen Kinder. So manche neue Liebe scheitert nicht an der Unvereinbarkeit zweier Charaktere oder an mangelnder Zuneigung, sondern an Kindern, die erbittert gegen den neuen Partner von Papa oder Mama ankämpfen. Betrachtet man solche Situationen unter systemischen Gesichtspunkten und beachtet einige Regeln, läßt sich das Miteinander in solchen neuen Beziehungen sehr erleichtern, wodurch die Chancen für ein harmonisches, gelungenes Zusammenleben steigen.

Zu den grundlegenden Regeln gehört, daß frühere Bindungen des Partners geachtet und anerkannt werden. Dazu gehört weiterhin, daß der/die Neue die älteren Rechte der Kinder respektiert und ihnen ihren Platz nicht streitig macht. Dazu gehört auch, sich nicht in Dinge einzumischen, die einen nichts angehen, beispielsweise, wie der andere sein Kind erzieht, welche Strafen er für angemessen hält, oder wie der Umgang mit dem anderen Elternteil geregelt wird. Des weiteren gehört dazu, dem anderen Elternteil eines Kindes seinen Platz zu lassen und ihn weder verdrängen noch ersetzen zu wollen. Und gleichzeitig braucht die neue Liebe natürlich Zeit und Raum für sich selbst, damit sie sich entwickeln und festigen kann. Das alles unter einen Hut zu bekommen und allen gerecht zu werden, ist keine leichte Aufgabe.

Für das Gelingen einer neuen Partnerschaft ist es viel leichter, wenn nicht nur einer, sondern beide Kinder mit in die Beziehung bringen. Die Bereitschaft, eigene Wünsche und

Bedürfnisse mit den älteren Rechten der Kinder abzugleichen und dahinter zurückzustehen ist dann größer, weil beide Partner sich mit ähnlichen Problemen auseinandersetzen müssen. Zum Beispiel müssen beide ständig ein neues Gleichgewicht zwischen den Bedürfnissen ihrer Kinder und denen des neuen Partners finden. Einsatz und Opfer, die ihnen abverlangt werden, halten sich die Waage, und von keinem wird mehr gefordert als vom anderen. Bringt nur einer Kinder mit, ist der Ausgleich von Geben und Nehmen schwieriger, denn dem kinderlosen Partner wird ungleich mehr abgefordert. Entsteht dadurch ein zu großes Ungleichgewicht, gerät die Paarbeziehung in Gefahr. Daher ist es wichtig, den Einsatz und das Geben des kinderlosen Partners besonders zu würdigen und anzuerkennen, daß er mehr gibt und ihm ungleich mehr abverlangt wird.

Hintergründe von Unsicherheiten und Störquellen in Partnerschaften, in denen sich Kinder aus früheren Beziehungen und neue Partner miteinander arrangieren müssen, können schon mit einfachen Symbol-Aufstellungen sichtbar gemacht werden. Die einfache und klare Bildsprache bringt schon im ersten Bild das Chaos und die Unsicherheit über den eigenen Platz in solchen Systemen zutage und zeigt, worin, systemisch gesehen, die Lösung liegt. Zudem bietet sie die Möglichkeit, sich in die anderen beteiligten Personen hineinzuversetzen und die Situation mit deren Augen zu betrachten. Fast immer bringt das überraschende Einsichten mit sich, die zu einem tieferen Verständnis für die Gefühle, „Wahrheiten" und Bedürfnisse aller Beteiligten führen. Die folgende Symbol-Aufstellung erzählt die Geschichte eines Paares, dessen Liebe am Widerstand ihrer Kinder aus früheren Beziehungen zu scheitern droht.

Die Aufstellung

Katharina beschreibt sich selbst als eine selbstbewußte Frau, die ihr Leben normalerweise gut im Griff hat. Als berufstätige, alleinerziehende Mutter eines Sohnes ist sie gewohnt, die alltäglichen Herausforderungen eigenverantwortlich in die Hand zu nehmen und zu lösen. Jetzt steht sie vor einer Situation, in der sie nicht mehr weiter weiß und keine Lösung sieht. Vor etwa einem Jahr hat sie den Mann kennengelernt, mit dem sie den Rest ihres Lebens verbringen will. Für Katharina und Frank war es die berühmte Liebe auf den ersten Blick, und eigentlich könnte jetzt ein wunderbares Leben beginnen …, wenn da nicht die Kinder aus ihren jeweiligen früheren Beziehungen wären, Katharinas Sohn und Franks zwei Töchter, die bei ihm leben. Die beiden Mädchen und der Junge kämpfen erbittert gegen den bzw. die „Neue", und auch untereinander können sie sich nicht leiden. Katharina und Frank wohnen in verschiedenen Städten und haben sich bisher nur an Wochenenden besuchen können. Beide würden gern zusammenziehen und ihre Kinder gemeinsam erziehen. „Aber es ist jedesmal die Hölle. Die Kinder streiten sich ununterbrochen und versuchen, Frank und mich gegeneinander auszuspielen. Wir sind beide völlig fertig und ständig zwischen den Kindern und unseren eigenen Plänen hin- und hergerissen. Beides zusammen scheint einfach nicht zu gehen. Wir haben schon überlegt, zwei Wohnungen nahe beieinander zu mieten, aber das ist auch keine wirkliche Lösung", hilflos schüttelt Katharina den Kopf. „Ich möchte herausfinden, ob es nicht doch einen Weg gibt, mit Frank und den Kindern zusammenzuleben, ohne ständig ein schlechtes Gewissen zu haben", faßt sie schließlich ihr Ziel für diese Beratungsstunde in Worte.

Mit Hilfe einer Zeichnung verschaffen wir uns zunächst einen Überblick, wer alles zum Gegenwartssystem von Frank und Katharina gehört. Katharina war einmal verheiratet und aus dieser Ehe stammt ihr achtjähriger Sohn. Ein Jahr nach seiner Geburt ließ sie sich scheiden. Bis auf einige flüchtige Beziehungen gab es seitdem keinen anderen Mann in ihrem Leben. Ihr Ex-Mann lebt seit der Trennung im Ausland und meldet sich zweimal im Jahr: Zu Weihnachten und zum Geburtstag seines Sohnes schickt er ein Geschenk und eine Karte. „Von mir aus bräuchte er sich gar nicht mehr zu melden", bringt Katharina ihr Verhältnis zu ihm auf den Punkt. Frank war einmal verheiratet und aus dieser Ehe hat er eine zwölfjährige Tochter. Seine Frau kam bei einem Unfall ums Leben, als die Tochter drei Jahre alt war. Aus einer zweiten Beziehung stammt eine weitere Tochter, die nach der Trennung beim Vater und der Halbschwester lebt. Zwischen Frank und der Mutter seiner zweiten Tochter besteht eine herzliche Freundschaft, und da sie um die Ecke wohnt, ist sie ein häufiger Gast bei Frank und den Kindern. Obwohl Katharina diese Situation ganz sachlich schildert, kann man deutlich heraushören, daß ihr das nicht gefällt.

Katharina soll je ein Symbol für sich, ihren Sohn und ihren Ex-Mann sowie für Frank, seine beiden Töchter und deren Mütter aussuchen und auf dem Tisch zueinander in Beziehung stellen. Für Frank wählt sie ein silbernes Milchkännchen, für sich selbst ebenfalls ein etwas kleineres silbernes Milchkännchen. Die früheren Partner werden durch verschiedenfarbige, große Tassen verkörpert, und für die Kinder greift sie nach kleinen, bunt bemalten Porzellankännchen. „Ach du lieber Gott, so viel Leute", stöhnt sie, während sie nach und nach die Symbole aufstellt. Nachdem sie damit fertig ist, betrachtet sie nachdenklich das Gesamtbild.

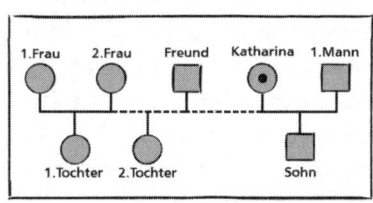

„Tja, so ist es!" stellt sie fest. „Ich und mein Sohn, und Frank und sein Clan. Außer Frank und mir wollen die alle nichts miteinander zu tun haben", sie verschränkt die Arme vor der Brust und geht langsam um den Tisch herum, als wolle sie die Sache von allen Seiten betrachten.

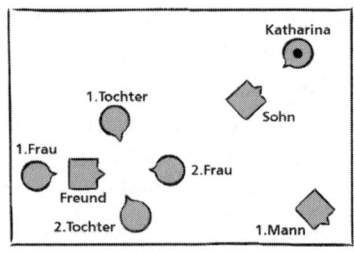

Zunächst soll Katharina sich jetzt hinter oder neben jedes einzelne Symbol setzen, nacheinander in sie hineinspüren, und die Situation mit den Augen der anderen betrachten. Sie beginnt mit ihrem eigenen Symbol. „Es ist wunderbar, Frank zu sehen. Gott sei Dank überragen wir beide die anderen, die dazwischen stehen, sonst könnten wir uns gar nicht sehen", beschreibt sie ihren ersten Eindruck. „Aber wir sind viel zu weit auseinander, und es steht viel zu viel dazwischen. Mein Sohn ist mir sehr wichtig, nur da wo er steht, ist er völlig fehl am Platz. Wie ein aufgeblasener, kleiner Wächter", fügt sie entrüstet hinzu. „Auf die Mutter von Franks zweiter Tochter bin ich sauer. Mir kommt es so vor, als würden sie und die Mädels unter einer Decke stecken und Frank gegen mich abschotten. Die erste Frau verschwindet völlig hinter Frank, die sehe ich gar nicht."

Als nächstes schlüpft sie in die Position ihres Sohnes. „Er ist total auf die Mutter fixiert und fühlt sich da auch wohl. Aber die vielen Menschen hinter seinem Rücken machen ihn unruhig und ängstlich. Das kann er nicht einschätzen", nimmt sie wahr, schweigt und starrt dabei nachdenklich auf das Symbol ihres Sohnes. „Schade findet er, daß sein Papa so weit weg ist und in eine andere Richtung guckt", fährt sie fort, während ihre Augen zwischen Vater, Mutter und Sohn hin- und herschweifen.

Sie wechselt in die Position ihres Ex-Mannes. „Der ist irgendwie weit weg und mit etwas ganz anderem beschäftigt. Trotzdem würde er sich gerne umdrehen, damit er überhaupt weiß, was los ist", lacht sie. Nachdem sie sein Symbol umgedreht und aus seinen Augen eine Weile in die Aufstellung hineingeschaut hat, stellt sie fest: „Mit meiner Ex-Frau verbindet mich nichts mehr, kein Schmerz und keine Freude. Sie ist halt die Mutter meines Sohnes, und zu dem hätte ich schon gerne mehr Nähe und Kontakt."

Daraufhin soll Katharina, für das Symbol ihres Ex-Mannes einen anderen Platz suchen. Einen Platz, an dem es sowohl ihr selbst als auch Vater und Sohn gut geht. Katharina schiebt die Symbole hin und her, spürt in sie hinein, schüttelt den Kopf, stellt sie wieder um, spürt wieder hinein und probiert etwas Neues aus. Schließlich findet sie eine zufriedenstellende Lösung. Sie selbst steht wieder an ihrem alten Platz, ihr Sohn direkt neben ihr und auf seiner anderen Seite sein Vater.

Ihr Sohn fühlt sich jetzt ruhiger und sicherer, und Katharina ist erleichtert, weil es ihm besser geht und er nicht mehr zwischen ihr und Frank steht, wodurch ihr Blick etwas freier geworden ist.

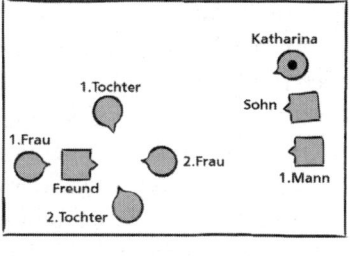

„Gibt es zwischen dir und deinem Ex-Mann noch etwas zu begleichen?" Katharina überlegt kurz und schüttelt dann den Kopf. „Eigentlich nicht. Wir waren halt viel zu jung und haben überhaupt nicht zueinander gepaßt. Ich bin froh, daß er so weit weg ist und uns in Ruhe läßt." Katharina soll nun die Augen schließen und sich ihren Sohn an der Seite seines Vaters vorstellen. Zu ihrem Sohn soll sie sagen: „Von mir aus darfst du auch den Papa lieben." Auf die Frage, wie er darauf reagiert hat, erzählt sie, daß sein Gesicht zu strahlen angefangen habe. „Ich glaube, ich sollte den Kontakt zwischen den beiden mehr fördern, anstatt ihn zu untergraben", schließt sie aus dieser Erfahrung, während sie nachdenklich nickend auf die drei Symbole schaut.

Danach stellt sie sich neben Franks Symbol und taucht in seine Wahrnehmung der Situation ein. „Das ist komisch", sagt sie, nachdem sie eine Weile still in ihn hineingespürt hat, „er ist genauso froh, mich zu sehen, wie ich es vorhin war, und der obere Teil guckt über alles hinweg und sieht nur mich. Aber der untere Teil gehört zu den Menschen rund um ihn herum. Wenn es mich da drüben nicht gäbe, wäre es für ihn ganz in Ordnung. Aber so ist er völlig zerrissen. Er möchte gerne zu mir, aber das geht nur, wenn die Kinder nicht darunter leiden. Zu den beiden Töchtern besteht eine ganz warme und herzliche Verbindung. Aber warum seine ehemalige Frau so dicht vor ihm steht, kann er gar nicht einordnen. Er hätte sie lieber irgendwo am Rand und nicht zwischen uns. Nach hinten zu der verstorbenen Frau spüre ich so was wie Trauer."

In der Position von Franks verstorbener Frau fühlt sie sich ruhig und strahlt viel Wohlwollen aus. Dieser Frau ist nur wichtig, daß es ihrer Tochter und ihrem Mann gutgeht. Mit wem oder wo sie das finden, spielt für sie keine Rolle.

Aus dem Blickwinkel der ältesten Tochter erscheint die Lage ganz anders. Stolz steht sie neben ihrem Vater, „die perfekte kleine Frau", wie Katharina wortwörtlich sagt. Zu Katharinas Symbol hinüber spürt sie Kälte, Feindseligkeit und darunter verborgen Angst. Angst vor der Macht, die diese Frau über ihren Vater und damit über ihr Zuhause hat. Katharina schlenkert heftig mit den Armen und läuft einige Schritte durch das Zimmer, um sich von ihren Gefühlen als Franks ältester Tochter frei zu schütteln. „Armes Mädchen", stellt sie fest, „dabei bin ich so vorsichtig gewesen und habe mir solche Mühe gegeben.

Ich will ihr doch nichts wegnehmen, außer ein bißchen Zeit für Frank und mich."

Sie läuft noch ein paarmal im Zimmer herum, bevor sie sich in Franks zweite Frau hineinversetzt. Verdutzt stellt sie nach einer Weile fest, daß sie etwas ganz anderes empfindet, als sie vermutet hat. „Die fühlt sich hier überhaupt nicht wohl, so eingepfercht und eng beieinander. Frank ist ihr viel zu nah, und die Kinder auch. Sie mag die alle sehr gern, vor allem ihre Tochter, nur will sie ihr eigenes Leben leben und Abstand haben", Katharina dreht sich um und schaut auf ihr eigenes Symbol. „Auf mich ist sie eher neugierig. Auf jeden Fall hat sie nichts gegen mich."

Das Symbol von Franks zweiter Frau wird an den Rand gerückt. „Wie ist es jetzt für die zweite Frau?" „Mein Eindruck ist, von ihr aus können die zwei glücklich werden, sie hat nichts dagegen", stellt Katharina erleichtert fest. „Könnte es sein, daß du in die herzliche Beziehung zwischen Frank und seiner früheren Frau etwas hineingedeutet hast, was es nur in deiner Phantasie gab?"

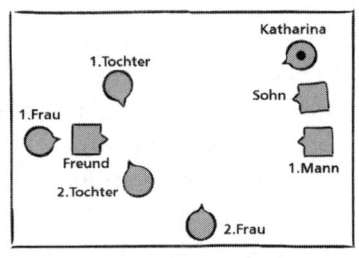

„Scheint so", kichert sie und wühlt mit beiden Händen in ihren kurzen Haaren. „Verrückt", murmelt sie, wobei offenbleibt, ob sie sich selbst meint oder das seltsame Phänomen, so leicht in die Gefühle anderer Menschen eintauchen zu können.

Als letztes versetzt sich Katharina in die Wahrnehmung von Franks jüngerer Tochter. Die ist überraschend unkompliziert. „Papa und Schwester sind das Wichtigste. Wie ihre Mutter ist sie eher neugierig auf mich und meinen Sohn und nicht so feindlich gesinnt wie ihre Schwester. Eigentlich hat sie keine eigene Meinung, sie macht einfach mit, was die Schwester macht. Da ist sie auf jeden Fall auf der sicheren Seite", stellt Katharina zum Abschluß dieser Runde fest.

Nachdem Katharina etwas Zeit hatte, ihre Eindrücke zu verarbeiten und ihre Gedanken zu sortieren, werden die Symbole umgestellt. Katharina und Frank stehen jetzt als Paar nebeneinander, auf Katharinas Seite folgt ihr Sohn und daneben sein Vater. Auf Franks Seite stehen die beiden Töchter, jede an der Seite ihrer Mutter.

Nachdenklich betrachtet sie das neue Bild, dabei wandern ihre Augen langsam von einem Symbol zum anderen. „Neben Frank zu stehen ist ein tolles Gefühl", bemerkt sie und strahlt über das ganze Gesicht. „Mein Sohn könnte noch etwas näher zu mir rücken, und sein Vater ein bißchen weiter weg, aber sonst ist es in Ordnung." Sie wendet sich den Symbolen auf Franks Seite zu. „Seine Töchter neben ihren Müttern zu sehen, ist noch sehr ungewohnt, bisher habe

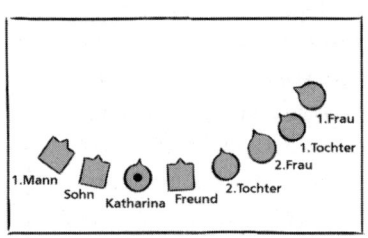

ich beide nicht als Teil der Familie gesehen. Aber so ist es runder und stimmiger, und irgendwie entlastet es mich. Ich bin jetzt einfach Franks neue Partnerin und habe nicht mehr den Anspruch, ihnen die Mutter ersetzen zu müssen", fügt sie hinzu und atmet erleichtert auf. „Aber die älteste Tochter guckt immer noch nicht besonders freundlich auf mich, da stimmt es noch nicht." Sie schüttelt den Kopf und starrt mit zusammengekniffenen Augen auf das Symbol von Franks Ältester.

„Stell dir innerlich vor, du stehst vor Mutter und Tochter und sagst ihnen: Ich achte dich als die erste Frau und dich als erste Tochter. Ihr vor mir, ich nach euch." Katharina wiederholt die Sätze halblaut und mit geschlossenen Augen. Nach einer Weile beginnt sie leise zu nicken, und über ihr ernstes

Gesicht breitet sich ein Lächeln aus. Offensichtlich gefällt ihr, was sich vor ihrem inneren Auge abspielt. Danach versichert sie auch Franks zweiter Frau und Tochter, daß sie ihnen ihren Platz nicht streitig machen wird. Als Katharina die Augen wieder öffnet, sieht sie sehr zufrieden aus. „Das war ganz erstaunlich", erzählt sie lebhaft, „nachdem ich gesagt habe, daß ich der Ältesten und ihrer Mutter den Platz nicht weg-nehmen will, hat sie auf einmal ganz freundlich geguckt, und in mir wurde es ruhig und friedlich."

Zum Schluß werden die Symbole so umgestellt, daß ein gemeinsamer Haushalt aus Frank, Katharina und den Kin-dern sichtbar wird, und gleichzeitig die jeweils anderen El ternteile einen gut sichtbaren Platz innehaben. Frank und Ka-tharina stehen als Paar nebeneinander. Katharinas Sohn steht neben ihr und mit etwas Abstand folgt sein Vater. Neben Frank stehen seine Töchter und ebenfalls mit Abstand folgen die zweite und erste Frau.

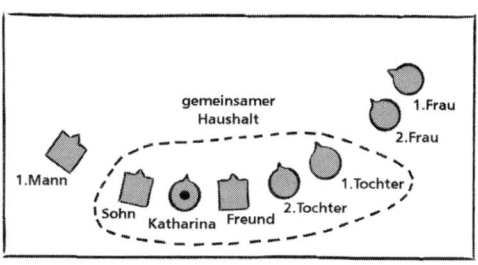

Noch einmal soll Katharina kurz in die einzelnen Symbole hineinspüren und wahrnehmen, wie es ihnen jetzt geht. Sie selbst fühlt sich an ihrem neuen Platz kraftvoll, und auch den anderen geht es jetzt deutlich besser. „Einfach wird es nicht werden, bis sich alle zusammengerauft haben, aber so, wie ich mich an Franks Seite fühle, ist das zu schaffen. Was immer kommt, ich bin bereit", lacht sie, während ihre Augen von einem Symbol zum anderen wandern.

„An diese Aufstellung und vor allem das Schlußbild habe ich mich später oft erinnert, wenn es mal wieder drunter und drüber ging. Und jedesmal hat es mir geholfen, innerlich Ordnung zu halten und mich nicht einzumischen, wenn Frank und seine Töchter etwas miteinander zu klären hatten, und ich habe auch aufgehört, Frank in eine Vaterrolle für meinen Sohn zu drängen. Die Kinder zanken sich zwar oft, aber das tun andere Kinder auch. Im Großen und Ganzen läuft unser Zusammenleben besser, als ich jemals geglaubt habe", erzählt sie freudestrahlend ein Jahr später. „Und das Schönste ist, wir bekommen ein Baby, und sogar die Kinder freuen sich darüber."

Teil 3

Die Praxis

Aufstellen – hinschauen – Lösungen erkennen

Was Sie selbst tun können

Im ersten Teil dieses Buches konnten Sie lesen, wie und nach welchen Gesetzmäßigkeiten Familiensysteme funktionieren und welche Auswirkungen es auf unsere Liebesbeziehungen haben kann, wenn die Bedingungen von Zugehörigkeit, Ordnung und Ausgleich verletzt werden. Im zweiten Teil haben wir an einigen Beispielen gezeigt, wie diese Störungen durch die Aufstellungsarbeit aufgedeckt und gelöst werden können.

Vielleicht haben Sie beim Lesen ein Problem wiedererkannt, das Sie so oder ähnlich auch haben. Überraschend wäre das nicht, denn systemische Störungen sind ein häufiges Merkmal dynamischer Systeme, wie es Familien sind. Sie sind sozusagen „normal" und gehören zu unserem Leben. Die beste Form, diese Störungen zu erkennen und zu lösen, ist ganz sicher eine echte Aufstellung mit Stellvertretern und einer fachkundigen, dem System gegenüber völlig unvoreingenommenen Leitung. Aber schon eine kleine Aufstellung mit einfachen Symbolen kann wichtige neue Erkenntnisse zu einer Problemsituation zutage fördern. Und sie gewährt einen ersten Einblick in die Aussagekraft und Wirkungsweise von Aufstellungen.

Da unser Denken, Handeln und Fühlen maßgeblich von unbewußten inneren Bildern bestimmt wird, hat allein das Sichtbarmachen unserer inneren Bilder im Außen bereits eine große Wirkung. Ob wir dafür auf Stellvertreter zurückgreifen oder uns mit Gegenständen des täglichen Gebrauchs begnügen, spielt zunächst keine große Rolle. So wie die Raumbilder einer echten Aufstellung viele wichtige, bisher nicht bewußte Informationen offenbaren, können auch Symbol-Aufstellungen einige dieser unbewußten Informationen zugänglich machen.

Wie leicht es uns fällt, alltägliche Symbole als Stellvertreter für reale Personen oder Dinge zu nehmen, sie dem Gefühl nach und den Kern des Problems in aller Klarheit offenbarend aufzustellen, soll ein Beispiel verdeutlichen.

Ein Beispiel:

Myriam ist seit fünf Jahren mit ihrem Mann verheiratet, und diese Zeit war ein ständiges Auf und Ab. Für eine Weile lebten sie sogar getrennt voneinander und sprachen von Scheidung, doch kurz darauf taten sie sich wieder zusammen, und alles ging weiter wie gehabt. Seit einiger Zeit drängte nun Myriams Mann darauf, endlich gemeinsame Kinder zu bekommen. Myriam war unentschieden, sie hatte kein gutes Gefühl bei der Sache, aber langsam gingen ihr die Argumente aus; sie war nach eigener Aussage dabei, sich „breitschlagen" zu lassen.

Bei einem gemeinsamen Kaffeeklatsch schilderte sie uns ihre Situation und ihr tiefes Unbehagen. Darum forderten wir sie auf, je ein Symbol für sich, ihren Mann und ein gemeinsames Kind auszuwählen und ihrem Gefühl nach auf dem Tisch aufzustellen. Myriam wählte für sich und ihren Mann zwei Tassen, stellte sie mit einem gehörigen Abstand frontal zueinander auf und plazierte genau in der Mitte zwischen beiden eine Streichholzschachtel für das Kind. Dann betrachtete sie dieses Bild nachdenklich und sagte: „Das arme Kind." Nach einer Weile setzte sie hinzu: „Ich hab mich vor einer Entscheidung gedrückt, weil ich Jo nicht wehtun wollte. Aber für mich ist unsere Ehe vorbei, und dazu muß ich endlich stehen. Kein Kind könnte daran etwas ändern."

Am selben Abend führte sie ein Gespräch mit ihrem Mann

und eine Woche später zog sie aus der gemeinsamen Wohnung aus.

Dieses Beispiel bestätigt wieder einmal: Ein (inneres) Bild sagt oft mehr als tausend Worte. Wie Sie Ihre eigenen inneren Bilder zu Ihrer Situation mit den einfachen Mitteln einer Symbol-Aufstellung sichtbar machen können, zeigen Ihnen die folgenden Kapitel. Aber bitte bedenken Sie beim Ausprobieren, daß das Leben weit vielfältiger und komplizierter ist, als es in einem Buch dargestellt werden kann. Menschliche Beziehungsgeflechte, zumal wenn sie sich auf die eigene Partnerschaft beziehen und in die Familie zurückführen, zeigen manchmal schwer zu entwirrende Muster, und befriedigende Lösungen können auf vielfältige Weise zustande kommen.

Wie die ausgewählten Fallbeispiele sichtbar gemacht haben, erfordert sowohl die Aufdeckung systemischer Störungen wie auch deren Lösung eine Reihe von Maßnahmen, die erst dann eine nachhaltige Wirkung entfalten, wenn sie vollständig und folgerichtig durchgeführt werden. Die Voraussetzungen dafür sind Erfahrung, eine fundierte Kenntnis systemischer Störungen und deren vielfältiger Erscheinungsformen sowie die Beherrschung der notwendigen Lösungsschritte. Nicht zuletzt erfordert es auch den unvoreingenommenen Blick eines Außenstehenden, der weder durch Bindung noch durch Loyalität getrübt ist. Ohne fachkundige Anleitung werden Sie zwar wahrscheinlich einige wichtige Erkenntnisse gewinnen, aber nicht automatisch auch zu einer Lösung kommen. Doch wie das kleine Beispiel von Myriam zeigt, kann allein schon das Aufstellen von Symbolen die Hintergründe von Problemen erhellen, eine festgefahrene Situation in Bewegung bringen und zu neuen Einsichten und Gefühlen führen.

Das Anliegen formulieren

Wenn du eine weise Antwort wünschst,
mußt du vernünftig fragen.
J. W. v. Goethe

Ausgangspunkt jeder Aufstellung ist ein klares Anliegen. Das Anliegen umreißt das Problem, bestimmt den zu betrachtenden Systemausschnitt und legt fest, welche Personen oder Dinge aufgestellt werden sollen. Formulieren Sie also zunächst Ihr Anliegen bzw. Ihre Frage für die Aufstellung sorgfältig und genau, bevor Sie mit Ihrer Aufstellung beginnen. Sie können dabei nach folgenden Kriterien vorgehen:

1. *Fassen Sie Ihr Anliegen in einem Satz mit max. 15 Wörtern zusammen.*

   Je knapper ein Anliegen formuliert ist, um so klarer wird, um was es geht. Gute Beispiele für Anliegen sind z.B.:
   - Was kann ich tun, damit es meinem Kind nach der Scheidung gutgeht?
   - Wo kommt die Wut auf meinen Partner her?
   - Ich stehe zwischen zwei Männern und weiß nicht, wie ich mich entscheiden soll.
   - Was hindert mich daran, eine Partnerschaft einzugehen?
   - Warum verlaufen alle meine Beziehungen nach dem gleichen Muster?
   - Wie kann ich die Schwierigkeiten mit meinem Partner lösen?

   Solche Fragen sind eindeutig und haben spürbar Kraft. Und je klarer das Anliegen ist, um so größer ist auch die Chance, zu einer neuen Erkenntnis oder gar Lösung zu kommen. Darum noch einmal: Überlegen Sie sich genau, worum es Ihnen geht, und vermischen Sie nicht mehrere Fragen miteinander. Hat ein Problem, das Sie in der Aufstellung betrachten wollen mehrere Aspekte, dann trennen Sie es in einzelne Teilfragen, und stellen Sie Teilfrage für Teilfrage getrennt auf. Sollte Ihnen unklar sein, welche Personen bei Ihrem Problem eine Rolle spielen könnten, zeichnen Sie ein Genogramm Ihrer Gegenwarts- und/oder Herkunftsfamilie. Wie das geht, und worauf Sie dabei achten müssen, können Sie im nächsten Kapitel nachlesen. In vielen Fällen wird das den Themenbereich eingrenzen und zu einem klareren Anliegen führen.

2. *Achten Sie darauf, daß Ihr Anliegen auch in Ihrer Zuständigkeit liegt.*

Erkennen Sie bei der Formulierung Ihres Anliegens die Tatsachen an, und machen Sie sich zunächst klar, in welcher Position Sie sind: Sie können nur die Dinge verändern, die in Ihrer Zuständigkeit liegen, also solche, die Sie selbst betreffen. Selbst wenn Sie z.B. bei der Lektüre dieses Buches glauben, erkannt zu haben, warum die Beziehungen Ihrer Schwester oder Ihres Bruders immer wieder scheitern, liegt es nicht an Ihnen, dieses Problem für sie oder ihn zu lösen. Das können nur die Betroffenen selbst – wenn sie dazu bereit sind. Hat also Ihr Partner Sie z.B. wegen eines anderen Menschen verlassen, ist es wenig zweckmäßig, sich zu fragen, wie Sie ihn wieder zurücklocken können. Auf die Gefühle und Entscheidungen Ihres Ex-Partners haben Sie nun mal keinen Einfluß. Viel besser wäre die Frage, was Sie daran hindert, ihn loszulassen und sich Ihrer eigenen Zukunft zuzuwenden.

Ihr Anliegen sollte sich immer im Rahmen Ihrer eigenen Zuständigkeit bewegen. Richten Sie die Aufmerksamkeit deshalb dorthin, wo es Ihnen zusteht, Veränderungen und

Lösungen herbeizuführen. Nur dadurch eröffnen sich neue Möglichkeiten.

Sie werden manchmal feststellen, daß Sie direkt unter den Auswirkungen eines Problems leiden und dennoch keine Lösung herbeiführen können. Wenn Sie beispielsweise erkennen müssen, daß die Beziehung zu Ihrem Partner durch seine Verstrickung in seine Herkunftsfamilie belastet wird, können Sie nicht viel mehr tun, als dies zu erkennen. Sich aus der Verstrickung lösen, kann nur Ihr Partner selbst. In einem solchen Fall sollten Sie sich mit dieser Erkenntnis begnügen und Ihre Energien auf Dinge ausrichten, auf die Sie wirklich Einfluß haben – z.B. auf die Frage: „Wie gehe ich mit dieser Situation um?"

Denken Sie auch daran, daß vielen Konflikten nicht immer die Ursache zugrunde liegt, die man zunächst vermutet, und eine Lösung nicht immer da zu finden ist, wo man sie gerne hätte. Es könnte sich auch herausstellen, daß Ihr eigener Anteil an einem Problem sehr viel größer ist, als Sie wahrhaben möchten. Diese Erkenntnis ist nicht immer leicht zu akzeptieren, sie erfordert Mut und rückhaltlose Ehrlichkeit sich selbst gegenüber.

3. *Beobachten Sie Ihre gedankliche Klarheit, sie könnte ein Hinweis auf die Ursache Ihres Problems sein.*

Es kommt immer wieder vor, daß ganz normale, intelligente Menschen mit der Formulierung eines Anliegens oder der Beantwortung vertiefender Fragen zu diesem Anliegen größte Schwierigkeiten haben. Plötzlich scheinen sie nicht mehr in der Lage zu sein, auch nur einen klaren Gedanken zu fassen. Sie sind völlig verwirrt und wissen kaum noch, wo vorne und hinten ist – sie „verblöden" zusehends. In der Regel ist das ein deutlicher Hinweis auf tiefergehende familiäre Verstrickungen.

Dieser Vernebelungs- oder Verblödungseffekt kommt zustande, wenn das Anliegen und die nachfolgende Aufstellung etwas aufzudecken drohen, das bisher den Interessen des Gesamtsystems diente und uns die Zugehörigkeit zur Familie sicherte. Obwohl der erwachsene Teil in uns ein Problem, ein Symptom oder ein belastendes Verhaltensmuster auflösen möchte, fürchtet die Kinderseele, durch eben diese Lösung ihr Recht auf Zugehörigkeit zu verspielen. Und dagegen stemmt sie sich mit aller Kraft, gleichgültig was es den Erwachsenen kosten mag. Vielleicht befürchtet sie, daß ein gut gehütetes Familiengeheimnis gelüftet oder ein Tabu gebrochen wird. Oder die Suche nach einer Problemlösung steht in direktem Widerspruch zu dem, was in der Familie gefordert und gelebt wird. Die tiefe Verbundenheit mit den Angehörigen unserer Familie verhindert dann einen klaren Blick, weil die Auflösung des Problems und das eigene Glück wie Verrat, Treuebruch und Schuld empfunden und als Verlust der Bindung erlebt wird.

Mechanismen dieser Art gibt es, wie einige der Beispiele zeigen, in vielen Variationen und Schweregraden und viel häufiger, als man denkt. Sollten Sie also bemerken, daß Ihre Denkfähigkeit beim Formulieren Ihres Anliegens oder später, beim Aufstellen der Symbole und der Deutung des Aufstellungsbildes, spürbar nachläßt, Sie sich verwirrt, leer oder wie „vernebelt" fühlen, schreiben Sie es nicht diesem Buch oder Ihrer Unerfahrenheit zu. Nehmen Sie es als Hinweis darauf, daß Sie den Ursprüngen Ihres Problems wahrscheinlich schon sehr nahe gekommen sind.

Ein guter erster Schritt ist dann, nicht weiter auf das Problem zu starren und um die Frage „Was fehlt mir?" zu kreisen, sondern sich statt dessen zu fragen: „Was hilft mir?"

Familiäre Verstrickungen entstehen aus Liebe, und aus eben dieser kindlichen Liebe und einer tiefen Verbundenheit werden sie auch aufrechterhalten. Die Lösung besteht darin, diesen Mechanismus zu verstehen und zu erkennen, daß die Liebe weder geringer noch weniger wert ist, wenn wir unseren Angehörigen ihr Schicksal zumuten, statt es für sie zu tragen. Ein fremdes Schicksal zu leben, ist nicht nur unmöglich, sondern schon die gute Absicht schwächt den, zu dem es gehört. Macht man sich das klar, ist die Angst vor dem Treuebruch und dem Verlust der Zugehörigkeit unbegründet, und die unbewußte und daher blinde Ausgleichsbewegung kann sich in eine einsichtige, dem Schicksal zustimmende Haltung wandeln. Dann darf man zu seiner Familie gehören, ohne Unglück, Schuld oder das Verhalten eines Einzelnen ausgleichen, tragen oder nachleben zu müssen.

Das Genogramm

Viele unserer Schwierigkeiten in einer Paarbeziehung reichen in die Familie zurück und haben dort ihren Ursprung. Aber auch frühere Partnerschaften und wichtige Ereignisse innerhalb einer Beziehung können sich auf die Liebe auswirken. Darum ist es hilfreich, sich zunächst darüber klar zu werden, wer überhaupt zum eigenen System dazugehört und welche schicksalhaften Ereignisse stattgefunden haben. Dazu dient das Zeichnen eines Familienstammbaums – eines Genogramms.

Das Genogramm enthüllt die faktischen Beziehungen in einem System und verdeutlicht, wer und was im Umfeld Ihres Anliegens eine Rolle spielen kann. Es kann und muß nicht die ganze Familiengeschichte umfassen, aber es sollte einen guten Überblick geben und vor allem ermöglichen, den eigenen Platz im Beziehungsgefüge zu bestimmen.

Anhand einer Anleitung zur Symbolsprache des Genogramms und eines Fragebogens zu den Fakten einer Familien- bzw. Beziehungsgeschichte können Sie Ihren eigenen Familienstammbaum erstellen. Vielleicht stellen Sie dabei fest, daß Sie über einen Zweig Ihrer Familie viel wissen und die Familiengeschichte mühelos in ein Genogramm übertragen können. Der andere Zweig dagegen weist leere Stellen auf oder liegt sogar völlig im Dunkeln. Allein das kann schon ein wichtiger Hinweis sein.

Immer wieder hören wir in Seminaren, daß bereits das Beantworten des Fragebogens zum Genogramm viele Aha-Erlebnisse verschafft. „Beim Nachfragen, was in unserer Familie passiert ist, ist mir die Geschichte meiner Familie noch einmal sehr deutlich geworden. Wie im Zeitraffer laufen sechzig, achtzig Jahre Familienhistorie vorbei und zeigen Schicksale auf, in die man irgendwie eingebunden ist." So oder ähnlich schildern viele ihre Erfahrungen bei der Beantwortung der Fragen. Und manchem wird auf einmal staunend bewußt, daß die eigene unglückliche Beziehung einem Muster folgt, das es in ähnlicher Form schon häufiger in der Familie gab. Die Liebe und Treue zur Familie bringen uns dazu, alte Muster neu zu inszenieren – wenn auch oft in anderer Ausprägung.

Wer gehört dazu?

Die Hauptpersonen Ihrer Aufstellung sind natürlich Sie selbst und Ihr Partner/Ihre Partnerin. Dazu kommen gemeinsame Kinder, Kinder aus früheren Beziehungen und die entsprechenden früheren Partner. Selbst wenn es keine Kinder aus diesen Beziehungen gibt, können wichtige frühere Partner – Ehepartner, Verlobte, große Lieben – eine Bedeutung für Ihr gegenwärtiges Problem haben. Denn Ihren Partner oder Ihre jetzige Familie haben Sie, weil Ihre Vorgänger verzichteten oder einen Verlust erlitten, und Bindungen müssen nicht automatisch aufhören, weil die Beziehung beendet ist. Nehmen Sie solche Personen daher unbedingt in Ihr Genogramm auf, auch wenn sich später herausstellt, daß sie keine Rolle spielen. Zu Anfang einer Aufstellung können Sie das noch nicht wissen.

Gehen Sie anschließend eine Generation zurück, sind Sie schon mittendrin in Ihrer Herkunftsfamilie. Im systemischen Verständnis gehören zur Familie alle lebenden und toten Familienangehörigen der direkten Linie, im Normalfall bis in die dritte Generation, also Sie selbst, Ihre Geschwister und Halbgeschwister sowie Ihre Eltern und Großeltern und deren Geschwister, nicht aber z.B. angeheiratete Onkel und Tanten oder Cousins und Cousinen. Auch wenn wir von letzteren im allgemeinen als unserer Familie sprechen, spielen sie systemisch gesehen keine Rolle. Dagegen können frühere Partnerschaften auch in den vorangegangenen Generationen, bei Ihren Eltern und Großeltern, durchaus von Bedeutung sein.

Der Platz, den die Familienmitglieder im Genogramm erhalten, richtet sich nach ihrem zeitlichen Eintritt ins System, also dem Tag der Geburt oder dem Beginn einer Partnerschaft. Dieser Platz ist unabhängig davon, ob jemand bei der Geburt stirbt oder Jahrzehnte lebt. Auch eine tote erste Schwester bleibt im Familiensystem eine erste Schwester, genauso wie ein ehemaliger erster Partner stets erster Partner bleibt.

Wenn es in Ihrer Herkunftsfamilie Wissenslücken gibt, vielleicht weil Sie Ihren Vater und seine Familie nie kennengelernt haben, oder weil ein ganzer Familienzweig totgeschwiegen wurde, zeichnen Sie beide Elternteile und die vier Großeltern trotzdem ein. Auch wenn Sie über den einen oder anderen keine Informationen haben, es muß sie gegeben haben, andernfalls gäbe es Sie nicht.

Die Symbole des Genogramms
(nach „Genogramme" von Monica McGoldric und Randy Gerson)

Bevor wir uns nun Ihrem Genogramm zuwenden, erläutern wir kurz die wichtigsten Symbole, die Sie benötigen. Die Symbolsprache des Genogramms dient dazu, sich einen raschen Überblick über die Geschichte eines Systems zu verschaffen. So wie eine Formel ein hochkomplexes Denkgebäude bündig zusammenfaßt, helfen Ihnen die nachstehenden Symbole, einen schnellen Überblick über die Ereignisse im Umfeld Ihrer Partnerschaft zu gewinnen. Am Ende dieses Abschnitts finden Sie außerdem das Genogramm einer fiktiven Partnerschaft, das Ihnen in Zweifelsfällen hoffentlich weiterhelfen kann.

Wenn Ihr Genogramm nicht so ganz Ihren ästhetischen Ansprüchen genügt, stören Sie sich nicht daran. Hauptsache, Sie selbst können Ihren Stammbaum und seine Daten lesen.

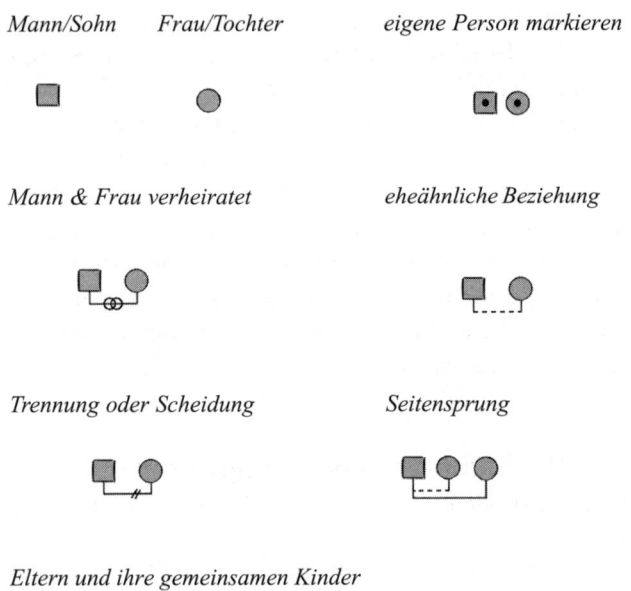

Mann/Sohn   Frau/Tochter   eigene Person markieren

Mann & Frau verheiratet   eheähnliche Beziehung

Trennung oder Scheidung   Seitensprung

Eltern und ihre gemeinsamen Kinder
(Kinder in der Reihenfolge ihrer Geburt von links nach rechts)

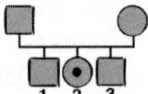

Zwillinge/Drillinge etc.   eineiig   zweieiig

Fehlgeburt   *Totgeburt*   *Abtreibung*

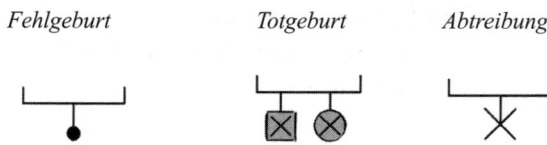

früher Tod von Vater/Mutter oder Kindern mit Altersangabe
des gestorbenen Elternteils und Alter des Kindes zu diesem Zeitpunkt

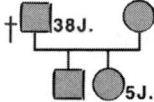

Kinder aus verschiedenen Beziehungen oder Ehen
(Kinder in der Reihenfolge ihrer Geburt numerieren)

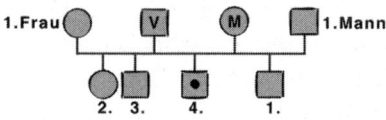

gemeinsamer Haushalt

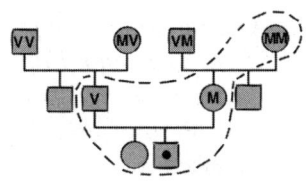

Ein fiktives Genogramm
Eine fiktive Partnerschaft mit dem Herkunftssystem
derPartner

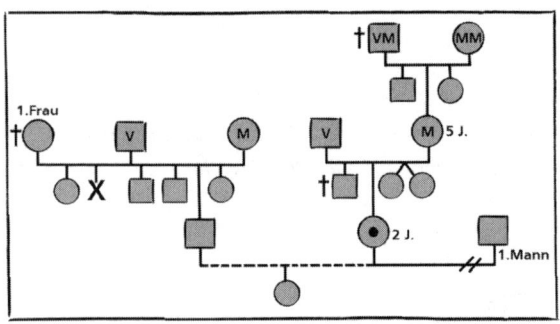

Der Aufbau des Genogramms

Mit Hilfe der nachstehenden Anleitung können Sie systema-
tisch die wichtigen Fakten Ihrer Gegenwartsfamilie oder Partnerschaft, bis hinein in Ihr Herkunftssystem, zusammentra-
gen und in Form eines Genogramms aufzeichnen. Damit Sie
generationsübergreifenden Störungen schneller auf die Spur
kommen können, finden Sie im nächsten Kapitel den Frage-
bogen zum Genogramm. Er weist noch einmal auf die wichtigsten Faktoren hin, die dazu führen, daß schwere Schicksale
in Familien nachgelebt oder ausgeglichen werden.

1. Das Genogramm der gegenwärtigen Partnerschaft oder Familie:

- Beginnen Sie mit Ihrem Genogramm bei sich und
  Ihrem Partner und der Art Ihrer Beziehung (Ehe,
  eheähnlich etc.).
- Ergänzen Sie wichtige frühere Partnerschaften, die

Sie selbst oder Ihr Partner vorher hatten, und notieren Sie auch hier die Art der Beziehung. Ist ein früherer Partner gestorben, kennzeichnen Sie das im Genogramm durch ein Kreuz und die Altersangabe zum Todeszeitpunkt.

- Gibt es Kinder aus einer dieser Beziehungen, nehmen Sie sie in das Genogramm auf, und numerieren Sie sie in der Reihenfolge ihrer Geburt. Denken Sie daran, daß auch gestorbene oder totgeborene Kinder dazugehören und notieren Sie deren Alter zum Todeszeitpunkt.

- Abtreibungen werden ebenfalls bei der entsprechenden Partnerschaft eingetragen, aber nicht als Kind numeriert.

- Wenn Ihre gegenwärtige Familie zu den sogenannten Patchwork-Familien gehört, in denen es mehrere Kinder aus unterschiedlichen Partnerschaften gibt, markieren Sie auch Ihren Haushalt und die in ihm lebenden Kinder.

Bis hierher haben Sie die wichtigsten Beziehungsstrukturen Ihres gegenwärtigen Lebens zusammengetragen. Wenn Sie vermuten, daß Ihr Problem seine Wurzeln in Ihrem Herkunftssystem hat, rollen Sie jetzt nach demselben Muster die Beziehungen in Ihrer Familie auf.

2. Das Genogramm der Herkunftsfamilie:

- Tragen Sie in der nächsthöheren Ebene des Genogramms Ihre Eltern ein und die Art der Beziehung. Ist ein Elternteil früh gestorben (vor Ihrem 16. Lebensjahr), tragen Sie das ein und vermerken Sie Ihr eigenes Alter zu dieser Zeit.

- Auch in der Elterngeneration spielen natürlich frühere Partnerschaften und die Art der Beziehung eine wichtige Rolle. Sind Ihnen solche bekannt, ergänzen

Sie das Genogramm entsprechend und notieren Sie, sofern bekannt, den Grund der Trennung (Trennung, Scheidung, Tod).

- Tragen Sie dann Ihre leiblichen Geschwister sowie Ihre Halbgeschwister ein, auch wenn Sie diese nicht persönlich kennen. Numerieren Sie alle Kinder, auch gestorbene oder totgeborene, nach der Reihenfolge ihrer Geburt.
- Im nächsten Schritt tragen Sie die Eltern Ihrer Eltern und die Art der Beziehung in das Genogramm ein. Berücksichtigen Sie, ob ein Großelternteil früh gestorben ist und wie alt Vater oder Mutter damals waren.
- Falls Ihnen bekannt ist, ob es in der Großelterngeneration wichtige frühere Partnerschaften gab, tragen Sie auch diese ein und machen Sie gegebenenfalls eine Anmerkung, was die Beziehung beendete.
- Nehmen Sie nun auch die leiblichen und Halbgeschwister Ihrer Eltern aus anderen Beziehungen in das Genogramm auf, und numerieren Sie sie ebenfalls nach dem Zeitpunkt der Geburt. Vermerken Sie, falls unter diesen Kindern früh gestorbene oder totgeborene sind.

Fragebogen zum Genogramm

Sie haben jetzt einen über mindestens drei Generationen reichenden Überblick über alle, die zu Ihrer Familie dazugehören. Die folgenden Fragen liefern wichtige Anhaltspunkte über Familienereignisse und Einzelschicksale, die direkt oder indirekt beeinflussen, wie wir uns in unseren Beziehungen verhalten. Sollte das eine oder andere auf Ihre Familie zutreffen, fügen Sie diese Information in Ihr Genogramm ein.

- Der frühe Tod von Eltern oder Geschwistern gehört

mit zu den einschneidendsten Ereignissen in Familien, und manchmal wirkt er sich über viele Generationen aus. Denn häufig gehen Kinder, die vor ihrem 16. Lebensjahr einen Elternteil verloren haben, diesem innerlich in den Tod nach. Starb eine Schwester oder ein Bruder sehr früh, trauen sie sich oft nicht, ihr Leben ganz zu leben. Der frühe Tod eines nahen Angehörigen kann also die Energie und Kraft beeinflussen, mit der ein Mensch durchs Leben geht und seine Beziehungen führt. Auch wenn wir an den entsprechenden Stellen bereits darauf hingewiesen haben, überprüfen Sie Ihr Genogramm noch einmal darauf, ob in Ihrer Familie so etwas vorliegt und wie alt Ihr Vater, Ihre Mutter oder Sie selbst damals waren.

- Gibt es in Ihrer Familie Mitglieder, die ausgeschlossen, vergessen oder verachtet wurden? Dazu zählen: schwarze Schafe, Familienangehörige, über die nicht gesprochen wurde, in Anstalten abgeschobene Behinderte und ähnliches.
- Gibt es Geisteskrankheiten, körperlich oder geistig Behinderte?
- Gibt es Suchtprobleme in Ihrer Familie, und wer ist davon betroffen?
- Hat jemand in Ihrer Familie Schuld am Tod oder schweren Schicksal eines anderen?
- Hat jemand Selbstmord begangen, oder ist jemand selbstmordgefährdet?
- Erlitten einer oder mehrere Angehörige schwere Schicksale wie Verlust von Heimat und Hab und Gut, Verfolgung, Konzentrationslager, traumatische Erlebnisse, schwere Krankheiten etc.?
- Gab es in der Familie sexuellen Mißbrauch?
- Gibt es ein Familiengeheimnis?
- Hat sich jemand in der Familie für einen oder mehrere

andere aufgeopfert, vielleicht sogar auf eine eigene Familie oder ein erfülltes eigenes Leben verzichtet? Wer war das, und für wen hatte es einen Nutzen?

- Erkennen Sie wiederkehrende Verhaltensmuster wie Alkoholismus, Mißbrauch, Neigung zu Selbstmord, eine sehr enge Bindung zwischen einem Elternteil und einem Kind, Entfremdung, Scheidungen, Abbruch der Beziehungen etc. in Ihrer Familie? Und wenn ja, welche?

Wer oder was wird aufgestellt?

Die Entscheidung, welche Personen aufgestellt werden sollen, ist manchmal nicht ganz einfach. Sie richtet sich natürlich zunächst nach Ihrem Anliegen und den daran beteiligten Personen oder Faktoren. Am besten gehen Sie wie nachfolgend beschrieben vor:

1. Prüfen Sie, welche Personen, Faktoren oder Begriffe unmittelbar mit Ihrem Anliegen zusammenhängen.
Einige Beispiele zur Verdeutlichung:

- Sie haben ein bestimmtes Problem mit Ihrem Partner oder auch ein diffuses Unbehagen, das Sie nicht genau benennen können.
  Aufstellung: Sie selbst, Ihr Partner, das Problem bzw. das Unbehagen

- In Auseinandersetzungen mit Ihrem Partner kommt es bei Ihnen zu Überreaktionen oder Sie haben heftige negative Gefühle ihm gegenüber, die Sie sich nicht erklären können.
  Aufstellung: Sie selbst, Ihr Partner, das Gefühl bzw. Ihre Reaktion

- Ihre Partnerschaft wird durch einen anderen Menschen gestört. Das kann z.B. ein außenstehender Dritter sein oder ein Familienangehöriger, der sich in die Angelegenheit einmischt.
  Aufstellung: Sie selbst, Ihr Partner, der Dritte bzw. Familienangehörige

- Sie haben Probleme mit einem oder mehreren Ex-Partnern Ihres Partners.
  Aufstellung: Sie selbst, Ihr Partner, der oder die Ex-Partner

- Sie stehen zwischen zwei Menschen und können sich nicht entscheiden.
  Aufstellung: Sie selbst und diese beiden
- Sie fragen sich, ob Ihre Partnerschaft noch eine gute Basis hat.
  Aufstellung: Sie selbst, Ihr Partner, das Positive an der Beziehung, das Negative an der Beziehung
- Sie tragen sich mit dem Gedanken, sich zu trennen.
  Aufstellung: Sie selbst, Ihr Partner, Ihre neue Zukunft
- Sie können nicht akzeptieren, daß Ihr Partner eine frühere Familie und dort noch Verpflichtungen hat.
  Aufstellung: Sie selbst, Ihr Partner, der/die frühere Partner/in und ggf. die gemeinsamen Kinder aus dieser Beziehung.
- Ihre Beziehungen verlaufen und scheitern nach einem ähnlichen Muster.
  Aufstellung: Sie selbst, Ihre bisherigen wichtigen Partner, Ihr Verhaltensmuster
- In Ihrer Partnerschaft steht eine wichtige Entscheidung an.
  Aufstellung: Sie selbst, Ihr Partner und alle Entscheidungsoptionen
- Sie haben das Gefühl, der Ausgleich zwischen Ihnen und Ihrem Partner stimmt nicht.
  Aufstellung: Sie selbst, Ihr Partner, das Plus und das Minus auf dem Beziehungskonto
- Sie hängen noch an einem Ihrer ehemaligen Partner und können ihn/sie einfach nicht vergessen.
  Aufstellung: Sie selbst, dieser Partner, Ihre Gefühle für ihn
- Sie wünschen sich eine neue Partnerschaft, aber Ihnen steht etwas im Weg, oder es hindert Sie etwas daran, auf einen Menschen zuzugehen.

Aufstellung: Sie selbst, ein potentieller neuer Partner, der oder die Hinderungsgründe/Blockaden

- Ihre Partnerschaften sind oberflächlich und wechseln in regelmäßigen Abständen, obwohl Sie sich eigentlich eine befriedigende Beziehung wünschen.

Aufstellung: Sie selbst, Ihre früheren Partner, ein potentieller neuer Partner, die Hinderungsgründe

2. Prüfen Sie, ob Ihr Problem vielleicht in Ihre Herkunftsfamilie zurückgeht.

Nicht jedes Problem in einer Partnerschaft hat einen systemischen bzw. familiären Hintergrund. Manchmal ist es völlig ausreichend, sich die eigene innere Haltung zu einer Situation klarzumachen oder ein Problem von außen zu betrachten, um ihm die Schärfe zu nehmen. Und häufig lassen sich zwischenmenschliche Probleme unproblematisch auf der Ebene lösen, auf der sie sich zeigen, ohne daß man weit in die Vergangenheit zurückgreifen muß. In diesen Fällen werden die zuvor beschriebenen Beispiele für Ihre Aufstellung vermutlich ausreichen. Andererseits haben aber viele Schwierigkeiten, auch solche, von denen wir es zunächst gar nicht annehmen, einen systemischen Hintergrund, der direkt in die Herkunftsfamilie zurückgeht. Wann es nötig und angemessen sein kann, dort genauer hinzuschauen, dafür gibt es ein paar Anhaltspunkte, die wir Ihnen hier anhand einiger Beispiele noch einmal in Erinnerung rufen wollen.

- Es gibt übereinstimmende Verhaltens- oder Beziehungsmuster in mehreren Generationen. Vielleicht wurden etliche Frauen von ihren Männern verlassen, oder es gab mehrere Personen, die nie eine glückliche Partnerschaft hatten.

Aufstellung: Sie selbst, Ihr Partner, die betreffenden Personen, deren Muster den Ihren gleichen

- Ähnliche Situationen lösen identische Verhaltensweisen aus, z.B. wiederkehrende aber unbegründete Verlustängste oder distanziertes Verhalten, wo eigentlich Nähe gewünscht wird.
  Aufstellung: Sie selbst, Ihr Partner, das Verhalten, Ihre Mutter, Ihr Vater
- Die Gefühle dem Partner gegenüber sind für eine Partnerschaft nicht angemessen und die Erwartungen an ihn entsprechen z.B. denen eines Kindes an seine Eltern.
  Aufstellung: Sie selbst, Ihr Partner, die Gefühle, Ihre Mutter, Ihr Vater
- In Konflikt- und Krisensituationen entstehen dem Partner gegenüber unerklärliche Wut- und Haßgefühle, für die es keinen realen Grund gibt.
  Aufstellung: Sie selbst, Ihr Partner, die Gefühle, Ihre Mutter, Ihr Vater
- Sie sind eine Vater-Tochter oder ein Mutter-Sohn, die Beziehung zum anderen Elternteil dagegen war immer problematisch.
  Aufstellung: Sie selbst, Ihre Mutter, Ihr Vater
- Obwohl Sie in die Jahre gekommen sind, haben Sie noch nie eine wichtige Partnerschaft gehabt, meist blieb es bei einer Affäre
  Aufstellung: Sie selbst, Ihre Mutter, Ihr Vater, ein potentieller Partner

3. *Beschränken Sie sich auf das Wesentliche.*

Für die Aufstellungsarbeit gilt: Weniger ist mehr. Bei der Aufstellung komplizierter Beziehungsgeflechte besteht immer die Gefahr, in der Informationsflut zu ertrinken. Mit jedem Symbol wächst die Gefahr, Hintergründe eher zu verwirren als zu erhellen.

Ihre Aufstellung soll Ihr inneres Bild von einer ganz bestimmten, eng umrissenen Situation abbilden. Spüren Sie in die Situation hinein und fragen Sie sich, wer oder was wirklich eine Rolle spielt, und versuchen Sie nicht, mit einer einzigen Aufstellung alle Ihre Probleme zu lösen, das kann keine Aufstellung. Fangen Sie lieber mit wenigen Symbolen an, und stellen Sie nachträglich weitere dazu, falls sich das als nötig herausstellen sollte.

Gehen Sie mit Ihrer Aufstellung auch nur in solchen Fällen, in denen Sie sich sehr sicher sind, bis in die Großelterngeneration zurück. Es ist sehr schwierig, über Generationen reichende Verstrickungen ohne fachkundige Hilfe allein zu lösen. Und je weniger Symbole in Ihrer Aufstellung stehen, um so einfacher können Sie zu einer entlastenden Lösung kommen und um so klarer wird Ihr neues inneres Bild von der Situation.

Hat Ihr Anliegen z.B. mehrere Aspekte, dann stellen Sie diese nacheinander und getrennt auf, das erleichtert es, den Überblick zu behalten. Und mit Detailfragen können Sie sich auch später noch beschäftigen.

Symbole aufstellen und auswählen

In jeder Wohnung finden Sie eine Fülle von Gebrauchsgegenständen, die sich als Symbole für eine Aufstellung eignen. Diese Symbole müssen im Grunde nur drei Anforderungen genügen:

1. Sie müssen stehen können,
2. Sie müssen eine Markierung für die Blickrichtung besitzen, um deutlich zu machen, wohin eine Person/ein Symbol schaut. Als Markierung für die Blickrichtung genügt die Tülle einer Kaffeekanne, der Henkel eines Bechers oder das Etikett einer Dose bzw. Flasche.
3. Sie müssen in irgendeiner Weise voneinander unterscheidbar sein. Bei fünf gleichen Kaffeetassen wird es Ihnen schwerfallen, die Symbole auseinanderzuhalten.

Um eine Aufstellung zügig durchführen zu können, hat es sich bewährt, schon vorher geeignete Gegenstände bereitzustellen. Achten Sie auf unterschiedliche Größen und Materialien der Gegenstände, und sorgen Sie lieber für zu viel als zu wenig Symbole. Sie haben dann eine größere Auswahl und können spontan und konzentriert aufstellen.

Und jetzt können Sie auch schon loslegen. Sammeln Sie sich und konzentrieren Sie sich ganz auf Ihr Anliegen, aber „planen" Sie nicht, wie Sie die Symbole aufstellen werden. Vom Verstand ausgedachte Aufstellungsbilder haben keine Kraft, bringen kaum Informationen und führen selten zu neuen Lösungsschritten. Machen Sie sich auch frei von „Ähnlichkeiten" zwischen den Personen, die Sie aufstellen wollen und den Symbolen. Nur weil Ihr Partner spargeldünn oder Ihre Mutter sehr klein ist, brauchen Sie kein kleines oder dünnes Symbol auszuwählen. Hier geht es weniger um äußerliche Ähnlichkeiten, sondern um ein tieferes Erleben der Person. Greifen Sie vielmehr gesammelt, aber absichtslos nach den Symbolen, und stellen Sie sie als Stellvertreter für die verschiedenen Personen so zueinander in Beziehung, wie es Ihrem inneren Bild in diesem Moment entspricht. Berücksichtigen Sie die Blickrichtung der Symbole, aber überlassen Sie ansonsten diese „Arbeit" ganz Ihrem Unbewußten. Um so überraschter werden Sie anschließend feststellen, wie eindeutig die Botschaften Ihrer inneren Bilder oft sind.

Sobald alle Symbole aufgestellt sind, verändern Sie am besten Ihre Position. Stehen Sie auf und treten Sie ganz bewußt einen Schritt zurück, um innerlich einen gewissen Abstand zu gewinnen. Tun Sie so, als ob Sie eine höhere Warte einnehmen würden und schauen Sie von dort auf dieses Aufstellungsbild. Nehmen Sie einfach die distanzierte Haltung eines Forschers ein, der neutral und ohne Vorurteile das Verhalten und die wechselseitigen Beziehungen von Mikroben oder Mäusen untersucht. Vielleicht gehen Sie auch, um Abstand zu gewinnen, einen Moment aus dem Raum.

Gemeinsam aufstellen als Paar

Wenn Sie zusammen mit Ihrem Partner eine Aufstellung machen wollen, um ein Problem in Ihrer Beziehung zu lösen, gehen Sie natürlich im wesentlichen wieder so vor, wie bisher beschrieben. Da Sie in diesem Fall aber zwei Positionen miteinander vereinbaren müssen, gibt es einige Abweichungen. Sie müssen ein gemeinsames Anliegen an die Aufstellung formulieren, damit Sie beide von denselben Voraussetzungen ausgehen und dieselbe Zielsetzung verfolgen. Und Sie müssen sich darüber verständigen, welche Personen und Faktoren als Symbole aufgestellt werden sollen.

Danach wählt ein Partner die entsprechenden Symbole aus und stellt sie nach seinem inneren Bild auf. Stimmt der andere diesem Bild zu, weil es seiner eigenen Sicht weitgehend entspricht, können Sie wie beschrieben weitermachen. Stimmen die Bilder jedoch nicht überein, kann jetzt der Zweite sein Bild der Situation aufstellen. Welches innere Bild der Partnerschaft trägt jeder in sich? Was ist ähnlich und worin unterscheiden sich die beiden Konstellationen? Wer wählt welches Symbol für wen aus, und welche Bedeutung geben wir selbst oder der Partner diesem Symbol? Vergleichen Sie die beiden Aufstellungsbilder und fragen Sie sich, welches von beiden die Situation deutlicher macht und welches vielleicht eher beschönigt.

Gerade wenn Paare gemeinsam aufstellen, führt die Angst vor trennenden Konflikten leicht dazu, daß einer der Partner sich – quasi als Gegengewicht – von einem starken Wunsch statt von der Wirklichkeit leiten läßt. Wenn Sie Ihr Problem aber ernsthaft anpacken wollen, empfehlen wir Ihnen, mit dem Bild, das Sie gemeinsam als stärker erkennen, weiterzuarbeiten.

Bedenken Sie, daß Sie sich bei Ihrer gemeinsamen Aufstellung als Paar Ihre inneren Bilder von der Situation „anvertrauen". Und diese Bilder entsprechen einem tiefen Gefühl und sind für den Aufstellenden sehr real. Sie sollten nicht zum Gegenstand von Kritik oder Besserwisserei werden, sondern als Ansatzpunkt für ein tieferes Verständnis des anderen ernst genommen werden. Betrachten Sie, trotz aller Schwierigkeiten, die Sie im Moment vielleicht miteinander haben, die Aufstellung als eine Chance, sich näherzukommen und besser verstehen zu lernen. Gemeinsam durchgeführte Paar-Aufstellungen bieten eine Fülle von Anregungen und Gesprächsstoff und führen oft zu überraschenden Einsichten über bisher Verborgenes.

Schritte auf dem Weg zur Lösung

Die folgenden Kapitel führen Sie in vier bzw. fünf Schritten
durch die Praxis der Aufstellungsarbeit. Sie sind angepaßt an
die besonderen Bedingungen von Symbol-Aufstellungen, die
in Eigenregie durchgeführt werden. Sie unterscheiden sich
daher teilweise von dem Vorgehen, wie es in Aufstellungen
mit Stellvertretern üblich ist. Das soll Ihnen ermöglichen, Ihr
Aufstellungsbild zu deuten, es für Sie angenehmer bzw. der
systemischen Ordnung entsprechend umzustellen und so ein
neues inneres Bild von der Situation zu bekommen. Und vielleicht sogar, eine in Ihrer Aufstellung sichtbar gewordene
grundlegende Störung zu erkennen und zu lösen.

1. Schritt: Die Sprache der Bilder und Symbole deuten

Dieser Schritt gibt erste Anregungen, unter welchen As-
pekten die ausgewählten Symbole und ihre Positionen betrachtet werden können und auf welche Störungen sie
möglicherweise schon hinweisen.

2. Schritt: In die einzelnen Positionen einfühlen

Durch Einfühlen in die verschiedenen Positionen/Sym-
bole Ihrer Aufstellung können Sie zu einem tieferen Verständnis der Beziehungsmuster und zu einem veränderten Blick auf die betreffende Situation kommen.

3. Schritt: Die Deutung typischer Aufstellungsbilder

Anhand typischer Aufstellungsbilder werden häufig zu-
treffende Interpretationen und Hinweise für systemische
Störungen vorgestellt. Sie sollen Ihnen Anregungen für
Ihre eigene Aufstellung geben.

4. Schritt: Das Umstellen

Dieser Schritt gibt eine Anleitung, wie Sie durch Umstellen Ihrer Aufstellung die systemische Ordnung in dem von Ihnen aufgestellten System sichtbar machen können, um so zu einem neuen inneren Bild Ihrer gegenwärtigen Situation zu kommen.

5. Schritt: Die Lösungsschritte

In diesem Kapitel werden die wichtigsten Test- und Lösungsmodule vorgestellt, mit denen systemische Störungen in Aufstellungen aufgedeckt, getestet und gelöst werden können.

Auch wenn Sie über dieses Buch hinaus noch keine Bekanntschaft mit der Aufstellungsarbeit gemacht haben, werden Sie die ersten vier Schritte ohne größere Schwierigkeiten durchführen können. Sie werden sicherlich zu wichtigen neuen Erkenntnissen in Bezug auf Ihre Frage kommen. Denn oft genug ist schon ein anderes inneres Bild, das durch das Umstellen von Symbolen entsteht, wegbereitend für neue Handlungsmöglichkeiten oder die Lösung eines Problems. Es kann aber auch sein, daß es Ihnen trotz eines neuen inneren Bildes nicht gelingt, dieses Bild Wirklichkeit werden zu lassen. Das ist ein deutlicher Hinweis dafür, daß hier noch etwas anderes zu klären ist. Vielleicht können Ihnen in diesem Fall die im 5. Schritt beschriebenen Test- und Lösungsmodule weiterhelfen. Allerdings werden Sie beim Aufspüren und Lösen Ihres Problems in dieser Phase weitgehend auf Ihr Gespür und Ihre Vermutungen angewiesen sein. Erschwerend kommt hinzu, daß in vielen Fällen mehrere systemische Störungen gleichzeitig wirken, die sich gegenseitig überlagern. Da ist es manchmal selbst für einen erfahrenen Aufstellungsleiter nicht sofort offensichtlich, worum es tatsächlich geht und worin die Lösung besteht. Gehen Sie bei der Lösung Ihres Anliegens so weit, wie es Ihnen möglich ist, und lassen Sie die neuen Erkenntnisse einfach wirken. Vielleicht brauchen Sie zur Lösung noch Zeit oder die fachkundige Unterstützung einer erfahrenen und unvoreingenommenen Aufstellungsleitung. Denn gerade beim Blick auf das eigene Leben gilt: Man kann nicht sehen, daß man nicht sieht, was man nicht sieht (Heinz v. Foerster).

Manchmal hilft aber auch schon der unverstellte Blick einer vertrauten Person weiter, die uns durch die Aufstellung begleitet, auch wenn sie keine Erfahrungen mit den Hintergründen systemischer Arbeit hat. Da man selbst das Offensichtliche in den aufgestellten Bildern oft nicht sehen kann, weil Familienbindungen, Tabus und blinde Flecken einen daran hindern, kann ein objektiver Begleiter bei der Interpretation der Bilder oft mehr entdecken und sehen, als einem selbst möglich ist. Seine Hinweise, Fragen und Anregungen können wichtige Anstöße für Lösungen eröffnen, auf die Sie alleine nicht gekommen wären.

1. Die Sprache der Bilder und Symbole deuten

Das erste Bild ist im allgemeinen der Ausdruck einer erstarrten, festgefahrenen Situation zwischen den beteiligten Personen/Faktoren. Aus den charakteristischen Merkmalen der ausgewählten Symbole und der Art und Weise, wie sie zueinander stehen, lassen sich sehr schnell erstaunlich genaue Schlußfolgerungen über die vorherrschenden Beziehungen ziehen. Durch Umstellen und Verschieben wird später Bewegung in die Situation kommen, doch zunächst sollten Sie sich das Anfangsbild genau und unvoreingenommen anschauen. Gehen Sie bei der Betrachtung von Ihrer eigenen Person aus und von den Beziehungen, die sich zwischen Ihnen und Ihrem Partner bzw. den anderen Personen zeigen.

1.1. Versuchen Sie, einen Satz zu finden, der Ihr Aufstellungsbild angemessen beschreibt.

Unsere Sprache ist voller Anspielungen auf stärkende bzw. schwächende Beziehungen oder Lebenssituationen, wie sie in Aufstellungen laufend zutage treten:

- Jemand ist in weite Ferne gerückt oder aus dem Blickfeld geraten.
- Eine verschworene Gemeinschaft.
- Man ist sich nah.
- Es sitzt einem jemand oder etwas im Nacken.
- Man fühlt sich erdrückt.
- Jemand ist ein Außenseiter.
- Alles fliegt auseinander.

Möglicherweise vermittelt Ihnen bereits dieser erste beschreibende Satz Ihrer Aufstellung einen ganz neuen Eindruck von der Situation.

1.2. Betrachten Sie die Symbole, die Sie ausgewählt haben und machen Sie eine erste Bestandsaufnahme.

Was ist auffällig? Haben Sie als Symbol für sich selbst vielleicht ein kleines Wegwerf-Feuerzeug ausgesucht, für Ihren Partner aber eine silberne Kaffeekanne gewählt? Vielleicht sind Sie selbst durch das größte und gewichtigste Symbol dargestellt und alle anderen sind dagegen Zwerge? Überlegen Sie, welchen Wert Sie den einzelnen Symbolen zuschreiben und was ein Symbol stellvertretend über Sie, Ihre Gefühle, die anderen Personen und die Beziehungen zueinander aussagt.

Checkliste:

- Auffällige Größenunterschiede
- Besondere Formen und Materialien

1.3. Wenden Sie sich nun der Position und der Blickrichtung der einzelnen Symbole zu.

Wie nah oder wie weit entfernt Symbole stehen, und zwischen welchen Symbolen „Augenkontakt" möglich ist, sind wichtige Hinweise auf die unterschwelligen Beziehungsmuster. Registrieren Sie zunächst, was Ihnen auffällig und bedeutsam erscheint, und für welche Personen/Faktoren die Auffälligkeiten gelten. Checkliste:

- Steht Ihnen jemand im Weg oder versperrt Ihnen jemand den Blick auf ein anderes Symbol?
- Stehen Symbole/Personen wie ein Hindernis oder eine Barriere zwischen anderen?
- Stehen sich Symbole/Personen konfrontativ gegenüber?
- Welche Symbole/Personen stehen besonders nah oder besonders weit weg voneinander?
- Steht ein Symbol/Person direkt hinter oder vor Ihnen? Wer ist das?
- Gibt es Symbole/Personen, die völlig allein und isoliert z.B. am äußersten Rand der Aufstellung stehen?
- Gibt es eine auffällige Häufung von Symbolen/Personen an einer Stelle?
- Bilden einzelne oder alle Symbole/Personen Muster wie Kreise, Dreiecke oder Linien?
- Zwischen welchen Symbolen/Personen gibt es „Augenkontakt"?
- Gibt es Symbole/Personen, die aus der Aufstellung hinausschauen?
- Schauen alle Symbole/Personen in eine Richtung, ohne daß es dort etwas zu sehen gibt?
- Schauen alle Symbole/Personen aneinander vorbei?

Gehen Sie die Checklisten durch und überlegen Sie, welche

zusätzlichen Hinweise Sie dadurch erhalten können. Die einzelnen Aufstellungsbilder sind wie Gleichnisse, in denen sich symbolisch schon das Wesentliche herauskristallisiert. Vielleicht zeigt sich im ersten Bild, daß Sie Ihren Partner aus dem Blick verloren haben, oder daß etwas zwischen Ihnen steht. Oder Sie stellen fest, daß Ihre Partnerschaft und Ihre Herkunftsfamilie nicht klar getrennt sind. Vielleicht finden Sie aber auch keinen guten Platz für sich, oder an Ihrer Seite steht statt Ihres Partners eine andere Person. Oder Ihr Blick ist, ohne daß Sie es bisher wußten, auf einen früheren Partner Ihrer Mutter oder Ihres Vaters gerichtet.

Was auch immer Sie an Informationen gewinnen, nehmen Sie es im Augenblick einfach nur zur Kenntnis

2. In die einzelnen Positionen einfühlen

Ein tieferes Verständnis der Beziehungen bekommen Sie, wenn Sie sich in die einzelnen Personen/Faktoren hineinversetzen. Beginnen Sie mit dem Symbol, das Sie für sich selbst ausgewählt haben. Treten Sie hinter das Symbol, oder setzen Sie sich dahinter (beachten Sie die Blickrichtung!) und tun Sie für eine Weile so, als ob Sie in das Symbol eintauchen und aus dieser Position heraus in die Aufstellung hineinschauen. Wie geht es Ihnen an dieser Stelle und im Angesicht der anderen Symbole/Personen? Wie fühlt sich die Beziehung zu den anderen an? Wen können Sie von hier aus gut sehen? Wer scheint Ihnen übermächtig oder viel zu nah zu sein? Auf wen können Sie herunterschauen? Zu wem fühlen Sie sich hingezogen? Machen Ihnen eine oder mehrere Personen Angst?

Haben Sie in dieser Position alle wichtigen Informationen aufgenommen, treten Sie einen Schritt zurück und machen Sie mit dem nächsten Symbol/der nächsten Person weiter. Gehen Sie auf diese Weise durch alle Symbole und achten Sie dabei auf wechselnde Körperempfindungen und Gefühle. Vielleicht spüren Sie in der Position eines anderen Symbols plötzlich dessen tiefe Hoffnungslosigkeit. Oder jemand schaut voller Verachtung auf die anderen herunter. Möglicherweise ist die Wahrnehmung einer Person sehr eingeschränkt oder gar auf ein einziges Gegenüber beschränkt. Nehmen Sie einfach nur wahr, was es aus dieser Position heraus zu sehen und zu spüren gibt, und lassen Sie es wirken – ohne Vorurteile und Bewertungen.

Eine Alternative zum Hineinspüren in die verschiedenen Symbole ist die „fühlende Hand". Halten Sie dazu Ihre offene Hand einige Zentimeter über das Symbol, die Fingerspitzen zeigen in Blickrichtung des Symbols, und spüren Sie in Ihre Empfindungen hinein. Vielleicht strahlt ein Symbol Kälte ab, während Ihre Handfläche über einem anderen Symbol ganz heiß wird. Oder Sie spüren einen Sog in eine bestimmte Richtung. Nehmen Sie wieder einfach nur wahr, welche Gefühle und Empfindungen in Ihnen aufsteigen.

Nachdem Sie sich in alle aufgestellten Menschen/Faktoren hineinversetzt und für eine kurze Weile auch deren Wahrnehmungen erlebt haben, werden Sie die Situation und Ihre eigene Person aus vielen unterschiedlichen Perspektiven wahrgenommen haben. Dabei haben Sie wertvolle Einsichten in die „Wahrheiten" und Gefühle der anderen Personen gewonnen, und können die Situation jetzt wahrscheinlich besser und umfassender begreifen. Oft zeichnen sich allein dadurch neue Lösungen ab.

3. Die Deutung einiger typischer Aufstellungsbilder

Aus dem Vorgespräch und den Fakten, die sich aus dem Genogramm ergeben, leiten erfahrene Aufstellungsleiter erste Vermutungen über systemische Störungen ab. Wie dann die Stellvertreter oder Symbole aufgestellt werden, also zueinander stehen, liefert weitere wichtige Informationen. Nicht selten ist nämlich bereits im ersten Aufstellungsbild ein klarer Hinweis auf die zugrundeliegende Störung zu erkennen.

Möglich wird das, weil wir Menschen offensichtlich ähnliche Beziehungsstrukturen – auch unbewußte – mit ähnlichen inneren Bildern ausdrücken. Unser Unbewußtes scheint über eine Symbolsprache zu verfügen, die uns allen gemeinsam ist. So zeigen sich in Aufstellungen immer wieder „klassische" Bilder, die erfahrungsgemäß auf bestimmte Beziehungsmuster und Störungen hinweisen.

Die folgende Auswahl typischer Bilder aus Paar-Aufstellungen mit Stellvertretern soll Ihnen Anregungen für die Deutung Ihres eigenen Aufstellungsbildes geben. Ob diese Interpretation auch in Ihrem Fall zutrifft, ob Sie mit Ihren Gefühlen, Vermutungen oder der Situation übereinstimmt, können bei einer selbst durchgeführten Symbol-Aufstellung nur Sie selbst entscheiden. Erkennen Sie eine Übereinstimmung mit Ihrer Aufstellung, dann überprüfen Sie in jedem Fall, ob die von Ihnen gewählten Symbole z.B. auffällige Größenunterschiede aufweisen oder ob die Positionen der Symbole auch der partnerschaftlichen bzw. familiären Rollenverteilung entsprechen. Eine grundsätzlich „positive" Stellung kann dadurch aufgehoben werden, daß die Ebenbürtigkeit der Partner nicht gegeben ist, ein Partner einen Platz einnimmt, der ihm nicht zusteht, oder an der eigenen Seite statt des Partners ein Elternteil oder ein Kind steht.

Zu jedem Bild finden Sie eine kurze Erläuterung der positiven und negativen Gesichtspunkte, die Sie mit Ihrer eigenen Aufstellung vergleichen können. Und wir geben Ihnen erste Anregungen zum Umstellen der Symbole, mit denen unangemessene bzw. als unangenehm empfundene Situationen entschärft werden können. Da es in diesem Buch um die Paarbeziehung geht, konzentrieren wir uns auch bei der Interpretation auf das Paar, dargestellt durch die Symbole A und B. Nur da, wo die Bilder einen direkten Hinweis auf weitere Personen geben, gehen wir auf diese ein. Stoßen Sie bei Ihrer Aufstellung auf weitergehende Beziehungsstörungen in Ihrer Familie, empfehlen wir Ihnen das Buch „Systemische Familien-Aufstellungen für Söhne – Tochter – Eltern". In ihm werden spezielle in Familien wirkende Dynamiken behandelt.

Bild 1

In diesem Bild stehen zwei unabhängige, gleichwertige Partner nebeneinander, die leicht Blickkontakt und damit eine Beziehung zueinander herstellen können. Prüfen Sie, ob Sie diese Position als angenehm, als unangenehm oder als neutral empfinden. Wird die Beziehung als zu eng empfunden, sollte der Abstand vergrößert werden, wird sie als zu distanziert erlebt, verringern Sie den Abstand und prüfen Sie, was sich dadurch verändert. Probieren Sie auch aus, ob sich die Situation für Sie noch verbessert, wenn Sie die Plätze der Symbole wechseln. Ob man rechts oder links neben seinem Partner steht, kann einen großen Unterschied machen.

Das Bild weist dann auf Störungen hin, wenn die Symbole der Partner auffallende Größen- oder Materialunterschiede zeigen. Wird ein Partner im Verhältnis zum anderen durch ein besonders großes oder edles Symbol dargestellt, liegt die Vermutung nahe, daß die Partnerschaft nicht als ebenbürtig erlebt wird. Gestört ist die Beziehung auch dann, wenn die beiden Symbole nicht die Partner darstellen, sondern an der Seite eines Partners ein anderer Mensch steht. Handelt es sich um einen Elternteil und ein gegengeschlechtliches Kind, spielt möglicherweise das Kind den Partnerersatz für Vater oder Mutter. Handelt es sich um einen ehemaligen wichtigen Partner, gibt es offensichtlich noch etwas zu klären.

Bild 2

Große Nähe zwischen zwei Personen hebt leicht das Gefühl von Unabhängigkeit für die eigene Person, Position und Verantwortung auf. Hier kann sich entweder die Abhängigkeit einer Person von einer anderen (auf Größenverhältnisse achten) oder eine Art Symbiose zwischen zwei Menschen zeigen. Auch hier ist zunächst zu prüfen, ob die Nähe als angenehm, unangenehm oder neutral empfunden wird. Ist die Nähe unangenehm, genügt es oft, den Abstand zu vergrößern und Blickkontakt herzustellen. Wie schon im ersten Bild achten Sie auch hier auf auffällige Größen- oder Materialunterschiede. Bezeichnen die beiden Symbole kein Paar, sondern einen Partner und einen anderen Menschen, lesen Sie bitte die Erläuterung zu Bild 1.

Bild 3

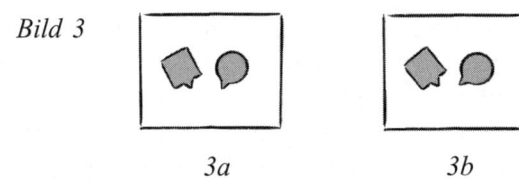

3a   3b

Bild 3a zeigt zwei Menschen, die sich aufeinander beziehen, aber nicht ihr Umfeld aus den Augen verlieren. Kontaktaufnahme untereinander und eine offene Kommunikation nach außen sind so ohne weiteres gleichzeitig möglich. Je enger aber der Winkel zwischen ihnen wird (3b), um so mehr verliert die Außenwelt an Bedeutung; im wesentlichen sind diese beiden dann mit sich selbst beschäftigt. Frisch verliebte Paare stellen sich typischerweise so auf. Was für zwei frisch Verliebte angemessen sein mag, kann aber beispielsweise für Eltern bedenklich sein, wenn sie dabei ihre Kinder aus den Augen verlieren. Vergrößern Sie in diesem Fall den Winkel und stellen Sie die Kinder dazu. Stellen die Symbole einen Elternteil und ein gegengeschlechtliches Kind dar, lesen Sie bitte den Text zu Bild 1.

Bild 4

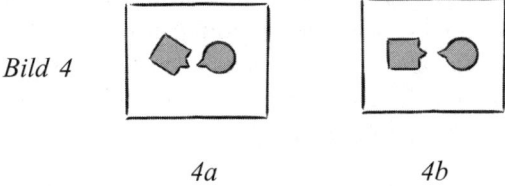

4a   4b

Bei einem Winkel unter 45° zeichnet sich nicht selten ein beginnender Konflikt ab (Bild 4a). Ganz besonders bei der direkten Gegenüberstellung, die selbst über große Entfernungen oft als Konfrontation erlebt wird. Steht sich ein Paar direkt gegenüber, deutet diese Position fast immer auf einen Ab-

bruch der sexuellen Beziehung und/oder auf eine innerlich
bereits vollzogene Trennung hin.

Verändern Sie im ersten Schritt den Winkel zwischen den
Symbolen und spüren Sie hinein, ob diese Stellung der Beziehung angemessen ist. Wenn nicht, stellen Sie statt dessen ein
weiteres Symbol für den Konflikt in die Aufstellung hinein.
Probieren Sie, ob Sie die Situation so entschärfen können.

Bild 5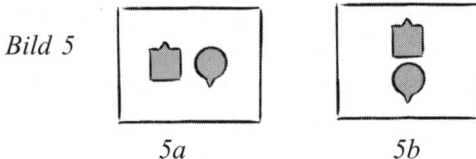

5a   5b

Diese Anordnungen werden meist als mehrdeutig erlebt. Einerseits sind die beiden Personen sich sehr nah, andererseits
gibt es keinen gemeinsamen Fokus und keinen Blickkontakt.
Prüfen Sie, ob eine solche Position als angenehm, unangenehm oder neutral empfunden wird. Versuchen Sie im ersten
Schritt, beide Symbole ein Stück in Blickrichtung auseinander
zu schieben, als würde jedes einen großen Schritt nach vorne
machen. Ist diese Position angenehmer, spricht einiges dafür,
daß sich hier eine beginnende Trennung ausdrückt. Ist die
neue Position unangenehm, wenden Sie die Symbole so zueinander, daß Blickkontakt möglich wird, und vergrößern
Sie gegebenenfalls den Abstand.

Bild 6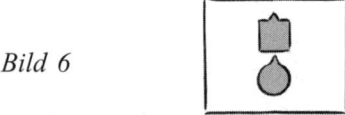

Diese Stellung entspricht nicht einer gleichberechtigten Partnerschaft und weist auf eine Störung hin, auch wenn sie als

mehrdeutig erlebt wird. Denn einerseits kann der hintere Partner als stärkende Kraftquelle erlebt werden, die dem vorderen den Rücken freihält und ihn unterstützt; andererseits kann sie aber auch als Bedrohung empfunden werden – etwas oder jemand sitzt einem im Nacken.

Wird die Stellung als positiv empfunden, könnte es sein, daß der hintere Partner eine Art Elternfunktion erfüllt. Denn systemisch gesehen ist es die Rolle der Eltern, ihren Kindern in dieser Form den Rücken zu stärken und sie zu unterstützen. Überprüfen Sie, was sich verändert, wenn Sie zwei Symbole für die Eltern hinter sich stellen und Ihren Partner statt dessen an Ihre Seite.

Wird die Position als unangenehm erlebt, drehen Sie das vordere Symbol um 180° und vergrößern Sie den Abstand. Sind danach noch immer Druck oder Bedrohung spürbar, fragen Sie sich, ob es der Partner ist, der Ihnen „im Nacken sitzt" oder eine andere Person. Im zweiten Fall könnte das Bild, das Sie aufgestellt haben, auf eine Doppelbelichtung mit einer Person aus der Vergangenheit hinweisen.

Sind Sie selbst die hintere Person, gehen Sie trotzdem wie beschrieben vor und testen Sie, ob Sie sich durch die Veränderung z.B. entlastet fühlen.

Bild 7

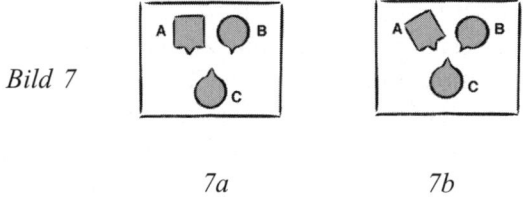

7a   7b

Dreierkonstellationen wie diese sind bei Paarbeziehungen meistens kritisch. Eine Ausnahme gibt es bei Bild 7a: Wenn Symbol C für ein gemeinsames Kind steht, und der Abstand zwischen Paar und Kind angemessen ist, verdeutlicht diese Position sowohl Zugehörigkeit wie auch eine klare Rollenverteilung zwischen Eltern und Kind.

Meist drücken diese Stellungen aber einen Konflikt aus: Je nachdem, wofür Symbol C steht, ist entweder eine dritte Person in die Beziehung verwickelt oder ein anderer Faktor (z.B. ein Gefühl oder ein Problem) bestimmt die Beziehung.

Rücken Sie bei einem solchen Aufstellungsbild zunächst das Symbol C aus der Paarbeziehung heraus und finden Sie einen angemessenen Platz dafür. Welches der richtige Platz ist, hängt natürlich davon ab, wen dieses Symbol darstellt. Als Anregung für Sie, hier ein paar Beispiele; prüfen Sie, wie sich durch Umstellen die Situation verwandelt.

Symbol C ist:

- der Elternteil eines Partners: Stellen Sie diesen mit dem zugehörigen anderen Elternteil hinter den entsprechenden Partner.

- ein früherer Partner: Rücken Sie ihn mit einem sichtbaren Abstand an die Seite des entsprechenden Partners.

- ein gemeinsames Kind: Stellen Sie Position 7b zu 7a um.

- das Kind aus einer ersten Beziehung: Stellen Sie in deutlichem Abstand ein weiteres Symbol für den zweiten Elternteil an die Seite des Partners, zu dem das Kind gehört und das Kind zwischen die beiden.

- ein Gefühl/ein Problem: Testen Sie, ob es zu beiden Partnern gehört oder nur zu einem, und verschieben Sie es gegebenenfalls so lange, bis sich die Lage entspannt.

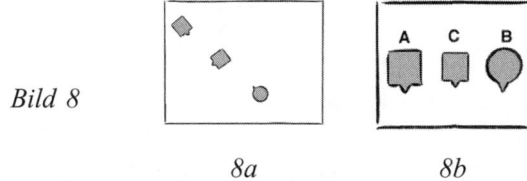

Bild 8

8a   8b

In Konstellationen wie diesen drückt sich etwas Trennendes in der Paarbeziehung aus. Bild 8a ist daher systemisch gesehen auch ein gutes Bild für getrennte Familien. Das Kind (die Kinder) steht zwischen den Eltern: diese sind als Paar getrennt aber durch das Kind bleiben sie als Eltern verbunden.

Handelt es sich bei Symbol C aber nicht um ein Kind, sondern um einen anderen Menschen, ein Gefühl oder ein Problem, ist die Beziehung „blockiert". Dabei kann die Blickrichtung des Symbols C andeuten, aus welcher Richtung die Blockade am wahrscheinlichsten kommt. Blickt also Symbol C beispielsweise zu Partner A, ist zu überprüfen, ob es „aus seiner Richtung" kommt. Das ist nicht gleichbedeutend damit, daß es seine Schuld ist, sondern nur ein Hinweis, wo man genauer hinschauen könnte. Rücken Sie in einem solchen Fall Symbol C näher zu dem Partner, in dessen Richtung der Blick von C geht, und testen Sie, ob die Dinge dadurch klarer werden. Nehmen Sie dann das Symbol aus dieser Zwischenposition heraus und rücken Sie es an einen ganz anderen Platz. Anschließend nähern Sie die Partner A und B soweit aneinander an, wie es Ihnen am angenehmsten ist. Anregungen für einen möglichen Platz für Symbol C finden Sie im Text zu Bild 7.

Bild 9

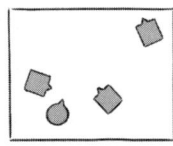

In diesem Bild blockieren mehrere Personen bzw. Hindernisse Person A auf dem Weg zum Ziel (Z). Ist das Ziel beispielsweise eine erfüllte Partnerschaft, stehen oft Familienangehörige, denen das Schicksal genau das verwehrt hat, dazwischen. Eine tiefe Loyalität und Verbundenheit mit ihnen, läßt ihr Unglück wie ein Hindernis erscheinen, das uns nicht erlaubt, glücklicher zu werden als sie. Spüren Sie in diese Angehörigen/Hindernisse hinein und prüfen Sie, ob ihr Unglück wirklich ein Hindernis für Sie sein soll, ein erfülltes Leben zu führen. Die Erfahrung zeigt nämlich, daß die Vorgeborenen uns fast immer wohlgesonnen sind und nur allzu gerne den Weg freigeben, nicht ohne uns zuvor alles Gute für unser Leben zu wünschen.

Bild 10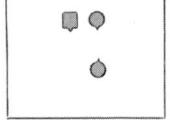

Hier schaut einer der Partner auf jemanden oder auf etwas. Je nach Entfernung zwischen beiden Symbolen kann man sagen: Sein Blick ist verstellt, oder er hat jemand/etwas im Fokus. In der Regel handelt es sich dabei um ein Mitglied aus der Herkunftsfamilie oder um einen früheren Partner.

Ist Symbol C ein früherer Partner, überlegen Sie, was ihn in Ihren Fokus rückt. Gibt es vielleicht zwischen Ihnen noch etwas auszugleichen, oder haben Sie nicht alles von ihm genommen, was er Ihnen gegeben hat? Versuchen Sie, zunächst herauszufinden, um was es dabei geht, und stellen Sie Symbol C anschließend mit einem deutlichen Abstand an Ihre Seite.

Handelt es sich dagegen um ein gleichgeschlechtliches Familienmitglied, das z.B. ein schweres Schicksal hatte, ähnliche Muster lebte wie Sie, oder um einen ehemaligen Partner des gegengeschlechtlichen Elternteils, könnte es sein, daß Sie diese Person nachahmen, daß Sie mit ihr identifiziert sind. Stellen Sie dann im ersten Schritt einen größeren Abstand zwischen beiden Symbolen her, und stellen Sie Ihre Aufstellung der systemischen Ordnung entsprechend um (s. Kapitel: Das Umstellen).

Bild 11

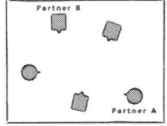

Dieses Bild zeigt ein wunderbares Durcheinander. Weder ist klar, wer wer ist, noch wer zu wem gehört. Das Paar ist als Paar „zerrissen", und jede Menge Menschen, die dort nichts zu suchen haben, tummeln sich im Umfeld der Partnerschaft. Die ganze Situation drückt auf den ersten Blick aus, daß die Ordnung gestört ist und keiner auf seinem Platz steht.

Solche Aufstellungsbilder drücken das Durcheinander im Kopf aus, das oft in Patchwork-Familien entsteht. Wenn beide Partner vor der Beziehung bereits Eltern wurden, und ein Teil dieser Kinder mit im gemeinsamen Haushalt des Paares lebt, ist oft nicht klar, wo die eine Familie anfängt und die andere aufhört. Schaffen Sie hier zunächst die Ordnung, die systemisch richtig ist (s. Kapitel: Das Umstellen), dann erledigen sich meist viele Probleme von selbst.

Handelt es sich dagegen um Personen aus Ihrer Herkunftsfamilie, könnte es gut sein, daß Sie Ihren eigenen Platz in der Familie nicht wirklich kennen. Oder Sie sind gleichzeitig noch so stark eingebunden in Ihre Familie, daß die Grenzen zwischen Partnerschaft und Familie verwischen. Stellen Sie auch in diesem Fall zunächst die richtige systemische Ordnung her.

4. Das Umstellen

Das erste Bild einer Aufstellung ist ein inneres Bild von einer als problematisch erlebten Situation, die äußerlich sichtbar dargestellt wird – durch Personen oder Symbole. Mit diesem Ursprungsbild wird in der Aufstellung gearbeitet, mit dem Ziel, die zugrundeliegende systemische Störung aufzudecken und zu lösen. Das geschieht durch mehrmaliges Umstellen, das Sprechen von Test- und Lösungssätzen und manchmal durch im Äußeren ausgeführte innere Vollzüge, wie z.B. eine Rückgabe von Gefühlen oder Aufträgen.

Im Prozeß einer Aufstellung macht also das Ursprungsbild eine ständige Wandlung durch, bis es schließlich in ein Lösungsbild mündet, das den systemischen Regeln von Ordnung, Zugehörigkeit und Ausgleich entspricht. Im Ergebnis wird dadurch ein belastendes Ursprungsbild durch ein neues, lösendes Bild ersetzt. Da unsere Gefühle in starkem Maße durch innere Bilder bestimmt werden, führt die Veränderung des ursprünglichen Bildes fast zwangsläufig auch zu einer Veränderung des Gefühls.

Diese Wirkung können Sie schon durch das Umstellen der aufgestellten Personen/Symbole erzielen. Mit Ihrem Ursprungsbild haben Sie ein belastendes Gefühl äußerlich sichtbar gemacht. Wenn Sie jetzt an diesem Bild äußerlich sichtbare Veränderungen durchführen, werden Sie feststellen, daß sich allein dadurch Ihre Gefühle verändern können. Und damit ist eigentlich auch schon ein wichtiges Kriterium für das

Umstellen genannt: Ihr eigenes Gefühl. Verändern Sie jetzt Ihre Aufstellung Schritt für Schritt und so lange, bis Sie für sich eine gute Lösung gefunden haben werden.

Ein paar Tips zum Vorgehen:

- Beginnen Sie die Veränderungen an Ihrer Aufstellung immer mit der Herstellung des Blickkontakts zwischen den beteiligten Symbolen/Personen, und testen Sie, wie sich ihre Gefühle dadurch verändern.
- Schaffen Sie sich mehr Raum, wenn es um Sie herum zu eng ist, oder rücken Sie Symbole näher, die zu weit weg sind.
- Suchen Sie für alle Symbole/Personen zunächst den Platz, der Ihnen persönlich das beste Gefühl vermittelt.
- Spüren Sie von Zeit zu Zeit wieder in die anderen Symbole/Personen hinein, um Ihre Umstellung zu überprüfen.
- Wenn Sie das Gefühl haben, etwas oder jemand fehlt, stellen Sie ein zusätzliches Symbol in die Aufstellung. Häufig bekommt man dann eine Idee, für wen oder für was dieses Symbol steht.
- Wenn Ihr Anliegen damit zu tun hat, ob Sie beispielsweise bei einem Partner bleiben oder gehen sollen, probieren Sie einfach aus, wie es Ihnen geht, wenn Sie Ihr eigenes Symbol aus der Aufstellung herausnehmen.

Aber: Nehmen Sie niemals das Symbol für eine andere Person, die zum System gehört, aus Ihrer Aufstellung heraus. Selbst wenn Sie sich dadurch besser fühlen, daß Sie unliebsame Ex-Partner einfach „verschwinden" lassen – tatsächlich gibt es sie noch immer. Mit diesem verfälschten inneren Bild lösen Sie nur neue, vielleicht noch größere Probleme aus und systemisch gesehen wäre das ein Schritt in die falsche Richtung. Denn jedes Systemmitglied hat auch das Recht auf Zugehörigkeit.

Nun gibt es, außer daß es Ihnen in einer gegebenen Situation besser geht, ein weiteres Kriterium für gute Lösungsbilder. Und das lautet, es sollte möglichst allen gut oder zumindest besser gehen. Erfahrungsgemäß ist das dann der Fall, wenn alle zum Familiensystem gehörenden Mitglieder den ihnen zustehenden Platz einnehmen. Wenn Mann und Frau sich als gleichwertig achten, wenn frühere Partner gewürdigt werden und ihren Platz erhalten, wenn die Kinder als erstes, zweites oder drittes Kind gesehen werden, und die Eltern ihre Rolle als Eltern ausfüllen, stehen die Systemmitglieder in angemessener Beziehung zueinander. Sie können sich als das sehen und achten, was sie sind.

Die Ordnung in der Paarbeziehung

Als eine Möglichkeit, die systemische Ordnung sichtbar und fühlbar zu machen, hat sich in der Aufstellungsarbeit der offene Kreis bewährt. In ihm kann jedes Systemmitglied alle anderen sehen und sich selbst an seinem eigenen Platz erleben. Fast immer ist das für alle Beteiligten ein angenehmer Zustand. Der offene Kreis bietet sich vor allem dann an, wenn nicht zu viele Personen und nicht mehr als zwei Generationen in der Aufstellung dargestellt werden.

Im Zentrum oder am Anfang des offenen Kreises steht das Paar. Welcher Partner dabei die rechte und welcher die linke Position einnimmt, müssen Sie ausprobieren. Vor allem in Beziehungen mit gemeinsamen Kindern steht in unserer Gesellschaft meist der Mann an der rechten Seite der Frau, denn in vielen Familien ist er der Hauptverdiener, der für die Sicherheit und den Schutz der Familie sorgt. Diese Rolle wird durch den ersten Platz gewürdigt. Ist dagegen die Frau die Ernährerin der Familie, oder hat sie ein besonderes Schicksal, steht sie am ersten Platz. Spüren Sie in die Positionen/Symbole hinein, um die für Ihren Fall besten und angemessenen Plätze zu bestimmen. Die hier besprochenen „Regeln" sind zwar im allgemeinen gültig, aber sie stellen kein Muß dar, die Umstellung soll Ihnen vor allem ein stimmiges Gefühl vermitteln.

Frühere wichtige Partner

Wichtige frühere Partner gehören zum System dazu, denn nur auf ihre „Kosten" können Sie Ihren Partner haben. Dieser Verzicht muß durch einen guten Platz in der Aufstellung angemessen gewürdigt werden. Damit wird deutlich, daß man sie nicht verleugnen oder wegwünschen kann – faktisch waren sie schon vor uns da, und wir kommen erst nach ihnen.

In der Regel haben frühere Partner im offenen Kreis ihren Platz jeweils an der Seite ihres ehemaligen Partners, wenn auch mit einem deutlichen Abstand. Ehemalige Partnerinnen des Mannes stehen auf seiner Seite, ehemalige Partner der Frau auf ihrer Seite. Das zeigt, daß sie zwar nicht zur Paarbeziehung dazugehören, aber einen wichtigen Anteil an ihr haben. Bei mehreren früheren Partnern steht der erste ganz außen, der nächste Partner folgt mit einem angemessenen Abstand. Probieren Sie aus, was in Ihrem Fall die beste Lösung ist.

Bild 12

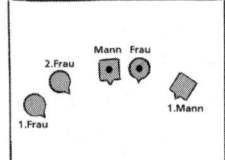

Eltern und Kinder

In der einfachsten Konstellation für die Kernfamilie beginnt der offene Kreis mit Vater und Mutter, denen mit einem angemessenen Abstand die Kinder in der Reihenfolge ihrer Geburt folgen. Denken Sie daran, daß in Ihrem inneren Bild (Bild 13) sowohl gestorbenen wie auch totgeborenen oder abgetriebenen Kindern ihr Platz zusteht, nur so ist Ihr System vollständig. Abgetriebene Kinder gehören jedoch nicht in die Geschwisterreihe, sondern stehen bzw. sitzen vor den Eltern.

Hat sich das Paar getrennt, stehen die gemeinsamen Kinder meist zwischen den Eltern (Bild 14). Das zeigt die unauflösliche Bindung als Eltern und ihre gemeinsame Verantwortung für die Kinder.

Bild 13

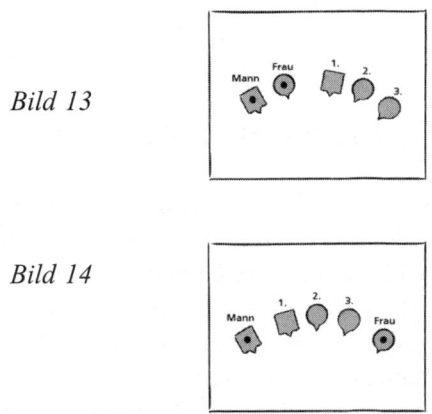

Bild 14

Etwas anders sieht es aus, wenn in der Aufstellung auch Kinder aus früheren Beziehungen stehen. In diesem Fall bilden wieder die Erwachsenen, wie in Bild 12 beschrieben, als Mitglieder derselben Generation den offenen Kreis. Da die früheren Beziehungen aber nicht mehr bestehen, erhalten die Kinder aus diesen Beziehungen den Platz zwischen ihren Eltern. Hier begegnet uns wieder das schon bekannte Bild: Durch die Kinder bleibt das ehemalige Paar als Eltern doch verbunden.

Die Kinder aus der gegenwärtigen Beziehung jedoch eröffnen eine neue Ebene; sie stehen ihren Eltern in der Reihenfolge ihrer Geburt gegenüber, wobei immer das älteste rechts steht und das jüngste links (siehe Bild 15).

Bild 15

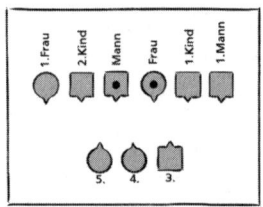

Mehrere Generationen im Überblick

Um die systemische Ordnung in einer mehrere Generationen umfassenden Aufstellung abzubilden, bietet sich eine Anlehnung an das Genogramm an. Jede Generation bildet eine gesonderte Ebene, die ältesten stehen hinten und die jüngsten, mit Blick auf die Vorfahren, vorne. So werden Rollenverteilung und Zuständigkeiten sichtbar.

Haben Sie mit Ihrer Aufstellung ein Problem beleuchtet, das in Ihre Herkunftsfamilie zurückgeht, stellen Sie die Symbole entsprechend um. Da Sie sich vermutlich in der Position des Kindes befinden, geht Ihr Blick dabei zunächst auf die vorangegangenen Generationen zurück. Am Ende einer Aufstellung ist es aber für das Kind in uns häufig angebracht, nach vorne in das eigene Leben zu gehen. Das symbolisiert, daß wir unser eigenes Leben in die Hand nehmen und gleichzeitig ein Teil der Sippe bleiben, denn sie ist unsere Wurzel und kann uns stützen. Wenn Sie also denken, daß dieser Schritt für Sie angesagt ist, stellen Sie Ihr Symbol und gegebenenfalls das Ihres Partners entsprechend um (siehe Bild 16).

Bild 16

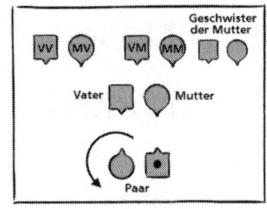

Halten Sie sich an die vorgestellten Regeln von Zugehörigkeit und Ordnung, ohne sich von ihnen einengen zu lassen. Experimentieren Sie, indem Sie den Symbolen/Angehörigen unterschiedliche Plätze geben oder Abstände verändern, und spüren Sie dabei immer wieder nach, wie es sich für die Betreffenden dort anfühlt. Probieren Sie aus, was in Ihrem Fall und zum jetzigen Zeitpunkt für Sie die beste Aufstellungslösung ist.

Wie man mit lösenden Bildern umgeht

Sie haben nun durch das Umstellen Ihrer Aufstellung wahrscheinlich einen guten Platz für sich gefunden. Je nach Anliegen ist das entweder ein Platz, an dem Sie mit einem Problem oder einer Situation deutlich besser umgehen können, oder es ist innerhalb einer Familie der Platz, auf den Sie gehören. Das Lösungsbild Ihrer Aufstellung, in dem sich dieser Platz zeigt, kann das neue innere Bild zu Ihrem Anliegen sein. Natürlich können Sie sich auch entscheiden, Ihr altes Bild wieder zurückzuholen. Es wird aber wohl niemals die gleiche „Qualität" haben, denn Sie haben die bessere Lösung bereits gesehen und erlebt.

In vielen Fällen ist das schon ausreichend. Wenn Sie anerkennen, was ist, kann das veränderte Bild wirken. Es ermöglicht eine andere innere Haltung, und die kann völlig neue Handlungsmöglichkeiten eröffnen. Aber verfallen Sie nicht in blinden Aktionismus; äußere Handlungen sind erfahrungsgemäß meistens gar nicht nötig. Vermeiden Sie es auch, Ihr Umfeld mit Ihren neuen Erkenntnissen zu bedrängen. Gute Lösungen wirken am Besten im Verborgenen, indem Sie einfach das neue Bild leben.

Lassen Sie Ihr neues Bild in aller Ruhe wirken. Machen Sie sich klar, wo Ihr Platz ist und welche Rolle mit ihm verbunden ist. Fragen Sie sich, wie weit Sie diese bisher ausfüllen konnten bzw. wer oder was Sie daran hinderte. Machen Sie sich klar, was Sie von Ihrem Platz aus ändern können und worauf Sie keinen Einfluß haben. Vielleicht ist mit dem neuen inneren Bild noch längst nicht alles gelöst, aber immerhin sind Sie der Lösung schon einen großen Schritt nähergekommen. Möglicherweise können Ihnen auch die im nächsten Kapitel vorgestellten Test- und Lösungsmodule auf dem Weg zu weiteren guten Lösungen helfen.

Die Lösungsmodule

In diesem Kapitel geht es um einige der wichtigsten Interventionsschritte der systemischen Aufstellungsarbeit, die Lösungsmodule. Sie werden eingesetzt, um das Vorliegen einer vermuteten systemischen Störung zu prüfen, und diese Störung durch einfache Sätze und Handlungen zu lösen, die manchmal rituell anmuten. Wie das geschieht, konnten Sie in den Fallbeispielen lesen. Die Lösungsmodule sind vielfältig miteinander kombinierbar und passen sich so den Bedingungen jedes Systems an. Manchmal genügen ein oder zwei Lösungsschritte, manchmal sind aber auch sehr viel mehr für eine Lösung erforderlich.

Die hier vorgestellte Auswahl ist nicht vollständig, sie wurde auf Lösungsmodule beschränkt, die vergleichsweise unproblematisch auch in Eigenregie und ohne fachkundige Anleitung durchgeführt werden können. Aber dieses Buch kann natürlich nur einen ersten Eindruck von den Möglichkeiten des Instrumentes der systemischen Aufstellungen vermitteln, es kann keine Aufstellung ersetzen. Vielleicht gelingt es Ihnen, eine vorhandene systemische Störung zu lösen, vielleicht müssen Sie sich aber auch erst einmal mit einem neuen inneren Bild als Zwischenschritt zufriedengeben.

Da Sie in Ihrer Symbol-Aufstellung vermutlich nicht auf einen erfahrenen Führer durch den Dschungel menschlicher Beziehungsgeflechte zurückgreifen können, stehen Sie bei der Arbeit mit den Lösungsmodulen vor einer doppelten Herausforderung. Sie müssen die Ihrem Problem zugrundeliegende systemische Störung erkennen, und Sie müssen sie ohne ein reales Gegenüber in einem inneren Prozeß selbständig lösen. Um Sie dabei so gut wie möglich zu unterstützen, wurden die Lösungsmodule nach einem einheitlichen Schema aufgebaut:

1. *Die Beschreibung der Störung*

Dieser Abschnitt beschreibt in Kurzform die Wirkungsmechanismen und typischen Symptome einer Störung und erklärt, worin die Lösung besteht bzw. wer sie herbeiführen kann.

2. *Anzeichen für das Vorliegen dieser Störung*

Hier finden Sie eine Sammlung typischer Denkhaltungen, Verhaltensweisen und Sätze, die auf das Vorliegen einer Störung hinweisen können. Achten Sie beim Lesen auf Ihre Gefühle und spüren Sie, was eine besondere Wirkung auf Sie hat. Müssen Sie bei einem Satz schmunzeln oder macht Sie ein anderer betroffen, schießen Ihnen vielleicht sogar Tränen in die Augen oder vernebeln sich Ihre Gedanken, ist das ein sicherer Hinweis, daß es hier etwas zu klären gibt.

3. *Der Lösungsweg*

Dieser Abschnitt enthält lösende Sätze und Handlungen. Lesen Sie diesen Abschnitt jeweils ganz durch, bevor Sie die für Ihre Situation passenden Sätze auswählen.

Wir empfehlen Ihnen, alle Lösungsschritte wenigstens einmal ganz zu lesen, bevor Sie sie praktisch anwenden. Denn manche Schritte können leichter gemacht werden, wenn vorab etwas anderes geklärt wurde. Bevor eine klare Abgrenzung zwischen Eltern und Kind möglich wird, muß manchmal etwas zurückgegeben werden. Und bevor Sie Ihren Partner als Partner sehen können, muß vielleicht erst eine Doppelbelichtung gelöst werden. Die Querverweise in den Lösungsmodulen geben Ihnen einen Hinweis, welche Schritte zusätzlich hilfreich sein können. Wir empfehlen Ihnen, mit dem Prozeß der Klärung erst dann zu beginnen, wenn Ihnen die Abfolge der Lösungsschritte deutlich ist.

Machen Sie sich auch noch einmal klar: Sie können nur das lösen, worauf Sie auch Einfluß haben. In der Regel sind das Sie selbst. Sie können Ihre Haltung zu Menschen ändern, an Ihre Kinder weitergegebene Gefühle, Aufgaben oder Aufträge zurücknehmen oder selbst all das zurückgeben, was Sie aus Liebe und aus einer tiefen Bindung heraus von vorangegangenen Familienmitgliedern übernommen haben. Sie können auch Familiendynamiken unterbrechen, die Sie bisher an einer beglückenden Partnerschaft gehindert haben, aber auf die Verstrickungen Ihres Partners in sein Herkunftssystem können Sie keinen Einfluß nehmen. Das muß er schon selbst tun.

Von Lösungsprozessen und innerem Vollzug

Die Lösungssätze und Lösungshandlungen in einer Aufstellung richten sich immer an wirkliche Personen. In Aufstellungen werden diese durch die Stellvertreter dargestellt. Wenn Ihnen ein Gegenüber fehlt, müssen Sie sich die Personen, mit denen Sie etwas zu klären haben, innerlich vorstellen. Das ist meist gar nicht so schwer, wie es im ersten Augenblick klingt.

Eine Alternative ist, sich einen guten Freund oder eine gute Freundin zu suchen, welche die Rolle des Stellvertreters übernimmt. Sie haben dann nicht nur ein Gegenüber, dem Sie in die Augen schauen, sondern auch einen guten Anhaltspunkt dafür, ob Ihre Sätze oder Handlungen beim anderen tatsächlich ankommen. Einfühlsame Stellvertreter können übrigens auch in einer Mini-Aufstellung mit nur zwei Personen dazu beitragen, ein Problem tiefer zu ergründen, indem sie z.B. die Rolle Ihres Partners übernehmen. Mit ein wenig Übung spielt es dann auch keine Rolle mehr, ob sie eine gleich- oder gegengeschlechtliche Person darstellen. Wenn Sie der Gedanke an eine solche Unterstützung reizt, probieren Sie es einfach aus.

Machen Sie sich klar, daß es nicht genügt, die Lösungssätze einfach so vor sich hin zu plappern. Sie zeigen nur dann eine Wirkung, wenn sie ernsthaft und gesammelt ausgesprochen werden. Kraft und Ernsthaftigkeit erhöhen die Chance auf eine Veränderung. Die eigentliche Lösung nämlich besteht im inneren Vollzug. Ob der gelungen ist, sagt Ihnen fast immer Ihr Körper. So führt z.B. eine wirklich vollzogene Rückgabe zu Erleichterung oder befreitem Aufatmen, die Auflösung einer Doppelbelichtung zu einem klareren Blick und die Einnahme des eigenen Platzes zu einem sichereren Stand. Die Wirkung der Sätze und Handlungen ist oft sofort spürbar, manchmal braucht der innere Vollzug aber auch Zeit. Dann hilft es, sie ab und an zu wiederholen.

Lösungsmodul: Den eigenen Platz einnehmen

1. Beschreibung der Störung

Systemische Ordnung ist dann gegeben, wenn jeder den Platz einnimmt, der ihm zusteht und die mit diesem Platz verbundene Rolle ausfüllt. Verwischen aber die Generationsgrenzen, oder wird jemandem sein Platz verweigert, herrschen Verwirrung und Unsicherheit. Dann spielen Kinder den Partnerersatz für ihre Eltern, Partner übernehmen die Rolle der Eltern, oder ein zweiter Partner maßt sich die Rolle des ersten an. Systemische Unordnung kann auf die Beziehung zwischen einzelnen Menschen beschränkt sein, aber viel häufiger zieht sie sich durch ein ganzes System.

Die Lösung besteht darin, im inneren Erleben die Rangfolge wieder herzustellen, damit jeder seinen Platz bekommt und ihn auch ausfüllen kann. Die Klärung der Rangfolge kann aus jeder Position im System vorgenommen werden – für den *eigenen* Platz: Mann und Frau gegenüber den früheren Partnern, Kinder gegenüber den Eltern oder auch umgekehrt. Die Rangfolge spiegelt wider, wie die Beziehungen objektiv sind, und dies gilt es zu verstehen.

2. Anzeichen für das Vorliegen dieser Störung

Typische Haltungen:

- Unklarheiten bei Rollenverteilung und Zuständigkeiten
- Inniges Verhältnis zum gegengeschlechtlichen Elternteil und gleichzeitig Konkurrenzverhalten zum gleichgeschlechtlichen
- Ausgestoßene oder ausgegrenzte Mitglieder in der Herkunftsfamilie
- Übermäßiges Verantwortungsgefühl für Eltern oder Geschwister

- Ausgrenzung früherer wichtiger Partner
- Konflikte mit Kindern aus früheren Partnerschaften

Typische Sätze:
- Wo ist mein Platz?
- Wer bin ich hier überhaupt?
- Wenn ich mich nicht um alles kümmere, läuft nichts.
- Ich fühle mich für meine Eltern/meine Geschwister verantwortlich

3. *Lösungsweg*

Falls noch nicht geschehen, stellen Sie die Symbole in Ihrer Aufstellung entsprechend der Rangfolge um (s. Kapitel: Das Umstellen). Stellen Sie sich dann innerlich an diesen Platz, und visualisieren Sie vor Ihrem inneren Auge die anderen Personen, so wie sie in der Aufstellung stehen. Spüren Sie nach, wie es Ihnen an diesem Platz geht, und schauen Sie dann die Personen der Reihe nach an, und sprechen Sie den Satz, der Ihren Platz und die Situation am besten beschreibt.

Kind zu seinen Eltern:
- Ihr auf eurem Platz, ich auf meinem Platz.
- Lieber Papa/liebe Mama, ich habe versucht, dir den Partner zu ersetzen. Aber das ist viel zu schwer für mich. Ich bin nur das Kind.
- Ihr seid meine Eltern, ich bin euer Kind. Ich bin jetzt erwachsen und gehöre zu meinem Mann/meiner Frau/meinem Partner.

Partner zu Partner:
- Du bist mein Mann/meine Frau und nicht mein Vater/meine Mutter. Und nur als meinen Mann (meine Frau) möchte ich dich haben.

Zu eigenen früheren, „vergessenen" Partnern:
- Du warst mein Mann/meine Frau/mein Partner. Was auch immer zwischen uns war, auch du gehörst dazu.

Lebenspartner zu seinen Vorgängern:
- Du bist der/die Erste, ich bin der/die Zweite. Ich achte dich (und deine Kinder).
- Ich achte dich als den Ersten, Zweiten etc. und ich gebe dir (und deinem Kind) jetzt den gebührenden Platz.
- Du vor mir – ich nach dir. Du gehörst wie alle anderen dazu.

Zu Kindern aus früheren Beziehungen des Partners:
- Du warst vor mir da. Ich nehme dir deine Mutter/deinen Vater nicht weg. Ich achte deine älteren Rechte.

Der Schritt war erfolgreich, wenn Sie sich an Ihrem Platz wohlfühlen, ihn innerlich einnehmen können und spüren, daß Sie auch dorthin gehören.

Querverweise:
Damit die Rangfolge innerlich völlig anerkannt werden kann, sind manchmal Zwischenschritte erforderlich:
- Trennungsritual: Unerledigtes mit früheren Partnern klären
- Rückgabe von Gefühlen/Aufträgen: übernommene Gefühle, Pflichten, Aufträge, Schicksale zurückgeben
- Identifizierung auflösen
- Doppelbelichtung auflösen

Lösungsmodul: Rückgabe von fremden Gefühlen und Aufträgen

1. *Beschreibung der Störung*

Kinder haben ein tiefes Bedürfnis nach Zugehörigkeit und Bindung. Aus diesem Grund übernehmen sie von Eltern, Großeltern oder anderen Systemmitgliedern belastende Gefühle, Aufträge und manchmal sogar Schuld, für die sie weder etwas können noch zuständig sind. Das geschieht sowohl aus Solidarität, um Eltern oder Angehörige zu entlasten, zu schützen oder zu unterstützen, aber auch aus Angst, andernfalls die Zugehörigkeit zu verlieren. Die Folgen reichen von völliger Überforderung des Kindes, bis hin zu dem Gefühl, nicht das Eigene leben zu dürfen. Aus der Herkunftsfamilie übernommene Gefühle und Aufträge belasten fast immer die Partnerschaft. Aber nicht nur das: Wer in der Familie „gelernt" hat, Fremdes zu tragen, neigt auch in der Paarbeziehung dazu und versucht, seinem Partner etwas abzunehmen. Das stört aber die Ordnung, denn es unterstellt, der Partner wäre zu schwach, es selbst zu tragen. Und schon stehen die Partner nicht mehr auf einer Ebene.

Die Lösung besteht darin, das Übernommene dorthin zurückzugeben, wohin es gehört, und sich künftig herauszuhalten. Damit befreit sich der Zurückgebende von der Last, er verliert sein oft anmaßendes Verhalten und kann endlich seinen eigenen Platz einnehmen.

2. *Anzeichen für das Vorliegen dieser Störung:*

Typische Haltungen:

- Sie fühlen sich ständig belastet, überfordert von oder hilflos gegenüber einem bestimmten Familienmitglied.
- Sie leben ein ähnliches Muster wie einer Ihrer Angehörigen.

- Sie glauben, daß Ihre Eltern oder Ihr Partner auf Ihre Unterstützung angewiesen sind, um das eigene Leben meistern zu können.
- Sie haben ein Lebensgrundgefühl, wie z.B. Traurigkeit, Wut, depressive Verstimmungen etc., das sich hartnäckig jedem Veränderungsversuch widersetzt.
- In bestimmten Situationen zeigen Sie Gefühle und Reaktionen, für die sich im eigenen Leben weder Anlaß noch Ursache finden.

Typische Sätze:
- Wenn ich mich nicht um alles kümmere …
- Ich erledige das schon für dich.
- Ich kann ihm/ihr das nicht zumuten.
- Ich mach's genauso wie …

3. Lösungsweg

Um eine Rückgabe durchführen zu können, müssen Sie nicht unbedingt genau wissen, was Sie übernommen haben. Es genügt das Gefühl, etwas für jemand anderen zu tragen. Im Übrigen werden Sie beim Zurückgeben spüren, ob es sich wirklich so verhält. Nehmen Sie einen Gegenstand (Buch, Stein etc.) in die Hände, der das verkörpert, was Sie übernommen haben, und dem Gewicht dessen entspricht, was Ihr Leben belastet. Wählen sie die Sätze aus, die Ihre Situation am besten beschreiben. Stellen Sie sich dann die Person, von der Sie etwas übernommen haben, in ca. einem halben bis einem Meter Entfernung vor. Schauen Sie Ihrem Gegenüber in die Augen und sprechen Sie laut die zuvor ausgewählten Sätze aus.

- Ich habe von dir ein Gefühl/Aufgabe/Pflicht/Auftrag (wenn Sie wissen, um was es geht, benennen Sie es genau) übernommen. Das ist nicht meins, sondern deins. Ich gebe es jetzt in deine Zuständigkeit zurück.

- Aus Liebe zu dir habe ich das für dich getragen. Das ist nicht meins, und es war nie meins. Ich will es nicht, und ich brauche es nicht. Ich gebe es dir zurück.
- Lieber ... (ein Vorgeborener, dessen Schicksal Sie mittragen), ich habe versucht, es für dich zu tragen. Aber das ist dein Schicksal, nicht meins. Ich lasse es jetzt ganz bei dir. Schau freundlich, wenn ich es mir in meinem Leben gutgehen lasse.

Legen Sie dann den Gegenstand zu Füßen Ihres Gegenübers ab, und treten Sie einen Schritt zurück. Erfolgreich war der Schritt, wenn Sie sich danach erleichtert fühlen und z.B. spontan aufatmen können. Haben Sie die Rückgabe nur halbherzig oder verschämt durchgeführt, wiederholen Sie sie. Manchmal glaubt man, jemandem seine Last nicht auch noch zumuten zu können. Versuchen Sie es dann probeweise, Sie können es sich danach jederzeit wieder anders überlegen und das Übernommene zurückholen. Erstaunlicherweise brechen aber diejenigen, denen man etwas zurückgibt nicht zusammen, sondern fühlen sich eher gestärkt.

Folgeschritt:
Wer für einen anderen etwas trägt, ist nicht an seinem Platz und nimmt auch den anderen nicht richtig wahr, denn er unterschätzt dessen Kraft. Daher kann es für die Lösung zusätzlich hilfreich sein, wenn Sie sich nach der Rückgabe noch einmal deutlich machen, wie die Rangfolge aussieht und welche Rolle dieser Mensch in Ihrem Leben spielt. Stellen Sie ihn sich darum noch einmal vor, und sagen Sie zu ihm: „Ich sehe dich jetzt als meinen ...(Partner, Vater, Mutter etc.).

Querverweis:
- Abgrenzung von Zuständigkeiten

Lösungsmodul: Abgrenzung von Zuständigkeiten

1. Beschreibung der Störung

Zur systemischen Ordnung gehört, daß sowohl die Grenzen zwischen den Generationen gewahrt, wie auch die Zuständigkeitsbereiche nicht überschritten werden. Derartige Überschreitungen sind aber an der Tagesordnung: zwischen Eltern und Kindern und in der Paarbeziehung. Eltern ziehen ihre Kinder aktiv in ihre Paarkonflikte hinein, bürden ihnen Verantwortung auf, mischen sich in ihr Leben ein und haben nicht selten über große Erwartungen an sie, die ihre Lebenspläne beschneiden. Ähnliches findet sich in vielen Partnerschaften: In Konfliktsituationen soll der Partner/die Partnerin Partei ergreifen, man mischt sich munter in seine Angelegenheiten ein, und das eigene Befinden wird von seinem Wohlverhalten abhängig gemacht. Sich dem zu entziehen, ist für Kinder und Erwachsene gleichermaßen fast unmöglich.

Die Lösung besteht darin, sich gegenüber solchen Übergriffen freundlich aber bestimmt abzugrenzen. Dann hört die Belastung auf, und man kann wieder auf seinen eigenen Platz zurück.

2. Anzeichen für das Vorliegen dieser Störung

Typische Haltungen:

- Sie werden immer wieder aufgefordert, sich in einen Konflikt einzumischen, mit dem sie gar nichts zu tun haben.
- Jemand formuliert Erwartungen an Sie, die Ihren eigenen Wünschen, Zielen und Lebensplänen entgegenstehen.

- Sie fühlen sich für fremde Ziele und Absichten miß-
braucht.
- Man mischt sich, wenn auch vielleicht in bester Absicht, in Ihr Leben und Ihre Angelegenheiten ein.

3. Lösungsweg

Stellen Sie sich die Person vor, der gegenüber Sie sich
abgrenzen müssen. Das können Eltern, der Partner, ein
ehemaliger Partner, Geschwister und manchmal sogar
die eigenen Kinder sein. Schauen Sie dieser Person in die
Augen und sagen Sie einen der folgenden Sätze, der zu
Ihrer Situation paßt.

Ziehen Sie anschließend eine unsichtbare Linie zwischen
sich und Ihrem Gegenüber, welche die Grenze der Zuständigkeiten symbolisiert. Machen Sie sich gleichzeitig
klar, daß diese Linie nicht die Zusammengehörigkeit gefährdet, sondern eine Störung der Ordnung aufhebt
und die Liebe trotzdem ungehindert fließen kann.

Zum Partner oder einer anderen Person:
- Du bist ... , ich bin ... . Wenn du Probleme hast,
bist du selbst dafür zuständig. Damit habe ich nichts
zu tun. Von jetzt an halte ich mich da raus.
- Wenn du Probleme hast, tut es mir leid. Ich habe damit nichts zu tun und möchte da nicht hineingezogen
werden. Ich bin einfach nur dein Mann/deine Frau/
dein Kind/deine Schwester/dein Bruder und möchte mich da raushalten.

Kind zu seinen Eltern:
- Ihr seid meine Eltern, ich bin nur euer Kind. Wenn
Ihr Probleme habt, tut es mir leid. Aber ich kann da
gar nichts machen. Von jetzt an halte ich mich raus.
Mit Liebe.

- Lieber Papa/liebe Mama, ich bin euer Kind, und ihr seid meine Eltern, und das wird immer so bleiben. Ich bin jetzt erwachsen und lebe mein eigenes Leben. Bitte schaut freundlich auf mich, wenn ich es mir gutgehen lasse.
- Lieber Papa/liebe Mama, ich bin euer Kind, und ihr seid meine Eltern, und das wird immer so bleiben. Ich bin jetzt erwachsen und gehöre zu meinem Mann/meiner Frau und meinen Kindern. Bitte schaut freundlich auf mich und meine Familie.

Eltern zu ihrem Kind:
- Ich bin dein Vater/deine Mutter, und hier neben mir steht deine Mutter/dein Vater, und du bist unser Kind. Wenn wir als Mann und Frau Probleme miteinander haben, dann sind nur wir beide dafür zuständig, nicht du. Wenn ich/wir dich da hineingezogen habe/n, dann tut es mir/uns leid. Das war nicht richtig. Du hast damit nichts zu tun.
- Das ist mein Problem/mein Gefühl/meine Aufgabe/etc., nicht deins/deine. Du hast nichts damit zu tun, und du darfst dich jetzt raushalten.

Querverweis:
Damit eine Abgrenzung gelingen kann, sind manchmal Zwischenschritte notwendig:
- Rückgabe von Gefühlen und Aufträgen
- Rangfolge herstellen

Lösungsmodul: Doppelbelichtung auflösen

1. Beschreibung der Störung

Unter einer Doppelbelichtung versteht man, daß eine Person, mit der wir gegenwärtig zu tun haben, unbewußt mit einer gleichgeschlechtlichen Person aus unserer Vergangenheit verwechselt wird. Wie bei einem doppelt belichteten Foto werden diese beiden Menschen nicht mehr als eigenständige, völlig verschiedene Wesen wahrgenommen. Gerade in Partnerschaften geschieht es recht häufig, daß wir unseren Partner mit dem gleichgeschlechtlichen Elternteil (manchmal auch anderen wichtigen Personen unserer Vergangenheit) gleichsetzen. Wir reagieren dann nicht mehr wie Erwachsene, sondern wir verhalten uns dem Partner gegenüber wie Kinder, mit all den kindlichen Erwartungen, Sehnsüchten, Forderungen und Ängsten, die eigentlich zu den Eltern gehören. Eine solche Erwartung hat aber in einer gleichberechtigten Partnerschaft nichts verloren, und kein Partner kann sie erfüllen. Die Lösung besteht ganz einfach darin, die Doppelbelichtung aufzulösen. Danach kann eine angemessene partnerschaftliche Beziehung aufgebaut werden.

2. Anzeichen für das Vorliegen einer Störung

Typische Haltungen:

- Sie verhalten sich Ihrem Partner/Ihrer Partnerin gegenüber nicht so, wie es Ihrem Alter und Ihrer Rolle entspricht.
- Sie reagieren auf Ihren Partner unangemessen heftig, ohne daß es aus der Situation heraus zu erklären ist.
- Ihre Beziehung hat Züge eines Eltern-Kind-Verhältnisses.
- Sie erwarten von Ihrem Partner viel mehr, als er Ihnen gibt, vielleicht sogar geben kann.

3. Lösungsweg

Das Vorgehen bei der Auflösung einer Doppelbelichtung ist zugleich auch ein Test, um festzustellen, ob eine solche überhaupt vorliegt. Sind Sie nicht sicher, ob bei Ihnen eine Doppelbelichtung vorliegt, machen Sie dennoch die Übung. Sie werden wahrscheinlich schnell merken, ob Ihre Vermutung stimmt.

Zur Auflösung einer Doppelbelichtung stellen Sie sich die beiden Personen, die Sie miteinander verwechseln, hintereinander stehend vor. Dabei steht die Person aus der Vergangenheit hinter Ihrem Partner. Schieben Sie anschließend beide weit auseinander bis an den rechten und linken Rand Ihres Sichtfeldes, so daß Sie den Kopf deutlich drehen müssen, um den einen oder anderen ansehen zu können. Schauen Sie Ihrem Partner in die Augen und sagen Sie zu ihm: „Du bist mein Mann/meine Frau." Drehen Sie dann Ihren Kopf und schauen Sie nun die andere Person an: „Und du bist mein Vater/meineMutter/etc. Ihr beide seid zwei völlig verschiedene Personen und habt nichts miteinander zu tun."

Wiederholen Sie die Sätze mehrere Male, oftmals dauert es eine kleine Weile, bis man diese Tatsache auch vom Gefühl her versteht. Sind Ihnen die Rollen der beiden Personen dagegen völlig und ohne Zweifel klar, können Sie davon ausgehen, daß keine Doppelbelichtung vorliegt.

Manchmal erweist es sich als sinnvoll, diese kleine Übung eine Zeitlang in das tägliche Leben einfließen zu lassen. Schauen Sie Ihren Partner immer wieder einmal ganz bewußt an, und machen Sie sich innerlich klar: Du bist ein ganz einzigartiger Mensch und hast mit meinem Vater/meiner Mutter nichts zu tun. Ihr seid völlig unterschiedliche Personen. Und ich sehe dich jetzt als meinen Mann/meine Frau/meinen Partner.

Lösungsmodul: Eine Abtreibung verarbeiten

1. Beschreibung der Störung

Die Entscheidung gegen ein Kind und für eine Abtreibung treffen Frauen und Männer aus den unterschiedlichsten Gründen. Sie entschließen sich zur Abtreibung, weil die Umstände oder der Partner nicht die richtigen sind, weil sie sich in einer Notlage befinden oder keine Kinder wollen. Doch was auch immer zu dem Entschluß geführt haben mag, und so eindeutig unser Bewußtsein dazu stehen mag, tief in der Seele wird eine Abtreibung oft als schwere Schuld erlebt. Als eine Tat, die Sühne und Ausgleich fordert. Diese Sühne wird unbewußt geleistet, indem sich Frauen und Männer keine neuen, glücklichen Partnerschaften mehr erlauben, auf zukünftige Kinder verzichten oder sogar krank werden. Auch gehen nach einer Abtreibung die meisten Paare auseinander, weil sie sich gegenseitig Schuld und Verantwortung für die Abtreibung zuweisen, sich für ihr Handeln bestrafen oder verletzt sind, weil mit einem Kind eben auch der Partner „abgetrieben" wird.

Die Lösung besteht darin, das abgetriebene Kind als Gegenüber wahrzunehmen und mit ihm vor Augen die eigene Verantwortung zu übernehmen. Es geht darum anzuerkennen, daß niemand anderer als man selbst eine Entscheidung getroffen hat, und daß sich diese Entscheidung nicht rückgängig machen läßt – auch nicht durch lebenslange Sühne. Dann kann der Schmerz wahrgenommen werden, und mit der Trauer und den Tränen fließt die Liebe zum Kind, das sich jetzt wahrgenommen und getröstet fühlt. Gibt man dem Kind einen Platz in seinem Herzen, dürfen Sühne und Schuld vorbei sein.

2. *Anzeichen für das Vorliegen der Störung*

Typische Haltungen:

- Sie fühlen sich schuldig.
- Sie und Ihr Partner haben sich nach einer Abtreibung getrennt.
- Obwohl Sie Kinder wollen, bekommen Sie keine.
- Sie denken oft an das Kind und können sich oder dem dazugehörenden Elternteil die Entscheidung zur Abtreibung nicht verzeihen.

Typische Sätze:

- Das verzeihe ich mir/dir nie.
- Ich habe ein schlechtes Gewissen und mag gar nicht daran denken.
- Ich habe mich überreden lassen, eigentlich wollte ich nicht abtreiben.
- Ich habe nie darüber nachgedacht.
- Es war ein Fehler.

3. *Lösungsweg*

Stellen Sie sich innerlich neben den Partner, der Vater bzw. Mutter des abgetriebenen Kindes ist. Das Kind steht Ihnen in einem Abstand von ca. einem Meter gegenüber. Spüren Sie in sich hinein, welche Gefühle in Ihnen aufsteigen. Grollen Sie Ihrem Partner, weil er Sie zur Abtreibung überredet hat? Wenn das zutrifft, müssen Sie zunächst die Unstimmigkeit klären, indem Sie Ihre eigene Verantwortung für die Abtreibung übernehmen und die des Partners bei ihm lassen.

Möglicherweise fühlen Sie angesichts des Kindes zunächst gar nichts, weil Sie Ihre Gefühle verdrängt oder gut weggepackt haben. Oder Sie können dem Kind nicht in die Augen schauen, weil Sie ein schlechtes Gewissen und Angst vor Ihrer eigenen Reaktion haben. Machen Sie sich dann nochmals bewußt, daß Schuld und Sühne weder Ihnen noch dem Kind dienlich sind, sondern eine gute Lösung verhindern.

Bei mehreren Abtreibungen, möglicherweise mit unterschiedlichen Partnern, halten Sie sich an die zeitliche Reihenfolge und beginnen Sie mit der ersten Schwangerschaftsunterbrechung. Je nachdem, welche Situation für Sie zutrifft, wählen Sie aus nachstehenden Sätzen den oder die zutreffenden aus. Schauen Sie beim Sprechen der Worte dem Partner bzw. dem Kind in die Augen, damit Sie wirklich in Kontakt miteinander sind.

Mutter/Vater zu einem abgetriebenen Kind:

- „Ich bin deine Mutter/dein Vater. Ich achte, daß du Platz gemacht hast. Ich nehme dich jetzt als mein Kind, und du darfst mich haben als deine Mutter/ deinen Vater. Es tut mir leid. Ich gebe dir jetzt einen Platz in meinem Herzen. Und ich mache es gut, soweit ich kann. Du sollst Anteil haben an dem Guten, das ich im Andenken an dich und mit dir vor Augen vollbringe."
- „Mein liebes Kind, du warst bereit, alles zu geben. Ich habe es genommen. Ich stehe dazu. Ich habe es gewollt."

Bei einer medizinisch notwendigen Abtreibung:

- „Ich habe dir, damit ich lebe, das Letzte zugemutet. Es soll nicht umsonst gewesen sein. Für mich gehörst du dazu, und du hast einen Platz in meinem Herzen."

Stellen Sie sich anschließend vor, daß das Kind vor Ihnen und dem anderen Elternteil auf dem Boden sitzt, mit dem Rücken an Ihre Beine gelehnt. Legen Sie in Gedanken eine Hand auf den Kopf des Kindes und nehmen Sie Abschied.

Manchmal fällt der Abschied noch schwer, dann kann es wohltuend sein, dem Kind für ca. ein Jahr die Welt zu zeigen, in die es hineingeboren worden wäre. Und danach darf es gut sein.

Oft zeigt sich, daß zwischen beiden Partnern, selbst wenn die Beziehung längst beendet ist, noch etwas geklärt werden muß. Meist verhindern Schuldzuweisungen und Haßgefühle, daß die eigene Verantwortung gesehen und übernommen wird und Schmerz und Trauer fließen können. In diesem Fall stellen Sie sich den Partner vor und sagen Sie zu ihm:

• „Ich stehe zu meiner Verantwortung und zu meiner Schuld, und deine lasse ich bei dir."

Lösungsmodul: Trennung

1. Die Beschreibung der Störung

In der ersten Phase nach einer Trennung überwiegen fast immer Schmerz, Trauer und nicht selten auch Wut. Wir grollen dem Partner, versuchen uns einzureden, daß die Beziehung gar nicht so gut war, rufen uns seine Fehler bewußt in Erinnerung und versuchen, ihn zu vergessen. Das ist normal. Wenn der Schmerz über die Verletzungen langsam nachläßt, kommen die meisten wieder zur Besinnung. Mit einem gewissen Abstand erkennen sie, daß in einer Partnerschaft immer zwei Menschen gleichermaßen am Gelingen oder Scheitern beteiligt sind, und daß die Verantwortung dafür nicht auf einen allein abgeschoben werden kann. Sie relativieren ihre Sicht auf die Beziehung und bewahren Gutes und Schlechtes gleichermaßen in Erinnerung. Aber nicht alle schaffen diesen entscheidenden Schritt, sie bleiben entweder in ihrem Groll auf den Partner und der Abwertung der Beziehung stecken, oder sie verherrlichen, was war. So oder so sind sie innerlich nicht wirklich getrennt, sondern bleiben an den anderen gebunden.

Die Lösung besteht in einem guten Abschied, der wirklich ein Abschied ist. Dazu gehört, das Gute aus der Partnerschaft zu nehmen und zu bewahren, auch wenn es in Enttäuschung und Schmerz geendet hat, und die eigene Verantwortung für das Scheitern der Beziehung zu übernehmen. Mit dieser Würdigung von Beziehung und ehemaligem Partner, egal wie er sich verhält oder verhalten hat, können Abschied und neue Partnerschaft gelingen. Danach ist man frei.

2. Anzeichen für das Vorliegen dieser Störung
Typische Haltungen:
- Sie merken, daß sie noch an einem früheren Partner hängen.
- Sie ziehen mit Vorliebe über Ihren Ex-Partner her.
- Als Eltern Ihrer gemeinsamen Kinder haben Sie nur Ärger miteinander.
- Sie machen Ihren Ex-Partner vor Ihren Kindern schlecht.

3. Lösungsweg
Stellen Sie sich Ihren ehemaligen Partner vor, sagen Sie zu ihm den folgenden Satz, und versuchen Sie, seine Bedeutung zu empfinden. Machen Sie sich klar, daß Sie von Ihrem Partner nehmen müssen – Gutes und Schlechtes – um in den Ausgleich zu kommen, der Voraussetzung für eine gute Trennung ist.
- „Ich danke dir für all das Gute, das ich von dir bekommen habe. Ich nehme es mit in mein Leben. Und was du von mir bekommen hast, darfst du mitnehmen in dein Leben. Für das, was zwischen uns schiefgelaufen ist, übernehme ich meinen Teil der Verantwortung, und deinen lasse ich ganz bei dir. Und jetzt darf es gut sein."

Gibt es aus Ihrer Beziehung gemeinsame Kinder, sollten Sie anschließend zu Ihrem Ex-Partner sagen:
- „Als Mann und Frau haben wir uns getrennt. Aber als Eltern unserer gemeinsamen Kinder bleiben wir miteinander verbunden."

Lösungsmodul: Eine Identifizierung auflösen

1. Die Beschreibung der Störung

Die unbewußten Ausgleichskräfte, die in Familien wirken, sind gewaltig und unwiderstehlich. Aufstellungen zeigen immer wieder, daß „vergessene" Tote, nicht gewürdigte oder ausgegrenzte Angehörige, schwere Schicksale, Selbstmord oder die Schuld eines Vorgeborenen im Familiengedächtnis weiterwirken und nach Ausgleich drängen. Oft wiederholt ein Nachkomme der nächsten oder übernächsten Generation diese Schicksale in ähnlicher Form. Unbewußt folgt er einem Drang nach Wiedergutmachung und lebt ein fremdes Schicksal nach, indem er sich z.B. Lebensfreude, Gesundheit oder eine glückliche Partnerschaft versagt. Angehörige, deren Leben und Schicksal man stellvertretend nachlebt, sind einem selbst häufig unbekannt. Zunächst müssen Sie also die Person finden, deren Ausschluß, schlimmes Unglück, Krankheit etc. in Ihnen möglicherweise eine Ausgleichsbewegung auslöst.

Die Lösung besteht darin, das entsprechende Familienmitglied wieder bewußt in den Familienverbund aufzunehmen, ihm seinen zustehenden Platz zu geben und sich klar zu machen, daß Sie selbst und dieser Angehörige zwei völlig verschiedene Menschen mit jeweils ganz eigenem Schicksal sind. Dazu gehört auch, Unerledigtes aus früheren Generationen dort zu lassen, die Unausgewogenheit von Schicksalen als gegeben hinzunehmen, und sich vom Schicksal anderer entschlossen freizumachen.

Eine Identifizierung in Eigenregie aufzulösen, wird Ihnen wahrscheinlich nicht gelingen, und schon das Erkennen dieser Störung ist für den selbst Beteiligten nicht leicht. Trotzdem haben wir dieses Modul der Vollständigkeit halber aufgenommen.

Vermuten Sie bei sich eine Identifizierung, kann diese Erkenntnis schon einen ersten Schritt bedeuten. Zur Lösung sollten Sie, falls notwendig, fachkundige Hilfe suchen.

2. Anzeichen für das Vorliegen dieser Störung

Typische Haltungen:
- Sie haben häufig das Gefühl, nicht Sie selbst zu sein.
- Sie fühlen sich in manchen Situationen wie fremdgesteuert.
- Etwas überschattet Ihr Leben, ohne daß Sie benennen können, was es ist.
- Sie sehen viel jünger oder älter aus, als es Ihrem tatsächlichen Alter entspricht.
- Sie finden in Ihrem Leben keine Ursachen für ein Lebensgrundgefühl, das Sie beeinträchtigt.
- Ihr Problem entzieht sich hartnäckig jeder Veränderung.
- Sie verstehen sich oft selbst nicht.

Typische Sätze:
- Ich mache es genau wie ...
- Ich habe Angst, ich bin genau wie ...
- In meiner Familie sagt man, ich sei wie ...
- Ich fühle mich oft wie verhext.

3. Lösungsweg

Manchmal genügt es schon, das betreffende Familienmitglied, mit dem jemand identifiziert ist, wieder in das Familiensystem aufzunehmen und ihm in der Aufstellung den gebührenden Platz einzuräumen. Achten Sie daher in Ihrem Genogramm besonders auf ausgeschlossene, ausgegrenzte und verachtete Familienmitglieder.

Das könnte der erste Schritt zu einer Lösung sein. Viel häufiger reicht das allein aber noch nicht, denn im inneren Erleben ist dem Identifizierten nach wie vor nicht klar, daß er und die ausgegrenzte Person zwei verschiedene Menschen mit ganz unterschiedlichen Schicksalen sind.

Um eine Identifizierung zu testen, stellen Sie sich die betreffende Person (wenn Sie diesen Angehörigen nicht kennen, lassen Sie Ihrer unbewußten Vorstellung freien Lauf) vor, und sagen Sie zu ihr:

- „Ich bin ich, und du bist du. Wir beide sind zwei völlig verschiedene Personen."

Merken Sie, daß Sie den Satz nicht wirklich überzeugend sagen können, dann ist zu vermuten, daß Sie tatsächlich mit dieser Person identifiziert sind. Wählen Sie aus den nachfolgenden Sätzen dann die aus, die Ihrer Situation am besten entsprechen. Es ist wichtig, die Sätze im direkten Augenkontakt so lange zu wiederholen, bis Ihr Gegenüber als getrennt von der eigenen Person wahrgenommen wird.

Zu einem ausgegrenzten oder verachteten Familienmitglied:

- „Liebe/-r ... (Verwandtschaftsgrad). Du bist mein ..., ich bin dein/-e ... . Du gehörst wie alle anderen dazu. Und in meinem Herzen hast du einen ehrenvollen Platz."

Zu einem früh verstorbenen Elternteil:

- „Liebe Mama/lieber Papa. Du bist tot, und ich lebe. Dir zum Andenken, und dir zur Freude mache ich etwas aus meinem Leben und fülle es aus, solange es mir gegeben ist. Bitte segne mich, wenn ich es mir gutgehen lasse."

Zu einem totgeborenen oder früh verstorbenen Bruder oder einer Schwester:

- „Liebe Schwester/lieber Bruder, ich wäre gerne mit dir zusammen aufgewachsen. Auch wenn du tot bist, bleibst du meine Schwester/mein Bruder und gehörst wie alle anderen dazu. In meinem Herzen hast du einen ganz besonderen Platz."

Zu jemandem, der Schuld auf sich geladen hat:

- „Lieber ..., was du getan hast, lasse ich ganz bei dir. Es ist nicht meine Schuld, und es war nie meine Schuld. Ich habe damit nichts zu tun. Und jetzt ist es vorbei."

Querverweis:

- Rückgabe von Gefühlen und Aufträgen: Im Falle einer Identifizierung mit einem Menschen, der Schuld auf sich geladen hat, kann es notwendig sein, diese Schuld, die mit der Identifizierung automatisch übernommen wird, vorher zurückzugeben.

Die wichtigsten Schritte auf einen Blick

1. Das Anliegen kurz und klar formulieren.

2. Wer gehört dazu? Wer wird aufgestellt?
   (evtl. ein Genogramm erstellen)

3. Die Symbole auswählen und aus dem Gefühl heraus aufstellen.

4. Die Bilder und Symbole deuten.

5. Die Aufstellungsbilder deuten.

6. In die Symbole/Positionen hineinspüren.

7. Die Rangfolge herstellen bzw. umstellen, bis sich die Situation entspannt,
   - evtl. Ende der Aufstellung, und neues inneres Bild wirken lassen
   - oder Abbruch, wenn die Lösung nicht in der eigenen Macht liegt oder Informationen fehlen.

8. Falls angebracht, die Lösungsschritte einzeln oder in Kombination miteinander durchgehen, soweit das möglich ist. Evtl. Abbruch, wenn der innere Vollzug allein in der Vorstellung (noch) nicht gelingt. Vielleicht brauchen Sie noch etwas Zeit oder aber fachkundige Hilfe.

9. Das veränderte innere Bild wirken lassen.

Literaturverzeichnis

Boszormenyi-Nagy, I. u. Spark, G.: Unsichtbare Bindungen. Die Dynamik familiärer Systeme. Stuttgart, 1973

Berne, E.: Spiele der Erwachsenen. Reinbek, 1970

Berne, E.: Was sagen Sie, nachdem Sie „Guten Tag" gesagt haben? Frankfurt, 1996

Hellinger, B.: Finden was wirkt. München, 1993

Hellinger, B.: Ordnungen der Liebe. Heidelberg, 1995

Hellinger, B.: Die Mitte fühlt sich leicht an. München, 1997

Hellinger, B.: Familienstellen mit Kranken. Dokumentation eines Kurses. Heidelberg, 1997

Hellinger, B.: Schicksalsbindungen bei Krebs. Ein Kurs für Betroffene, ihre Angehörigen und Therapeuten. Heidelberg, 1997

Hellinger, B.: Verdichtetes. Heidelberg, 1997

Hellinger, B.: Haltet mich, daß ich am Leben bleibe. Lösungen für Adoptierte. Heidelberg, 1998

Hellinger, B.: In der Seele an die Liebe rühren. Familien-Stellen mit Eltern und Pflegeeltern von behinderten Kindern. Heidelberg, 1998

Hellinger, B. u. Ten-Hövel, G.: Anerkennen was ist. München 1997

Prekop, J. u. Hellinger, B.: Wenn ihr wüßtet, wie ich euch liebe. München, 1998

Ulsamer, B.: Ohne Wurzeln keine Flügel. München, 1998

Schäfer, T.: Was die Seele krank macht und was sie heilt. München, 1997

Weber, G. (Hrsg.): Zweierlei Glück. Heidelberg, 1997

Weber, G. (Hrsg.): Praxis des Familien-Stellens. Heidelberg, 1998

Ebensfalls im Schirner Taschenbuch-Programm erschienen:

Marlies Holitzka & Elisabeth Remmert
Systemische Familien-Aufstellungen
Konfliktlösungen für Söhne – Töchter – Eltern
348 Seiten
ISBN 978-3-89767-486-8

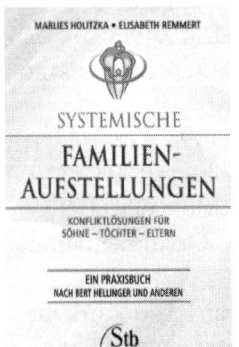

Es gibt Gesetzmäßigkeiten, erfüllt sein wollen, damit die Beziehungen zwischen Eltern und Kindern gelingen. Anhand von Fallbeispielen werden in diesem Buch die in einer Familie wirkenden Kräfte aufgedeckt und Möglichkeiten gezeigt, wie Konflikte gelöst werden können.

Marlies Holitzka & Elisabeth Remmert
Systemische Organisations-Aufstellungen
Für Konfliktlösungen in Unternehmen und Beruf
252 Seiten
ISBN 978-3-89767-494-3

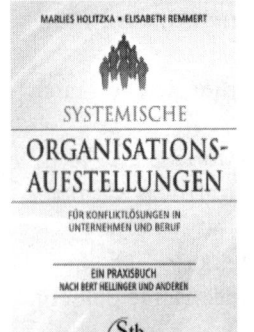

So unterschiedlich berufliche Systeme wie Firmen und Organisationen auf den ersten Blick erscheinen, in ihnen wirken universelle Gesetzmäßigkeiten und Bedingungen, die dieses Buch ausführlich und für jeden gut nachvollziehbar beschreibt.